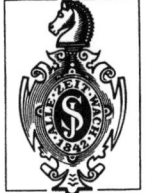

K. D. Bock

Wissenschaftliche und alternative Medizin

Paradigmen – Praxis – Perspektiven

Springer-Verlag
Berlin Heidelberg New York
London Paris Tokyo
Hong Kong Barcelona
Budapest

Prof. Dr. med. Klaus Dietrich Bock
Schönetweg 17, 8185 Kreuth/Oberbayern

ISBN-13: 978-3-642-78171-1   e-ISBN-13: 978-3-642-78170-4
DOI: 10.1007/ 978-3-642-78170-4

Die Deutsche Bibliothek – CIP-Einheitsaufnahme
Wissenschaftliche und alternative Medizin.
Paradigmen – Praxis – Perspektiven / K. D. Bock.
Berlin; Heidelberg; New York; London; Paris; Tokyo; Hong Kong;
Barcelona; Budapest: Springer, 1993

Dieses Werk ist urheberrechtlich geschützt. Die dadurch begründeten Rechte, insbesondere die der Übersetzung, des Nachdrucks, des Vortrags, der Entnahme von Abbildungen und Tabellen, der Funksendung, der Mikroverfilmung oder der Vervielfältigung auf anderen Wegen und der Speicherung in Datenverarbeitungsanlagen, bleiben, auch bei nur auszugsweiser Verwertung, vorbehalten. Eine Vervielfältigung dieses Werkes oder von Teilen dieses Werkes ist auch im Einzelfall nur in den Grenzen der gesetzlichen Bestimmungen des Urheberrechtsgesetzes der Bundesrepublik Deutschland vom 9. September 1965 in der jeweils geltenden Fassung zulässig. Sie ist grundsätzlich vergütungspflichtig. Zuwiderhandlungen unterliegen den Strafbestimmungen des Urheberrechtsgesetzes.

© Springer-Verlag Berlin Heidelberg 1993
Softcover reprint of the hardcover 1st edition 1993

Satz: Datenkonvertierung durch Elsner & Behrens GmbH, Oftersheim

23/3145-543210 – Gedruckt auf säurefreiem Papier

Vorwort

Dieses Buch richtet sich an praktizierende Ärzte, an Chefärzte, an die Universitätslehrer der Medizin und an Medizinstudenten, aber auch an alle anderen, die im Gesundheitswesen tätig sind, an Politiker und an die Beamten in den Hochschul- und Sozialministerien und in den Gesundheitsbehörden, an die Vertreter der ärztlichen Standesorganisationen, Verbände und Krankenversicherungen. In einer Zeit, in der die wissenschaftliche Medizin trotz ihrer unbestreitbaren Erfolge heftig kritisiert wird, teils durchaus zu Recht, teils böswillig oder aus Unkenntnis, in der sie mit Forderungen nach Alternativen oder neuen Paradigmen bedrängt wird – in solcher Zeit scheint eine Rückbesinnung auf die Grundlagen der wissenschaftlichen Medizin nötig, um nicht den Boden unter den Füßen zu verlieren.

Tatsächlich gibt es zur wissenschaftlichen Medizin, und das heißt auch zur Wissenschaft in der Medizin, bis heute keine Alternative. Wir stehen vielmehr vor dem Spezialfall des allgemeinen Problems, mit den Fortschritten der Wissenschaft und der daraus entwickelten Technik vernünftig und verantwortungsvoll umzugehen. Hier bedeutet dies, die Erkenntnisse der medizinischen Wissenschaft so in humanes und ethisch hochstehendes ärztliches Handeln einzubinden, daß die Medizin menschlich bleibt – und es vielerorts wieder wird. Freilich scheitert diese Menschlichkeit nur allzuoft am Menschlich-Allzumenschlichen, aber dagegen helfen weder neue Paradigmen noch Naturschwärmerei oder Mystizismus. Die Universitätsmedizin steht bei den Bemühungen um eine humane Medizin in besonderer Verantwortung, durch ihren Auftrag zur Bildung und Ausbildung von Ärzten – und nicht von Medizintechnikern – und der sich hieraus, aber auch aus anderen Gründen ergebenden Multiplikatorfunktion.

Unser Gesundheitswesen gerät zunehmend in eine Krise, und es ist abzusehen, daß es in seiner jetzigen Form nicht mehr zu finanzieren ist. Eine (Teil)reform löst die andere ab, und es besteht die Gefahr, daß einerseits das großartige Prinzip unserer Sozialversicherung, jeden Bürger im Krankheitsfall vor wirtschaftlicher Not zu bewahren und ihm alle Fortschritte der Medizin zugänglich zu machen, eingeschränkt wird, und andererseits unnötige Leistungen, Wohltaten und Luxusmedizin tabuisiert und aus Furcht vor Unpopularität nicht angerührt werden. Ziel sollte sein, die ursprüngliche Arzt-Patienten-Beziehung wiederherzustellen, die Transparenz von Leistung und Kosten herbeizuführen, selbstregelnde marktwirtschaftliche, aber sozial verträgliche Elemente einzubauen und allen Ballast abzuwerfen, der über eine voll ausreichende, auch teure Leistungen einschließende Basisversorgung hinausgeht. Wir Ärzte müssen hierbei die Anwälte unserer Patienten sein. Obwohl Zunftinteressen nicht zwangsläufig egoistisch sein müssen, sondern durchaus auch dem Allgemeinwohl dienen können, sollten Standesinteressen und Patienteninteressen klar getrennt werden.

Wenn heute Reformen anstehen wie die des Gesundheitswesens oder wieder einmal die des Medizinstudiums, scheint es angebracht, rückblickend wenigstens einige der Reformen der letzten 30 Jahre hinsichtlich ihres Zustandekommens und ihres Ergebnisses zu betrachten. Nimmt man etwa die Bildungspolitik allgemein und die in das Erziehungswesen eingeführten pädagogischen Konzepte im besonderen, so erlaubt allein schon der Blick auf die Zustände an unseren Schulen und Universitäten, auf die Erziehung und die Bildung von Schülern und Studenten ein ziemlich eindeutiges Urteil. Bei anderen Reformen, etwa dem Scheidungsrecht, scheinen sich die beseitigten und die neu entstandenen Nachteile aufzuheben. Die Hochschulreform hat punktuell einige Verbesserungen gebracht, insgesamt aber die Universitäten mit einer unglaublich zeit- und geldverschwendenden Bürokratie überzogen. Die mit der Approbationsordnung von 1970 erfolgte Reform des Medizinstudiums schließlich war ein völliger Fehlschlag und hat die Ausbildung zum Arzt auf ein bisher nicht dagewesenes Niveau abgesenkt.

Wo liegen die Gründe für solch wenig erhebende Bilanz? Viele Reformen sind von politischer Ideologie oder von jeweils modischen soziologischen, pädagogischen oder psychologischen Konzepten beeinflußt worden, die unbesehen als richtig übernommen wurden, obwohl dem manchmal schon die schlichte Lebenserfahrung entgegen stand. Eine verunsicherte ältere Generation hat manches wider besseres Wissen unwidersprochen geduldet, was randalierende Studenten oder z. B. die Bundesassistentenkonferenz vor 20 Jahren als Fortschritt verkündet haben. Erinnert man sich an die Parolen und die falschen Helden, denen sie auf ihren Demo's nachgelaufen sind, an den radikalen Unsinn, den die Jungsozialisten etc. von sich gegeben haben, so wird deutlich, was gemeint ist: Was junge Menschen in ihrer postpubertären Sturm- und Drangperiode, die so viele – und nicht die schlechtesten – durchleben, verkünden und fordern, sollte nicht als bare Münze genommen werden und schon gar nicht unbesehen in praktische Politik umgesetzt werden, wie das teilweise in der Hochschulpolitik geschehen ist. Dem steht keineswegs entgegen, daß das unkonventionelle Denken der Jüngeren in der Wissenschaft den großen Erfolg bringen (allerdings weit öfter auch in die Sackgasse führen) kann, aber Wissenschaft und Politik sind zwei verschiedene Dinge. Politische Entscheidungen und Reformen, die in das Leben so vieler Menschen eingreifen, müssen von reifen Persönlichkeiten verantwortet werden, die über Lebens- und Berufserfahrung verfügen und die Menschen kennen, so wie sie sind und nicht wie es utopische Menschenbilder vorgaukeln.

Woran es mangelt, ist Augenmaß und common sense, Zivilcourage und der Mut zur Unpopularität. Die Gleichsetzung von links/jugendlich/sozial/aufgeschlossen/Fortschritt/Verbesserung und andererseits rechts/alt/unsozial/konservativ/starr/Stillstand/Rückschritt ist in jedem einzelnen Punkt falsch. Bewahren kann ein größerer Fortschritt als Ändern sein. Es gibt in jedem dieser Lager verknöcherte Ideologen von früher Jugend an bis ins hohe Alter, die nichts dazulernen, und auch jene anbiedernd jugendlich gestylten Grauköpfe unserer Talk-Shows, deren Postpubertät sich chronifiziert hat. Aber es gibt auch jene Realisten, die über Klarsicht und Lebenskenntnis und zugleich über anerzogene, in einem ständigen Lernprozeß überprüfte Maßstäbe verfügen, die sie erkennen lassen, was gut ist und was reformiert werden sollte. Wenn Reform Verbesserung bedeuten soll und nicht Veränderung um des Veränderns willen, kann es nur darum gehen, das Bewährte zu erhalten, aber das als falsch, unzweckmäßig oder überholt Erkannte zu korrigieren. Nennt man solches konservativ, so ist dies ein konservatives Buch, nicht obwohl, sondern weil es viele Änderungsvorschläge enthält.

Deutlich ist auch, daß Reformen sich immunisieren, ähnlich, aber auf etwas andere Weise als Paradigmen. Die Widerstände gegen eine Korrektur auch eindeutiger Fehler sind groß. Am Prinzip, selbst wenn es sich als erkennbar falsch erwiesen hat, wird erst gerührt, wenn es wirklich nicht mehr anders geht. Am starrköpfigsten sind dabei die früher so fortschrittlichen Initiatoren der Reform – die Beispiele aus der großen Politik liegen nahe, aber gleiches gilt eben auch für viele kleinere Reformen.

Das hier vorgeschlagene Paradigmenkonzept der wissenschaftlichen Medizin ist in seinem Entwurf mit dem leider inzwischen verstorbenen Wissenschaftstheoretiker Prof. Dr. Dr. h. c. Wolfgang Stegmüller, München, kritisch diskutiert worden, und die Philosophen Prof. Dr. C. F. Gethmann, Essen, und Prof. Dr. H. Kliemt, Duisburg, haben mir in einigen Fragen wichtige Hinweise gegeben. Ihnen allen bin ich zu großem Dank verpflichtet. Gleiches gilt für Prof. Dr. M. Anlauf, Bremerhaven, und andere Freunde und Kollegen. Besonders zu danken habe ich meiner langjährigen Sekretärin Frau Sigrid Schale, die mit unermüdlichem Fleiß und Gewissenhaftigkeit neben ihrer sonstigen Arbeit das Manuskript geschrieben hat, und meinem Nachfolger Prof. Dr. T. Philipp, der ihr dies ermöglicht und auch anderweitig großzügig geholfen hat. Dem Springer-Verlag, insbesondere Herrn Dr. Dr. Gebhardt, danke ich für die stets verständnisvolle Zusammenarbeit.

Kreuth, im Januar 1993 *Klaus Dietrich Bock*

Inhaltsverzeichnis

Vorbemerkungen 1

Was ist „Medizin" 7
Definition 7
Diagnostik 8
Intuition 11
Gesundheit und Krankheit 13
Behandlung – Heilung – Prävention 14
Wissenschaft oder Kunst? 15
Arzt und Mediziner 19

Das Paradigma der wissenschaftlichen Medizin 21

Andere Paradigmen? 31
Sozialmedizin 31
„Erfahrungsmedizin" – Was ist ärztliche Erfahrung? .. 34
Ganzheitsmedizin 38
Physikalische Medizin, Naturheilkunde, biologische Medizin . 40
Phytotherapie 43
Einige allgemeine Anmerkungen zur Alternativmedizin . 48
Psychosomatische Medizin 50
    Ein neues Paradigma? 50
    Neue Methoden, neue Handlungsanweisungen?
    Der methodische Dualismus 54
    Die praktische Bedeutung psychosozialer Faktoren .. 59
    Erfolge 61
    „Bessere" Medizin? 62
Anthroposophische Medizin 64
Homöopathie 67

„Paradigmenpluralismus"? 77

Paradigmawechsel 81

Wer heilt, hat recht?! 85

Kritische Anmerkungen zur Schulmedizin ... 99

Die Technisierung der Medizin ... 99
Die ärztliche Basisversorgung ... 101
Das Krankenhaus ... 109
    Der äußere Eindruck ... 109
    Krankenpflege ... 111
    Ärztlicher Dienst, Verwaltung, Wirtschaftlichkeit ... 115
    Einige Probleme der Intensivmedizin ... 124
Die Universitätskliniken ... 131
    Spezialisierung und Struktur ... 133
    Unterricht und Weiterbildung ... 144
        Addendum: Akute Appendizitis 1992 ... 157
    Die akademische Selbstverwaltung ... 159
    Forschung und Wissenschaftsbetrieb ... 165
Anmerkungen zum Gespräch mit dem Patienten ... 177

Die alternative Medizin ... 187

Vorbemerkung ... 187
Der wissenschaftliche Aspekt – Nutzen und Schaden ... 188
Der politische Aspekt ... 191
    Objektiver und subjektiver Bedarf ... 191
    Der Schutz der Bevölkerung ... 196
    Kostenübernahme von alternativen Therapien ... 197
    Förderung mit öffentlichen Mitteln ... 198

Zusammenfassende Schlußbemerkungen ... 201

Literatur ... 217

Sachverzeichnis ... 223

Vorbemerkungen

Die vorliegende Schrift ist die erheblich erweiterte Fassung der Abschiedsvorlesung, die ich am 04. Februar 1988 anläßlich meiner Emeritierung am Univeristätsklinikum Essen unter dem Titel „**Wer heilt, hat recht ?!**" gehalten habe.

Zwei Gründe hatten mich veranlaßt, dieses Thema zu wählen. Einer ist, daß die wissenschaftliche Medizin trotz einer seit 150 Jahren ununterbrochenen Serie von Erfolgen in der Erkennung und Behandlung von Krankheiten und bei der Ausrottung von Seuchen heftiger Kritik von den verschiedensten Seiten ausgesetzt ist. Diese Kritik bezieht sich einmal auf die Art, wie wissenschaftliche Medizin in ärztliche Praxis umgesetzt und betrieben wird. Zum anderen wird behauptet, daß die Grundkonzeption der heutigen Medizin nicht mehr stimme, daß ein Paradigmawechsel oder eine „alternative Medizin" notwendig sei, wobei deren Existenzberechtigung vielfach allein aus dem Satz „Wer heilt, hat recht" abgeleitet wird.

Solche Kritik ist nicht neu in der Geschichte der wissenschaftlichen Medizin: Die Diskussion der „Krise", in der sie sich befinden soll, zieht sich seit 100 Jahren wie ein roter Faden z. B. durch die Eröffnungsansprachen bei den Jahreskongressen der Deutschen Gesellschaft für Innere Medizin [67], und die berühmte, 1919 erschienene Schrift des Schweizer Psychiaters Eugen Bleuler „Das autistischundisziplinierte Denken in der Medizin und seine Überwindung" [11] enthielt massive Kritik an der damals praktizierten Schulmedizin[1] und geriet doch gleichzeitig zu einem glänzenden Plädoyer für eine rationale und dennoch humane wissenschaftliche Medizin.

Immer wieder haben sich auch politische Kräfte in diese Diskussion eingemischt: Angefangen von Bismarck, der gegen erbitterten Widerstand von Virchow und der Berliner Fakultät dieser seinen naturheilkundlich orientierten Leibarzt Schweninger als Ordinarius oktroyierte, über die massive Förderung, die die sog. biologischen Heilverfahren einschließlich der Homöopathie als „Neue Deutsche Heilkunde" im Dritten Reich erfuhren, bis hin zum heutigen Eintreten der Frauen höchster Politiker oder von Minister(inne)n für die sogenannte alternative Medizin. Neu ist heute allenfalls, daß bei uns erstmals in der jüngeren Geschichte eine private Universität mit einem medizinischen Studiengang staatlich anerkannt wurde, in dem eine Medizin praktiziert und gelehrt wird, die sich in Teilen auf die anthroposophischen Vorstellungen von Rudolf Steiner

---

[1] Unter „Schulmedizin" wird hier – ungeachtet der negativen Assoziationen, die von mancher Seite denunziatorisch mit diesem Begriff in Verbindung gebracht werden – die an den wissenschaftlichen Hochschulen in aller Welt gelehrte Medizin verstanden. Die Bezeichnung wird synonym mit „wissenschaftliche Medizin" verwendet.

beruft, wobei dieser Anteil insofern alternativ ist, als er mit der Grundkonzeption der wissenschaftlichen Medizin nicht vereinbar ist.

Ein weiterer Grund für die Wahl des Themas war ein persönlicher. Neben vielen Vertretungen in einer großen ärztlichen Landpraxis und in einem Kreiskrankenhaus in meinen Assistentenjahren habe ich 35 Jahre lang an Schwerpunktkliniken gearbeitet, d. h. in einem Bereich, in dem die Bedrohung der leiblichen Existenz des Menschen eine Alltagserfahrung ist, ein Bereich auch, in dem Segen und Fluch der wissenschaftlichen Medizin, Fortschritt, Versagen und Fehlentwicklungen kumulieren. Dies hat zwangsläufig Reflexionen über das eigene Tun ausgelöst, Nachdenken aber auch über die theoretischen Grundlagen unseres Berufs. Gespräche mit Assistenten und Studenten haben mir zudem deutlich gemacht, daß im Gegensatz zu weit verbreiteter Meinung, wonach die Ausbildung unserer Ärzte viel zu „theoretisch" sei, in unserem Unterrichtsangebot eine Einführung in die Theorie der wissenschaftlichen Medizin fehlt. Das, was gemeinhin unter theoretischem Wissen verstanden wird, ist kognitives oder sogenanntes Faktenwissen in Grundlagen- und klinischen Fächern, das zwar eine der Voraussetzungen ist für rationales praktisches Handeln, aus dem sich aber für den jungen Mediziner die theoretischen Grundlagen der wissenschaftlichen Medizin allenfalls indirekt und oft auch nur punktuell erkennen lassen. Dies ist einer der Gründe für die Anfälligkeit vieler Ärzte gegenüber medizinischen Moderichtungen, ihrer Unfähigkeit, sich argumentativ mit den angeblichen Alternativen zur wissenschaftlichen Medizin auseinanderzusetzen. So führte das Thema dieser Vorlesung auch zur Diskussion der theoretischen Grundlagen der wissenschaftlichen Medizin.

Im folgenden wird der Versuch unternommen, die Konzeption T. S. Kuhns über die „Struktur wissenschaftlicher Revolutionen" [64] auf die Medizin anzuwenden. Dazu war es notwendig, das herrschende Paradigma der Medizin zu definieren – übrigens nach Kuhn ein Zeichen dafür, daß ein Paradigma in Bedrängnis gerät. Es zeigte sich, daß auch in der Medizin der Wissensfortschritt nicht akkumulierend und kontinuierlich seit dem Altertum bis heute erfolgt ist, wie das die üblichen medizinhistorischen Darstellungen (oder nach Kuhn: Die Einleitungen der Lehrbücher) suggerieren, sondern in qualitativen Sprüngen, in „Revolutionen", deren letzte in der Medizin im vorigen Jahrhundert stattfand. Die wichtigsten sog. alternativen Richtungen in der Medizin werden dann hinsichtlich ihrer Vereinbarkeit mit dem Paradigma der wissenschaftlichen Medizin untersucht, ebenso die Tragfähigkeit des wichtigsten Kriteriums für den Nutzen eines Paradigmas der Medizin, nämlich des Heilerfolgs („Wer heilt, hat recht?!"). Seit Jahrtausenden bis zum heutigen Tag wird dabei der Trugschluß „post hoc ergo propter hoc" gezogen und als „ärztliche Erfahrung" deklariert.

Schließlich war zu fragen, worauf die Unzufriedenheit und die Kritik an der Schulmedizin beruhen: Liegt es am Paradigma der wissenschaftlichen Medizin, das ungeachtet aller gegenteiligen Evidenz seit über 100 Jahren unzutreffend als rein naturwissenschaftlich oder mechanistisch diffamiert wird, oder ist es die Art und Weise, wie dieses Paradigma in ärztliche Praxis umgesetzt wird? Letzteres wurde im 2. Teil in einigen Bereichen des Gesundheitssystems und der Universitätsmedizin kritisch untersucht. Endlich waren die Beobachtungen, die ich nach meiner Emeritierung 4 Jahre lang in einer internistischen Privatpraxis machen konnte, Anlaß zu einigen Überlegungen allgemeiner und (ordnungs) politischer Art zum Thema alternative Medizin.

Bei der Abfassung einer solchen Schrift befindet sich der Emeritus in mehrfacher Hinsicht in einer vorteilhaften Lage: Er ist fast ein halbes Jahrhundert lang Zeitzeuge eines Stücks Geschichte der Medizin und ihrer Institutionen gewesen, kennt damit die früheren Verhältnisse und weiß, daß manches besser, anderes schlechter geworden ist, daß das, was Fortschritt genannt wird, auch Irrweg sein kann, und daß es so, wie es heute ist, nicht sein müßte. Zum zweiten verleiht der Rückblick auf eigenes richtiges und falsches Denken und Handeln in zeitlicher Distanz eine größere, von Zeit- und Modeströmungen weniger abhängige Sicherheit des Urteilens, ist aber auch Quelle der Selbstkritik. „Ich stecke selbst in den Fehlern, die ich rüge, mitten drin" – dieser Satz Bleulers [11] gilt auch für mich. Schließlich erlaubt es die soziale Unabhängigkeit, die jetzt gewonnene Freiheit von Gruppen- oder Zunftzwängen, von Rücksichtnahmen auf Empfindlichkeiten das deutlich auszusprechen, was man für die Wahrheit hält. Da werden viele in vielem, wenn auch nicht in allem zustimmen, aber es ist auch aus mancher Richtung massiver Widerspruch zu erwarten. Wenn die breit geführte, die Probleme oft verfälschende oder verschleiernde Diskussion über Schulmedizin und alternative Medizin durch größere Klarheit der Grundlagen und der Begriffe an theoretischer Schärfe gewinnen würde, wäre das nur zu begrüßen.

Medizin-ethische Fragen habe ich nur in einigen Bereichen berührt, ohne sie zu vertiefen. Zum einen sind in jüngster Zeit durch den Fortschritt der Medizin bis dahin unbekannte ethische Probleme aufgetreten, z. B. in der Intensivmedizin, bei der Organtransplantation, in der Reproduktionsmedizin, in der Arzneimittelprüfung, in der Gentechnologie, für die die herkömmliche Standesethik keine, jedenfalls keine einfachen Antworten bereit hält. Damit befassen sich inzwischen Philosophen, Theologen und Juristen und suchen nach Lösungen. Zum anderen liegen die Grundregeln der ärztlichen Ethik seit Jahrtausenden fest; einige ihrer wichtigsten Prinzipien sind im hippokratischen Eid und, für Christen, auch in den Zehn Geboten enthalten. Eine solche Festlegung der Standesethik, die unter keinen Umständen zur Disposition stehen darf, gewährt dem Arzt in seinem Alltag die „Reflexionsentlastung des Handelnden" [103]. Die Technisierung der Medizin gab Anlaß zu Versuchen, auch die medizinische Technik durch neue ethische Imperative zu disziplinieren, zu kontrollieren. F. Hartmann hat darauf hingewiesen [50], daß dabei übersehen wird, daß die Rechtfertigung der Medizin der therapeutische Imperativ ist. Zwar sind Regeln notwendig, nach denen Techniken zu Heilzwecken übernommen, angepaßt und angewandt werden, aber keine zusätzliche „Ethik". Freilich: „Zur leeren Frage wird die Regel', wenn sie – wie heute unbedacht üblich – verkürzt wird auf das ‚nil nocere', das Auf-keinen-Fall-Schaden. Es gibt wenig modernen Technikgebrauch, der nicht auch schadet oder schaden kann. Für den Arzt heißt die Regel: Der Nutzen seines Handelns oder Unterlassens soll den Schaden überwiegen [50].

Eine eingehendere Erörterung der ärztlichen Ethik würde bei dem heutigen Umfang dieses Gebietes den Rahmen sprengen, und ich muß auf die einschlägige Literatur verweisen, u. a. auf das Buch meines Lehrers H. Schäfer [96].

Mancher wird vermissen, daß in dieser Schrift nur wenig von „medizinischer Anthropologie", von einem „neuen Bild des Menschen", die Rede ist. Angesichts der jahrzehntelangen Diskussion dieses Themas in Publikationen und Festvorträgen von Theoretikern der Medizin, speziell der Psychosomatik, und ihres großen öffentlichen Echos bedarf dies der Begründung. Meine Arbeit basiert auf der lebenslangen quasi naiven (und natürlich auch subjektiven und „ideologiebefrachteten") unmittelbaren Beobachtung dessen, was sich in der Praxis der Medizin und in ihren Institutionen abspielt. Die Probleme und der hohe Anspruch der anthropologischen Medizin haben mich seit den lebhaften Diskussionen während meiner Zugehörigkeit zur Klinik von Siebeck zur Zeit der Anwesenheit v. Weizsäckers und seiner Mitarbeiter immer wieder beschäftigt. Auch sah ich aus nächster Nähe die praktisch-ärztliche Arbeit der „anthropologisch" orientierten Kollegen: Bei der großen Mehrzahl der Patienten unterschied sie sich in nichts von der der Oberärzte und Assistenten Siebecks. Zwar wurde vielleicht etwas öfter eine Psychotherapie eingeleitet, aber nennenswerte sonstige praktische Konsequenzen oder herausragende Erfolge gab es nicht.

Was macht sich der „gewöhnliche" Arzt für ein „Bild vom Menschen"? Er sieht tausende von Patienten, reich und arm und quer durch alle Berufe, hilfesuchend, leidend, elend, hypochondrisch, fordernd, arrogant, intelligent, dumm, anständig, großherzig, verlogen, betrügerisch usw., die meisten irgendwo dazwischen oder mehreres gleichzeitig. Was hat dieses Bild vom Menschen, das sich nur durch professionelle Akzente von dem des Nichtarztes unterscheidet, mit dem Bild des Menschen zu tun, das die medizinische Anthropologie entwirft, über seine Stellung in der Natur, über die Beziehungen Seele – Leib – Umwelt, die mit Hilfe der System- oder Zeichentheorie und hypothetischer Modelle (Gestaltkreis, Situationskreis u. a.) beschrieben werden und auch für die dyadische Arzt-Patienten-Beziehung Bedeutung haben (sollen)?

Die Antwort lautet: Nichts. Denn das Menschenbild der medizinischen Anthropologie ist ein philosophisch-theoretisches, in Teilen empirisch-analytisch untersuchtes, in anderen hypothetisches Konstrukt, das allenfalls Teil einer Metatheorie der Medizin sein könnte. Das Bild, das sich der praktizierende Arzt vom Menschen macht, ist demgegenüber eine – zugegeben oberflächliche und selektive – Phänomenologie der Menschheit in ihrer ganzen Vielfalt. Oder wie es H. Schäfer [96] einmal ausgedrückt hat: „... daß unserer Ethik derselbe Vorwurf gemacht werden muß, den wir der Anthropologie unserer Zeit machen müssen: daß in diesen Wissenschaften der Mensch im Gehabe des Professors erscheint. Von der sokratischen Einsicht in das allzumenschliche des Menschen ... ist nicht viel zu spüren .... Die Niederungen des Alltags und das so völlig andere Selbstverständnis des einfachen Mannes, der doch der Durchschnittspatient ist, wird vom Kothurn her beurteilt, wodurch man sich der Einblicke in das Wesen der Misere von vornherein begibt." Neue theoretische Menschenbilder ändern nichts am Menschen, wie er ist. Wohin es führt, wenn Politiker solche abstrakten, utopischen Menschenbilder in Ideologie und dann in politische Praxis umsetzen, haben wir gleich zweimal in diesem Jahrhundert erlebt. Wir erleben es fortlaufend weiter in einzelnen Bereichen der Pädagogik oder des Rechtswesens.

Vorbemerkungen

Eine Anwendungs- oder Handlungswissenschaft wie die Medizin benötigt Theorien und Konzepte, die Bezug haben zu dem, was sie tut, was ihre Aufgabe ist, zu ihren pathogenetischen Vorstellungen, zu ihrer praktischen Arbeit. Zweifellos können die Hypothesen und Modelle der anthropologischen Medizin äußerst anregend für Forschungsprojekte mit dem Ziel ihrer Prüfung sein – ihre Mehrzahl zeigt ja, daß vermutlich keines ganz stimmt. Aber grundlegend neue Methoden oder Handlungsanweisungen – für eine Anwendungswissenschaft ausschlaggebend –, die nennenswert über das hinaus gehen, was bis heute, recht und schlecht, in der ärztlichen Praxis und auch in der klinischen Forschung getan wird, finden sich nicht. Nicht Desinteressiertheit oder Beschränktheit, auch nicht die manchmal verquaste Sprache, sondern einfach der fehlende Praxisbezug mag der Hauptgrund sein, warum die große Mehrzahl der praktizierenden Ärzte die Existenz der medizinischen Anthropologie zwar wohlwollend oder achselzuckend zur Kenntnis nimmt, aber sich kaum intensiv damit befaßt. Ein ärztlicher Praktiker, so auch ich, findet sich in einem so geistreichen und anregenden Buch wie dem v. Uexküll/Wesiack *Theorie der Humanmedizin* [110] nicht wieder.

Es ist ähnlich wie mit der Wissenschaftstheorie: Die ganz überwiegende Mehrzahl der Forscher, auch höchst erfolgreiche, verfahren nach einzelnen, für ihr Fachgebiet einschlägigen Regeln und Vorstellungen der Wissenschaftstheorie, die sie bei der Arbeit in ihrer Lehrzeit durch Imitationslernen verinnerlicht haben, aber mit Wissenschaftstheorie als solcher haben sie sich so gut wie nicht befaßt. Kuhns Paradigmenkonzept hat nicht zuletzt deshalb die Wissenschaftsphilosophen „fasziniert und schockiert", ja „mit geradezu sprachlosem Entsetzen erfüllt" [105], weil Kuhn aufgrund wissenschaftshistorischer Analysen gezeigt hat, daß es in der Praxis der Wissenschaft und Forschung ganz anders zugeht, als es die – oft ja auch recht verschiedenartigen – Vorstellungen und Theorien der Wissenschaftstheoretiker suggerieren.

Nicht anders ist es mit der Medizin und manchen ihrer Theorien. Ein nachdenklicher, kritischer Psychosomatiker, P. Hahn, Nachfolger v. Weizsäckers und Christians auf dem Heidelberger Lehrstuhl, hat seine Empfindungen nach ausgiebiger Beschäftigung mit den vielerlei Bemühungen um eine medizinische Anthropologie in einer Anmerkung zusammengefaßt: „Dennoch weiß ich nicht, warum mir fast alle diese Versuche gegenüber der Wirklichkeit des ärztlichen Tuns so rührend hilflos vorkommen. Als ob die theoretische Mühe doch im Theoretischen stecken bleiben müßte und daher alle Klugheit und alles Wissen an dem absurden Ernst der Situation, die ‚immer anders' ist, vorbeigehen müßte" [49].

Das ist der Grund, weshalb im weiteren nur noch wenig von medizinischer Anthropologie die Rede sein wird – womit keinesfalls gesagt werden soll, daß sie überflüssig ist und nicht vielleicht einmal Früchte für die Alltagspraxis des Arztes tragen könnte. Ich habe mich mehr an den Satz von Wittgenstein „Denk nicht, sondern schau!" gehalten und mit dem Denken erst nach dem Schauen angefangen.

Was ist Medizin?

Definition

Der Begriff „Medizin" (Heilkunde), genauer „Humanmedizin", umfaßt im weitesten Sinne alle Handlungen, die zur **Erkennung, zur Behandlung, wenn möglich Heilung und zur Vorbeugung von Krankheiten** des Menschen unternommen werden. Die **wissenschaftliche** Medizin gründet sich auf eine große Zahl anderer Wissenschaften, Chemie, Physik, Biologie, Psychologie, Soziologie und weitere, die sich im Fächerkanon einer Medizinischen Fakultät widerspiegeln; sie ist, dem heutigen Wissenschaftsbegriff gemäß, der Rationalität verpflichtet. Es gibt andere „Medizinen", z. B. die anthroposophische, die alte chinesische oder die indische Volksmedizin, die jeweils von grundlegend anderen Vorstellungen ausgehen.

Jede Art von Medizin, die primitivste Volksmedizin wie die heutige wissenschaftliche Medizin, ist damit durch ein **Ziel** definiert: Die **Behandlung, wenn möglich Heilung** kranker Menschen. Diese Zielbestimmung wurde schon in der Antike durch die **Krankheitsvorbeugung (Prävention)** erweitert. Ist es bei dieser Zielorientierung berechtigt, die **Erkennung von Krankheiten (Diagnostik)** in die Definition der „Medizin" aufzunehmen – anders ausgedrückt: Kann Medizin nicht auch ohne Diagnostik betrieben werden?

Vordergründig lautet die Antwort: Ja. Denn nicht nur der praktische Arzt behandelt häufig leichte, „banale" Störungen „ohne (exakte) Diagnose", auch in großen Kliniken mit allem diagnostischen Rüstzeug bleiben nicht selten Krankheitsbilder ungeklärt, und in bedrohlicher Situation wird dann trotzdem behandelt. Auch wenn in allen diesen Fällen eine exakte nosologische Diagnose nicht gestellt wird, sei es aus pragmatischen Gründen („sehr wahrscheinlich banal", „heilt spontan", „lohnt den diagnostischen Aufwand nicht"), sei es, weil man es wegen der objektiven Gegebenheiten nicht kann, wird trotzdem Diagnostik betrieben: Vorgeschichte und Symptome werden erfaßt, eine gefährliche Krankheit vermutet oder für unwahrscheinlich gehalten, eine Differentialdiagnose aufgestellt etc. Auch bei der Auswahl der Therapie ohne exakte Diagnose spielen diagnostische Überlegungen eine Rolle: Man behandelt die wahrscheinlichste Krankheit („Arbeitsdiagnose"), oder deckt breit, aber dennoch überlegt ab („Schrotschußtherapie"). Andererseits dürfen manche hochwirksamen oder nicht ungefährlichen Therapieverfahren ohne exakte Diagnose nicht angewendet werden.

Es zeigt sich: Allein schon die Entscheidung: gesund oder krank (oder behandlungsbedürftig) ist ein diagnostischer Akt, der unabhängig vom verwendeten nosologischen System, und selbst bei Fehlen eines solchen, vollzogen werden muß. Diagnostik, primitivster Art oder in Form einer komplizierten Differentialdiagnose, ist konstitutiv für therapeutisches Handeln. Sie geht ihm voraus und begleitet es meist auch im Krankeitsverlauf.

Sieht man von der einfachen Unterscheidung gesund – krank ab, die lediglich, aber immerhin die Feststellung bedeutet, daß der Augenschein oder das Untersuchungsergebnis nicht dem eines „Gesunden" entsprechen, so besitzen alle höher entwickelten Medizinen eine **Krankheitssystematik** (ein nosologisches System). Im diagnostischen Prozeß wird das individuelle Krankheitsbild derjenigen Krankheit (oder Krankheitsgruppe) zugeordnet, der es vollständig oder weitgehend ähnelt.

Die Kriterien, die einer nosologischen Einteilung zugrunde liegen, können grundverschieden sein. Zum Beispiel unterscheiden sie sich bei der klassischen Homöopathie von denen der anthroposophischen Medizin und beide wiederum von denen der wissenschaftlichen Medizin. Deren Krankheitssystematik ist außerordentlich umfangreich und wird dem Wissenschaftsfortschritt entsprechend ständig verändert. Zudem sind ihre Einteilungsprinzipien uneinheitlich, weil sich das eigentlich erwünschte Prinzip einer Einteilung nach der Ursache wegen Wissenslücken nicht durchhalten läßt. Keine einigermaßen entwickelte Medizin kann ohne eine irgendwie geartete nosologische Systematik auskommen; ihre Praxis ließe sich sonst nicht verallgemeinern und dementsprechend auch nicht lehren.

Diagnostik

Über die wissenschaftstheoretischen Aspekte der Diagnosefindung ist viel publiziert worden. Nach Kliemt [61a, s. hier weitere Literatur) läßt sich jedes Krankheitsbild als (strukturalistische) „Theorie", das nosologische System mithin als Sammlung derartiger „Theorien" auffassen. Die Diagnose ist dann nichts anderes als die Feststellung, daß die Krankheit des Patienten ein Modell einer bestimmten Theorie ist. Das ist **ein wissenschaftlicher, kein künstlerischer Akt.** Er entspricht dem überwiegenden Teil wissenschaftlicher Tätigkeit in **allen** Wissenschaften, der in der Suche nach Theorieanwendungen, aus der „Diagnose von Modellen" besteht. Der wissenschaftliche Akt der Diagnosefindung ist eine wichtige theoriegeleitete Komponente ärztlichen Handelns (s. S. 15), deren Qualität zudem auch von handwerklich-technischen und erfahrungsgeleiteten diagnostischen Fähigkeiten abhängt.

Der diagnostische Akt kann einstufig sein: Es liegt auf den ersten Blick ein vollständig mit der Theorie übereinstimmendes Modell einer Krankheitseinheit vor (im Jargon: ein „klassisches Bild", ein „Vollbild"). Er kann auch mehrstufig ablaufen, als diagnostischer Prozeß, ähnlich wie bei den computergestützten Expertensystemen: Der Patient ist ein Modell der Theorie einer Krankheits**gruppe**, z. B. „Infektionskrankheit" oder „maligner Tumor". In weiteren Schritten wird dann geprüft, welcher definierten Infektionskrankheit oder Tumorerkrankung das Modell entspricht. Dieser Prozeß kann auf jeder Stufe abgebrochen werden, aus Sachzwängen oder aus pragmatischen Gründen. Am Ende steht in diesem Fall nicht die Diagnose eines einzelnen Krankheitsbildes, sondern die einer Krankheitsgruppe, oder die einer nicht weiter auflösbaren Differentialdiagnose, oder eine nur wahrscheinliche Diagnose („Verdachtsdiagnose").

Dieser wissenschaftliche Prozeß der Diagnosefindung besitzt zentrale Bedeutung für die Medizin, weil die „Theorie des Krankheitsbildes" im oben erwähnten Sinn auch Aussagen über den Verlauf (und damit über die **Prognose**) sowie Handlungsanweisungen über die anzuwendende **Therapie** enthält. Das Ziel der Medizin, die Behandlung, wenn möglich Heilung von Krankheiten, ist rational jedenfalls ohne Diagnostik nicht erreichbar.

Die sich aus der Theorie der Krankheit ergebenden Aussagen zur Prognose und die Handlungsanweisungen zur Therapie gründen sich auf empirisch gewonnene Daten, meist in Form von Wahrscheinlichkeiten, d. h. auf wissenschaftliche Erfahrung, die durch „persönliche ärztliche Erfahrung" (s. S. 34) modifiziert werden kann. Beispiele: „Die Letalität der Operation X beträgt bei 20- bis 40jährigen 5%, bei über 60jährigen 30%", oder „Die Prognose der milden Hypertonie ist bei Frauen besser als bei Männern", oder „Die Behandlung der Krankheit X mit Medikament Y ist in 50% erfolgreich", oder „Nach meiner persönlichen Erfahrung wird Präparat Y von meiner Patientenklientel häufiger als angegeben schlecht vertragen", oder ganz allgemein „Bei jeder größeren Operation steigt das Risiko, wenn gleichzeitig eine coronare Herzkrankheit besteht."

Während derartige wissenschaftliche und persönliche ärztliche Erfahrung die Stellung einer individuellen Prognose ermöglicht, begründet dieses Wissen die Bildung von „Regeln" im normativen Sinne für die Therapie, von Handlungsanweisungen. Oberste allgemeine Regel ist „Der Nutzen des Handelns oder Unterlassens soll den Schaden überwiegen". Andere Beispiele: Aus der Beobachtung, daß sich die Nierenfunktion im Alter verschlechtert, folgt die Regel „Die Dosis von Pharmaka, die über die Niere ausgeschieden werden, muß bei älteren Patienten in Abhängigkeit von der Nierenfunktion reduziert werden", oder „Bei Frauen im gebärfähigen Alter dürfen Pharmaka, die potentiell teratogen wirken, nicht oder nur bei sicher gewährleisteter Antikonzeption gegeben werden", oder „Im Falle der Krankheit X bzw. Y (z. B. Nierenarterienstenose mit Hochdruck bzw. akute Appendizitis) und den Zusatzbedingungen a, b (hohes Alter, koronare Herzkrankheit) darf die Therapie Z (Operation) nur erfolgen, wenn die Bedingungen c, d (alternative medikamentöse Therapie nicht wirksam bzw. Prognose bei Nichtoperation schlecht) erfüllt sind". Daraus folgt: Der alte Patient mit Nierenarterienstenose soll nicht operiert werden (erhöhte Operationsletalität, medikamentöse Alternative gegeben, dabei Prognose günstig). Dagegen ist die Appendektomie auch im Alter und bei einer koronaren Herzkrankheit indiziert (medikamentöse Alternative sehr fraglich wirksam, Prognose bei Nichtoperation schlecht). Diese letzten Beispiele wurden bewußt vereinfacht, tatsächlich können noch weitere Bedingungen eine Rolle spielen. Neben solchen allgemeinen und speziellen, nur für bestimmte Fälle geltenden Regeln stellt auch alles, was unter „Indikationen" und „Kontraindikationen" für bestimmte Therapieformen, insbesondere für Medikamente, aufgeführt ist, eine Regel dar.

Die Diagnose, d. h. die Feststellung, daß die Krankheit (einschließlich besonderer Verlaufsformen oder Untergruppen) das „Modell" einer bestimmten Theorie darstellt, ist in der wissenschaftlichen Medizin daher unerläßliche Voraussetzung für die Stellung einer individuellen Prognose, die sich auf die gesamte wissenschaftliche und persönliche Erfahrung über den Verlauf der Krankheit, behandelt und unbehandelt, stützt. Sie ist vor allem aber Grundlage des individuellen Therapieplans, der, ausgehend von dem erwähnten empirischen Wissen, auf **Regeln** basiert. Alle „Indikationen" und „Kontraindikationen" sind solche Regeln, neben vielen anderen, von denen oben einige als Beispiel erwähnt wurden. Viele dieser Regeln enthalten Ausnahmen, Einschränkungen oder Bedingungen, manche sind sehr vage formuliert („häufiger – seltener", „besser – schlechter") oder auch so, daß sie nicht ohne weiteres als Regel erkennbar sind, aber es sind Regeln. Sie finden sich in den Lehrbüchern, und sie werden eingeübt in Praktika, in der Aus- und Weiterbildung, z. T. durch Imitationslernen, und später in der eigenen Praxis.

Die **ärztliche Beurteilung**, die spezifisch-ärztliche Handlungskomponente (s. S. 16) ist also **insoweit** ein wissenschaftlicher Prozeß, als sich die Diagnosefindung, die individuelle Prognose und der individuelle Therapieplan auf die Anwendung von Wissen und den Gebrauch von Regeln stützen. Wenn „persönliche ärztliche Erfahrung" oder die „allgemeine Lebenserfahrung" (s. S. 34) die ärztliche Beurteilung modifizieren, z. B. weil sie dem Wissensstand oder den Regeln nicht entsprechen oder diese ergänzen, führt dies zu einer Änderung der Qualität der ärztlichen Beurteilung. Diese Qualitätsänderung kann, aber muß keineswegs, wie gemeinhin unterstellt wird, in einer Verbesserung des Urteils und der daraus folgenden Handlungen bestehen. Wissensstand und Regelkenntnis des Urteilenden können lückenhaft sein, die persönliche Erfahrung, die ja keine „kontrollierte" Erfahrung ist, kann trügen (s. S. 34f.) oder auf dem „Post-hoc-ergo-propter-hoc"-Fehlschluß beruhen (s. S. 85ff.). Tatsächlich gibt es nicht wenige mit „Erfahrung" begründete Regelabweichungen, die zu falschen Handlungen führen, und ebenso kann es nicht nur zulässig, sondern sogar geboten sein – allerdings nur bei Kenntnis des Wissens und der Regeln! – in ungewöhnlicher Situation einen gut begründeten Regelverstoß bewußt vorzunehmen. So kann eine übergeordnete, allgemeine Regel die für den Einzelfall geltenden Regeln relativieren oder außer Kraft setzen, aber es können auch außerwissenschaftliche ethische oder humanitäre, spezifisch-ärztliche Gesichtspunkte sein.

Aber selbst bei zutreffender Diagnose und perfekter Wissens- und Regelanwendung kann das erwartete Ergebnis ausbleiben, das Urteil sich im Nachhinein als falsch erweisen. Grund dafür ist, daß der größte Teil des hierbei verwendeten Wissens stochastischer, nicht deterministischer Natur ist, d. h. sich auf Wahrscheinlichkeitsaussagen stützt. Dies impliziert, daß bei jeder Wahrscheinlichkeit unter 1, und das ist der weitaus häufigste Fall, einzelne von der Erwartung abweichende Resultate auftreten müssen. Bedenkt man noch, daß fast in jeden ärztlichen Entscheidungsprozeß mehrere oder viele stochastisch gewonnene Wissenstatbestände eingehen und zudem oft noch schwer überschaubare „Bedingungsgeflechte" vorliegen, käme es einem Wunder gleich, wenn alle ärztlichen Beurteilungen zutreffen würden. Auch den größten ärztlichen Koryphäen unterlaufen Fehlurteile, seltener vielleicht als anderen, bei denen Mängel an Wissen oder in der Regelkenntnis bestehen, aber angesichts der Struktur des den Entscheidungsprozessen zugrundeliegenden Wissens müssen abweichende Ergebnisse, und die heißen dann Fehlurteile, vorkommen.

Es sind jene diagnostischen oder therapeutischen Fehlentscheidungen, bei deren nachträglicher kritischer Analyse man sagen muß: Trotz allem – wenn man wieder vor genau der gleichen Situation stünde, müßte man wieder genauso entscheiden. Natürlich liegt bei Fehlurteilen weit öfter tatsächlich ein Fehler vor.

Der Arzt ist gezwungen, unter der Bedingung der Unsicherheit zu entscheiden und zu handeln. Nichts wäre verfehlter, sich angesichts dieser Unsicherheit auf das Gefühl oder sonstige Eingebungen zu verlassen. Regeln sind zwar keine Gesetze, aber das ärztliche Urteil in einem bestimmten Krankheitsfall kann nur dadurch optimiert (wenn auch nicht perfektioniert) werden, wenn es sich auf Regeln stützt, selbst wenn diese sich auf stochastisch gewonnenes Wissen gründen. Wie schon erwähnt, gehen selbstverständlich zusätzlich zu diesen wissenschaftlichen Elementen in jede ärztliche Entscheidung auch ethische und humanitäre Gesichtspunkte ein, die sich nur zum Teil oder gar nicht in Regeln fixieren lassen.

Intuition

Daß es ein Urteilsvermögen von „Experten" gibt, das über das hinausgeht, was sich aus deduktiver Wissenschaftsanwendung und dem Gebrauch von Regeln ergibt, das sich mithin auch nicht erklären, systematisieren lasse, bezweifle ich, zumindest in der Medizin. Wenn „Intuition" das unterbewußte Schließen aufgrund gespeicherten Wissens und unterbewußter Wahrnehmung ist, so beruhen z. B. die berühmten „Anhiebsdiagnosen" hervorragender Ärzte nicht auf übersinnlichen Fähigkeiten, sondern auf einer geschulten subtilen Beobachtungsgabe, auf der unterbewußten, sekundenschnellen Erfassung oft sehr diskreter somatischer oder psychischer Symptome und deren sofortiger Umsetzung in eine Diagnose. Die wahrgenommenen Symptome müssen bekannt und benannt, ihre Zuordnung zu einer bestimmten Diagnose erlernt worden sein. Auch das angeblich überlegene Expertenurteil durch intuitive „Gesamtschau" eines Problemfalls und intuitivem Vergleich mit früheren „ähnlichen" Fällen setzt voraus, daß ähnliche Fälle früher wahrgenommen, im Gedächtnis gespeichert und mit dem aktuellen Fall verglichen werden. Die Unterbewußtheit und Schnelligkeit dieser Vorgänge ändert nichts an ihrer Existenz. Eine Intuition sui generis, ohne alle diese rational erklärbaren Schritte, wäre eine göttliche Eingebung. Unterschiedliche Expertenurteile können auf Wissenslücken oder Fehlern in der Wissens- und Regelanwendung beruhen. Hat einer aufgrund großer Erfahrung „privat" für sich Regeln aufgestellt, die nicht allgemein bekannt sind, muß er dies öffentlich machen und begründen. Jedes intuitive Urteil muß sich daher, wenigstens prinzipiell, in die einzelnen Schritte zerlegen lassen, durch die es zustande gekommen ist. Dabei zeigt sich natürlich auch, daß bei jedem Schritt Fehler gemacht worden sein können und das Urteil dann falsch ist. Gewöhnlich wird dies aber nicht bemerkt und der Experte vertraut seiner Intuition. In der Medizin kommen richtige und falsche intuitive Urteile häufig vor, und ich kann mir keine richtige oder falsche intuitive ärztliche Beurteilung vorstellen, die nicht durch richtige oder falsche Wissens- und Regelanwendung allein erklärbar wäre – ausgenommen die zwangsläufig auftretenden „Fehlurteile" als Folge der überwiegend stochastischen Natur unseres Wissens (s. oben). Ebenso sind die auch in intuitive Urteile eingehenden ethischen und humanitären Gesichtspunkte erklär- und begründbar.

Im Prinzip arbeitet das trainierte Gehirn eines erfahrenen Arztes in der Diagnostik und bei der Beurteilung von Patienten nicht anders als ein entsprechend programmierter Computer. Anlage-, ausbildungs- und erfahrungsbedingte individuelle Unterschiede der einschlägigen Gehirnfunktionen, vor allem auch der Beobachtungsgabe, begründen die Qualitätsunterschiede von Ärzten auf **diesem** Gebiet.

Daß computergestützte Diagnoseprogramme die Qualität intuitiver Expertenurteile **prinzipiell** nicht erreichen können, wie Kritiker der künstlichen Intelligenz behaupten (Diskussion und Literatur bei Kliemt [61b]), scheint mir zumindest für die Medizin bis jetzt unbewiesen zu sein. „Was die Meister wirklich wissen, steht in den Lehrbüchern der Meister nicht drin" (Zitat bei [61b]) – wenn das stimmt, ist das ein Versäumnis der Meister, das u. a. darin bestehen kann, daß sie sich über die Herkunft, und damit auch über die Qualität, ihres privaten, unveröffentlichten Wissens keine Klarheit verschafft haben. Daß z. B. Diagnosecomputer in der Praxis intuitiven Urteilen öfter unterlegen, zumindest nicht überlegen sind (eine Ausnahme bildet die Diagnose extrem seltener Krankheiten und Syndrome), beruht in der Medizin jedenfalls auf – zwangsläufig – unvollkommener Programmierung. Einer von vielen Gründen hierfür ist der gravierende Mangel exakter Daten über die Häufigkeiten der einzelnen Krankheiten oder bestimmter Symptome, die zudem bei jedem Anwender wegen der speziellen Klientel jeder Praxis wieder verschieden sind. Der Anwender hat das längst herausgefunden und berücksichtigt es „intuitiv".

Eigene Erfahrung mit einem EKG-Diagnosecomputer hat gezeigt, daß in rund 70% Computerdiagnose und eigene Diagnose übereinstimmen. In den übrigen meist komplizierteren Fällen war vereinzelt die Computerdiagnose „richtiger", häufig aber auch unvollständig oder falsch. Wenn man beim gleichen Patienten dreimal hintereinander ein EKG schreibt, kann die Computerdiagnose 2mal „normaler Befund" und 1mal „pathologischer Befund" lauten. Das hat z. T. leicht einsehbare Gründe (der Befund wechselt geringfügig), und das gleiche Ergebnis würde bei der üblichen Beurteilung auftreten, wenn die Assistentin dreimal hintereinander einen kurzen Streifen registrieren würde. Hinzu kommt, daß die Grenzwerte bestimmter Zeitintervalle oder anderer Meßgrößen willkürlich und zudem von einzelnen Kardiologenschulen verschieden definiert werden. Es ist ein Spezialfall der Grenzziehung zwischen „gesund" und „krank" (s. S. 13f.). Die endgültige Beurteilung ergibt sich dann erst aus dem Verlauf oder dem Gesamtzusammenhang.

All das zeigt an einem verhältnismäßig einfachen Beispiel die praktischen Grenzen der Computerdiagnostik, die hier in den eingehenden Daten und ihrer Bewertung liegen; beides ließe sich prinzipiell verbessern. Und wenn in komplizierten Fällen ein intuitives Expertenurteil nötig wird, erhält man unterschiedliche Urteile verschiedener Experten. Welcher hat recht? Auch intuitive Urteile müssen begründet werden, wobei die Berufung auf die eigene oder die „allgemeine" Erfahrung nicht reicht. Das ist lediglich ein Glaubensbekenntnis oder auch die Behauptung einer eigenen höheren Einsicht. Verlangt man eine Begründung durch Tatsachen und Regeln, zeigen sich sofort die Stärken und Schwächen intuitiver Urteile. Sie unterliegen den gleichen Schwierigkeiten wie die computerassistierten Expertensysteme, nämlich Mängeln bei den einzugebenden Daten und deren Bewertung. Keinesfalls läßt sich behaupten, daß intuitive Urteile grundsätzlich besser sind als die entsprechenden Computerantworten. Was besser ist, hängt von der Qualität der „Hardware", aber auch davon ab, ob Gehirn oder Computer besser programmiert sind.

Gesundheit und Krankheit

Wenn die Medizin durch ein **Ziel** charakterisiert ist – und dieses gilt wohl für alle Arten von Medizin – nämlich die Behandlung, wenn möglich Heilung von Krankheiten, so wird hier eine **Definition des Krankheitsbegriffes** notwendig. „Krankheit" und ihr Gegenteil „Gesundheit" sind praktische Abstrakta, tatsächlich existieren ja nur kranke oder gesunde Menschen (Tiere, Pflanzen). Eine konsensfähige Definition dieser Begriffe gibt es nicht oder sie ist nichtssagend („krank ist, wer des Arztes bedarf" – und wer bedarf des Arztes?) Die Definition der WHO: „Gesundheit ist der Zustand des vollkommenen biologischen, sozialen und psychischen Wohlbefindens" wird nicht nur abgelehnt, weil hiernach fast die gesamte Menschheit krank wäre, sondern sie ist auch unzureichend, weil sie als einziges Kriterium das „Wohlbefinden" zugrunde gelegt. Damit werden jene keineswegs seltenen Fälle nicht erfaßt, die trotz völligen Wohlbefindens unwissentlich eine manchmal sogar schwere Krankheit, etwa einen bösartigen Tumor (viele andere Beispiele sind möglich), in sich tragen. Andererseits wäre eine allein auf den körperlichen Befund bezogene Krankheits- bzw. Gesundheitsdefinition ebenso unzureichend, nicht allein wegen des hier nicht ganz falschen Satzes: „Es gibt keine Gesunden, sondern nur ungenügend Untersuchte", sondern weil auch alle psychisch Kranken ohne faßbaren körperlichen Befund ausgeschlossen wären. Schließlich ist die Grenze zwischen gesund und krank oft fließend, sowohl bei den in diesem Zusammenhang meist zitierten „Befindensstörungen" als auch bei körperlichen Krankheiten, u. a. bei solchen, bei denen die diagnostisch wichtigen Parameter aufgrund statistischer Verteilungskurven als normal/abnorm definiert werden, z. B. Blutzucker oder Blutdruck. Diese willkürliche, wenn auch aus praktischen Gründen notwendige Grenzziehung hat zur Folge, daß noch Gesunde und schon Kranke nicht eindeutig unterschieden werden können. Und die vielfältigen „physiologischen" degenerativen und regressiven Alterungsprozesse des Organismus, sind sie „normal"? Ist der alte Mensch, der subjektiv und objektiv darunter leidet, deshalb etwa nicht krank, sondern eben nur ein alter Gesunder?

Zudem hat uns die wissenschaftliche Medizin eine Fülle von Zuständen beschert, bei denen sich diese Diskussion endlos fortsetzen läßt. Um nur wenige Beispiele zu nennen: Ist der Patient mit einer Hüftgelenkendoprothese, der wieder völlig schmerzfrei herumläuft, krank? Die Hypertoniker oder Hyperurikämiker, deren Blutdruck- bzw. Harnsäurewerte mit Medikamenten in den Normbereich gesenkt wurden, die dadurch vor Hochdruckkomplikationen oder manifester Gicht bewahrt werden, oder der Kranke mit Ausfall einer Hormondrüse, der durch Hormonsubstitution voll kompensiert ist – sind alle diese Menschen nun krank oder gesund? Wenn sie sich wohl fühlen, wären sie nach der WHO-Definition gesund – aber sie sind eben nur während der Behandlung „quasigesund", die Krankheit bleibt, ihre aktuellen Symptome und langfristigen Komplikationen sind nur aufgeschoben, bei Abbruch der Behandlung treten sie sofort wieder hervor.

Es ist offensichtlich nicht möglich, „Gesundheit" und „Krankheit" eindeutig und umfassend zu definieren. Eine klare Abgrenzung von Krankheit und

Gesundheit ist zwar erwünscht, wenn die Zuständigkeit von Arzt oder Seelsorger zur Diskussion steht, oder aus rechtlichen Gründen, wenn die Schuldfähigkeit vor Gericht oder die Leistungspflicht von Versicherungsträgern zweifelhaft ist. Meist sind es da die Grenzfälle, die strittig sind und oft erst nach kontroversen Gutachterdiskussionen pragmatisch oder willkürlich entschieden werden. Aber, so seltsam es klingt, in der Praxis der Medizin kommt man ohne eine klare Definition von Krankheit und Gesundheit in den weitaus meisten Fällen aus: Häufig ist eindeutig klar, ob jemand krank ist oder nicht, in vielen anderen Situationen, die oben als Beispiele für definitorische Schwierigkeiten aufgeführt wurden – die unwissentlich Kranken, die seelisch Kranken mit normalen Körperbefunden, die durch oder unter einer Behandlung „Quasi-gesunden", die „normalen" Alterungsprozesse, die (noch gesunden?) Risikofaktorenträger – in allen diesen Fällen ergibt sich der ärztliche Handlungsbedarf völlig unabhängig davon, ob man diese Menschen als krank oder gesund bezeichnet. Für viele Grenzfälle körperlicher Krankheiten, z. B. die Grenzwerthypertonie, wurden Handlungsanweisungen erarbeitet, die oft auf eine Beobachtung hinauslaufen, bis die Entscheidung „gesund" oder „krank" getroffen werden kann. Schwierigkeiten bleiben bei den Befindensstörungen, den „funktionellen" Störungen und im Grenzbereich zu den psychischen Erkrankungen (Neurosen, Psychopathien, Psychosen etc.).

Behandlung – Heilung – Prävention

Die Aussage **„Behandlung, wenn möglich Heilung von Krankheiten"** in der Definition der Medizin (d. h. der „Behandlungsauftrag" des Arztes) soll noch kurz erläutert werden. Kaum problematisch ist die „Heilung", d. h. das völlige Verschwinden einer Krankheit, u. U. mit Verhinderung des Todes, ohne daß Folgen zurückbleiben – wobei letzteres nicht immer sicher ist, weil latente Schäden entstanden sein können. Nicht zu vergessen auch, daß unzählige Krankheiten spontan heilen, der Arzt also nicht heilt, sondern dem Kranken das Überstehen der Krankheit mit Zuspruch und symptomatischen Hilfen erleichtert. Aber auch sonst bedeutet Behandlung oft, vermutlich sogar in den meisten Fällen, nicht Heilung, sondern das Verhindern von Komplikationen oder eines vorzeitigen Todes (Sekundärprävention); 2 von zahlreichen möglichen Beispielen: Die Behandlung der Hypertonie oder von Stoffwechselstörungen, u. a. Diabetes. Auch die Beseitigung oder Linderung von Schmerzen, von Atemnotzuständen oder anderen körperlichen Beschwerden, deren Ursache nicht eliminiert werden kann, ist ein wichtiger Teil ärztlicher Behandlung, ebenso wie die psychotherapeutischen oder psychopharmakologischen Hilfen bei Befindens- und Verhaltensstörungen, Neurosen oder Psychosen. Auch hierbei ist Heilung oft nicht möglich, wohl aber die Herbeiführung eines erträglichen Modus vivendi. Wenn man in der Fachliteratur öfter lesen kann, eine Krankheit sei nicht „behandelbar", so ist das falsch; gemeint ist „nicht heilbar". Jede Krankheit und jeder Kranke ist behandelbar, und gerade bei nicht heilbaren Krankheiten können hervorragende Behandlungsergebnisse erzielt werden, (s. oben). Und

Kritiker der Schulmedizin, die behaupten, diese könne ohnehin nur 20–30% der Krankheiten heilen – mir ist schleierhaft, wie solche Zahlen zustande kommen – verschweigen die enormen Erfolge der wissenschaftlichen Medizin gerade bei den vielen Krankheiten, die nicht im Sinne einer Restitutio ad integrum definitiv ausgeheilt werden können.

Vorbeugung (Prävention) bedeutet die Verhinderung des Auftretens einer Krankheit (Primärprävention), oder, bei bereits bestehender Krankheit, die Verhinderung oder das Hinauszögern von Komplikationen oder eines vorzeitigen Todes durch diese Krankheit (Sekundärprävention). Prävention kann z. B. erfolgen durch Ratschläge zur Lebensführung, durch arbeitsmedizinische oder seuchenhygienische Maßnahmen, durch Schutzimpfungen, durch Pharmakotherapie und sogar durch chirurgische Eingriffe (z. B. durch Entfernung eines gutartigen Tumors, der erfahrungsgemäß häufig bösartig entartet).

Wissenschaft oder Kunst?

Sehen wir, was ein Arzt tut, ein Allgemeinarzt, ein Chirurg, ein Internist, ein Psychiater: Er untersucht den Kranken, mißt den Blutdruck, entnimmt Blut, versorgt eine kleine Wunde, verordnet ein Medikament, und er spricht mit ihm, am Anfang, während der Untersuchung und am Ende, hört zu, berät. Dazu kommen dann, je nach Fach, aufwendigere biochemische und technische diagnostische Prozeduren, größere chirurgische Eingriffe, eine komplizierte Pharmakotherapie, eine fachpsychologische Untersuchung und Behandlung und vieles andere. Der Arzt stellt eine Diagnose und erstellt unter Verwendung, ggf. Modifikation der sich aus der Diagnose ergebenden allgemeinen prognostischen und therapeutischen Vorgaben unter Benutzung empirisch begründeter Regeln eine individuelle Prognose und einen individuellen Behandlungsplan.

Analysiert man diese Vorgänge, so ergibt sich,
daß ärztliches Handeln **4 Komponenten** umfaßt:

1) eine **handwerklich-technische**,
2) eine **theoriegeleitete**,
3) eine **erfahrungsgeleitete** und
4) eine **spezifisch-ärztliche**,
   nämlich die patientenbezogene Anwendung von 1. bis 3.

Zweifellos spielt das **Handwerkliche** in der Tätigkeit des Arztes eine große Rolle, nicht nur bei den zufälligen Beispielen der Blutdruckmessung oder Wundversorgung. Die wissenschaftliche Begründung derartiger Methoden durch (Patho)physiologie, Biophysik, experimentelle Chirurgie etc. ändert daran nichts, denn auch der Elektriker bleibt Handwerker, obwohl sich sein Handwerk auf die Elektrizitätslehre gründet. Selbstverständlich ist handwerkliche Fertigkeit die conditio sine qua non für jedes chirurgische Handeln, für alle manuellen Untersuchungs- und Behandlungstechniken. In einem erweiterten Sinn gehört auch die **technische** Beherrschung der zahlreichen medizinischen Geräte zum handwerklichen Teil der ärztlichen Tätigkeit, ebenso alle psychologischen Untersuchungs- und Behandlungsverfahren (s. S. 100f.). Es ist völlig abwegig, diesen handwerklichen Anteil der Medizin gering zu schätzen. Handwerklich besonders geschickte Chirurgen sind gesuchte Ärzte, und kein Nierenkranker bleibt freiwillig in einer Dialyseabteilung, wenn er den Eindruck hat, daß dort die Technik nicht beherrscht wird.

Das **theoriegeleitete ärztliche Handeln** gründet sich auf die **medizinische Wissenschaft**. Sie ist weder reine Naturwissenschaft noch reine Geisteswissenschaft, sondern

eine Anwendungs-, eine Handlungswissenschaft, die Methoden und Theorien anderer Wissenschaften, der Chemie, der Physik, der Biologie, der Psychologie und der Sozialwissenschaften unter dem Gesichtspunkt ihrer Brauchbarkeit für die Erkennung, Behandlung und Vorbeugung von Krankheiten auswählt, modifiziert und empirisch Regeln für die Anwendung in Forschung und Praxis der Medizin erarbeitet.

Zur medizinischen Wissenschaft gehören damit natürlich auch alle sog. theoretischen Fächer, die in einer medizinischen Fakultät vereinigt sind und nur teilweise oder nur indirekt Praxisbezug haben, wie Anatomie, Physiologie, Biochemie, Pharmakologie, medizinische Physik, medizinische Psychologie und andere. Alle Gebiete der medizinischen Wissenschaft, die klinischen wie die theoretischen, bestimmen aber nicht nur das theoriegeleitete ärztliche Handeln, sondern haben auch weitreichenden Einfluß auf den handwerklichen Teil der ärztlichen Tätigkeit (in dessen eben angeführten erweiterten Sinn), indem sie die dort verwendeten Methoden entwickeln oder verbessern. Das theoriegeleitete ärztliche Handeln stützt sich nicht nur auf Wissenschaften, sondern enthält selbst Elemente, die eindeutig die Merkmale einer „wissenschaftlichen Tätigkeit" aufweisen, z. B. die Diagnosefindung (s. S. 8).

Das **erfahrungsgeleitete** ärztliche Handeln stützt sich auf die **persönliche ärztliche Erfahrung** sowie auf die **allgemeine Lebenserfahrung** des Arztes (über die Arten ärztlicher Erfahrung s. S. 34); auch das ebenfalls als Erfahrung bezeichnete **Geübtsein** (die „Routine") gehört hierher. Alle 3 Arten von Erfahrung werden wirksam durch ihren Einfluß auf das handwerkliche, das theoriegeleitete und das spezifisch-ärztliche Handeln.

Die **spezifisch-ärztliche Komponente** ärztlichen Tuns enthält verschiedene Aspekte. Die patientenbezogene Anwendung von Handwerk und Wissenschaft, d. h. das Stellen individuellen Diagnose und einer individuellen Prognose sowie die Aufstellung eines individuellen Behandlungsplans und die hierbei zu verwendenden Regeln müssen erlernt und eingeübt werden, in der Ausbildung und durch das Vorbild guter ärztlicher Lehrer; zunehmende eigene Erfahrung fördert diese Fähigkeiten. Auch die Grundsätze der Standesethik sind erlernbar und müssen „verinnerlicht" werden. Humanes Denken ist vorwiegend ein Erziehungs- und Bildungsproblem; Kontaktfähigkeit, Verständnis, Empathie, Warmherzigkeit, sind Wesensmerkmale der Arztpersönlichkeit und so gut wie nicht lern- oder lehrbar: „Zum Arzt wird man geboren" – das Wort hat einen wahren Kern, auch wenn die genannten Persönlichkeitsmerkmale **allein** noch nicht den guten Arzt ausmachen; Wissen und, in manchen Bereichen, handwerkliches Geschick gehören ebenso dazu.

Man hat immer wieder versucht, die (bipolare oder dyadische) Arzt-Patienten-Beziehung auch wissenschaftlich zu analysieren, mit Hilfe der Kommunikationswissenschaft, der Zeichen- und Systemtheorie und anderer Wissenschaften. Besonders die medizinische Anthropologie ist hier zu nennen.

Neben dem Werk von v. Uexküll und Wesiack ([110] s. S. 50) ist hier die „Ärztliche Propädeutik" von Hahn [49] zu nennen, besonders durch die Art des Umgangs mit dem Thema. Darin wird die Situation der Arzt-Patienten-Begegnung gründlich und mit fundierter philosophischer, insbesondere wissenschaftstheoretischer Kenntnis untersucht, wobei an vielen Stellen auch Skepsis über die Praxisrelevanz solcherart Analysen anklingt. Das Buch ist nach eigener Aussage des Autors kein Lern-, sondern ein Gedankenbuch, ein Meditationsbuch. Es ist ein anregendes Lesebuch für ältere Ärzte, die daraus erfahren können, daß sie keine Ahnung von dem hatten, was sie ihr Leben lang getan haben. – Eine gute Übersicht gibt auch Christian in seinem Buch *Anthropologische Medizin* [26].

Neben dem vielfach fehlenden unmittelbaren Praxisbezug solcher wissenschaftlicher Analysen der Arzt-Patienten-Beziehung fällt ein anderes Defizit auf: Das Grundmotiv ärztlichen Handelns, das Helfen-Wollen, die Caritas und die daraus resultierenden emotionalen Beziehungen zwischen Arzt und Kranken entziehen sich offenbar weitgehend der wissenschaftlichen Bearbeitung.

Unstrittig ist jedenfalls, daß die Schulmedizin sich nicht nur auf Basis- und **Hilfswissenschaften** gründet, sondern daß auch ihre Praxis wesentliche Elemente enthält, die als „wissenschaftliche Tätigkeit" zu bezeichnen sind (s. S. 8). Auch die verschiedenen Formen ärztlicher Erfahrung sind nur z. T. „nichtwissenschaftlich". Ebenso darf das schnelle und unterbewußte Zustandekommen der in der Medizin häufigen – richtigen und falschen – intuitiven Urteile nicht darüber hinwegtäuschen, daß sie auf rational erklärbare Weise entstehen (s. S. 11). Daneben gibt es wichtige Elemente im praktischen ärztlichen Handeln, etwa die Ethik, die humanitas, das Helfenwollen, der gesamte Umgang mit dem Kranken, Empathie, Verständnis etc., die teils erlernbar, teils aber Persönlichkeitsmerkmale des Arztes sind, die jedenfalls nicht als „wissenschaftliche Tätigkeit" bezeichnet werden können.

Ist die Medizin deshalb eine „**Kunst**", zu der sie immer wieder erhoben wurde und worauf auch Begriffe wie „Heilkunst" oder „Kunstfehler" hinweisen? Die Antwort hängt auch davon ab, wie man „Kunst" definiert. Ich vermag jedenfalls keine Ähnlichkeit oder innere Verwandtschaft zu erkennen zwischen einem Kunstwerk – etwa einer Dichtung, einem Bild, einer Skulptur, einem Musikstück – als Ergebnis kreativen Schaffens eines Künstlers und einer noch so geistreichen ärztlichen Diagnose oder einer gelungenen Therapie, z. B. einem eleganten operativen Eingriff. „Kunst" leitet sich von „Können" ab, aber Können ist nicht notwendig Kunst.

Die Hochstilisierung der Heilkunde zur Kunst hat ihre Wurzel z. T. darin, daß von Laien, aber auch von manchen Medizinern angenommen wird, der besonders „begnadete" Arzt zeichne sich neben Kenntnissen und Fertigkeiten durch die quasi übersinnliche Fähigkeit aus, auf den ersten Blick und ohne nähere Untersuchung eine Diagnose stellen zu können, oder unter vielen therapeutischen Möglichkeiten ohne langes Überlegen die einzig richtige zu wählen. Hierher gehört z. B. die berühmte Anhiebsdiagnose beim Blick des Arztes ins Wartezimmer: „Draußen sitzt eine Mitralstenose". Die positiven Beispiele dieser Art werden in Anekdoten überliefert, jeder kritische Arzt kennt ebenso viele negative, über die keiner spricht. Es handelt sich um intuitive Urteile oder Schlüsse, die rational erklärbar sind (s. S. 11f.). Mit „Kunst" haben sie nichts zu tun.

Zutreffend werden auch Interpreten von Kunstwerken, z. B. Musiker oder Schauspieler, zu den Künstlern gezählt. Analog könnte man auch die zusammenfassende Schau der somatischen und psychischen Wirklichkeit eines Kranken und die daraus folgende Therapie als interpretierende „Kunst" ansehen. Aber solche ärztliche Beurteilung gründet sich sowohl auf wissenschaftliche wie auf einige außerwissenschaftliche Elemente (s. oben), deren jedes für sich nicht die Bezeichnung Kunst beanspruchen kann; allenfalls wäre das für ihre „Zusammenschau" zu erwägen. Für viele, wahrscheinlich die meisten ärztlichen Handlungen ist das freilich zu hoch gegriffen. Schließlich wird die Bezeichnung „Kunst" auch für Tätigkeiten wie Zauberkunst, Kochkunst, Reitkunst etc. verwendet, wobei es sich um „Kunstfertigkeiten" handelt. In diese Reihe könnte auch die „Heilkunst" passen.

Die Bezeichnung **„Kunsthandwerk"** wäre eher angemessen, vorausgesetzt man legt ihn soweit aus, daß nicht nur chirurgische, sondern alle diagnostischen und therapeutischen Techniken einschließlich der Pharmakotherapie und der psychologischen Verfahren einbezogen werden. Ebenso wie andere Anwendungswissenschaften (z. B. Technik, Architektur) künstlerisch-kreative Komponenten aufweisen, können und sollten auch in diagnostische und therapeutische Handlungsabläufe kreative Elemente eingehen. Sie können im Weglassen, Hinzufügen oder in der gelugenen Kombination von Teilhandlungen bestehen, weniger in der perfekten Durchführung, die oft nur Geschick oder Routine, nicht aber Kreativität bedeutet.

Zweifellos entsprechen aber die weitaus meisten ärztlichen Handlungen, die handwerklich/technischen wie die theoriegeleiteten, weder von der Art der Ausführung noch vom Ergebnis her dem, was man auch bei weiter Auslegung unter Kunst versteht. Allein dieser quantitative Aspekt läßt es nicht zu, die gesamte Heilkunde als „Kunst" zu bezeichnen. Allenfalls wenigen, dazu noch gelungenen integrativen und interpretierenden diagnostischen oder therapeutischen Akten könnte man die Bezeichnung „Kunst" zuerkennen. Manche werden solcher Auffassung gefühlsmäßig nicht zustimmen wollen. Letztlich ist es eine Frage der Definition, erst recht, wenn man an die modernistische Auflösung des Kunstbegriffs und des Begriffs des Kunstwerks denkt. Aber ist es eigentlich eine wichtige Frage, um die es zu streiten lohnt?

Etwas anderes ist jedenfalls deutlich geworden: Die Medizin – oder die Heilkunde, wenn man diese Begriffe gleichsetzt – ist als ganzes keine Wissenschaft, sie enthält andere, nicht-wissenschaftliche Elemente. Dagegen ist die **medizinische Wissenschaft** ein essentieller Bestandteil der **wissenschaftlichen** Medizin, eine notwendige, aber nicht hinreichende Grundlage ärztlichen Handelns (Gerok, in [121]).

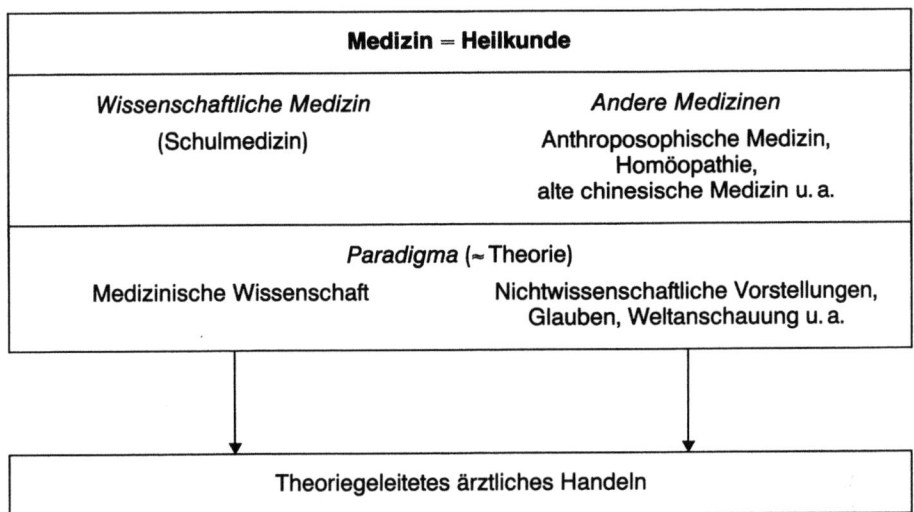

Abb. 1. Terminologie

F. Hartmann, der sagt „Medizin ist die Wissenschaft in der Heilkunde", meint das gleiche. Die hier verwendete Terminologie: „Medizin" = „Heilkunde" als Oberbegriff, der die „wissenschaftliche Medizin" als Spezialfall enthält; diese schließt wiederum die „medizinische Wissenschaft", eine Handlungswissenschaft (s. S. 16) als Grundlage ihres theoriegeleiteten Handelns ein – diese Terminologie läßt leicht erkennen (s. Abb. 1), daß es auch andere „Medizinen" (Heilkunden) gab und gibt als die wissenschaftliche, z. B. die anthroposophische Medizin, die ihr theoriegeleitetes Handeln nicht auf die medizinische Wissenschaft, sondern auf die anthroposophische Glaubenslehre gründet. Es ist hier nicht der Ort, in eine Diskussion des Wissenschaftsbegriffes einzutreten. Wir verstehen darunter „die rationale, nachvollziehbare Untersuchung (oder Erkenntnis) von Tatbeständen, Zusammenhängen, Abläufen und Gesetzmäßigkeiten der natürlichen wie der historischen und kulturell geschaffenen Wirklichkeit."

Arzt und Mediziner

Schließlich geben derartige Überlegungen Anlaß, zwischen den umgangssprachlich meist synonym verwendeten Bezeichnungen „Arzt" und „Mediziner" zu differenzieren. Gemeint ist dabei **nicht** die Unterscheidung von Liek in seinem engagiert-polemischen Buch *Der Arzt und seine Sendung* [68]: Der humane, gütige, ausschließlich dem Patientenwohl verpflichtete Arzt im Gegensatz zum kalten, rücksichts- oder gedankenlos nach den Schulregeln verfahrenden Mediziner. Gemeint ist vielmehr, daß **Arzt** – nach gängiger Definition eine Person, die nach staatlicher Approbation die Heilkunde **ausübt** – nur der ist, der **unmittelbar** mit Menschen umgeht, sie untersucht, berät, behandelt, also überwiegend mit Kranken, aber auch mit noch Gesunden (Prävention). Alle übrigen sind **Mediziner**, der Physiologe, der Pharmakologe, der Pathologe, der Sozialmediziner, der Medizinjournalist und viele andere. Es mag Grenzfälle geben: Der

Arbeitsmediziner, der Betriebsarzt ist, ist Arzt; beschränkt er sich auf wissenschaftliche Laboratoriumsarbeit, ist er Mediziner. Der Laboratoriums"arzt" ist kein Arzt, sondern Laboratoriums**mediziner** (oder klinischer Chemiker); die vom Patienten getrennte Beurteilung „normal" – „krankhaft" von Laborwerten oder (beim Pathologen) von histologischen Schnitten begründet nicht die Bezeichnung Arzt. Eine Unterscheidung ist fast immer eindeutig möglich.

Auch die Standesorganisation sollte hier handeln. Die bisherigen Bezeichnungen „**Facharzt** für Pharmakologie und Toxikologie, für Mikrobiologie, für Pathologie", erst recht die aus der alten DDR übernommenen „Fachärzte" für Anatomie oder für Physiologie sind sachwidrige Bezeichnungen, die bei einigem Sprachgefühl auch nur schwer über die Zunge gehen.[2] Übt ein Anatom die Heilkunde aus, geht irgend jemand als Patient zum Pathologen? Man sollte für diese Kollegen andere Bezeichnungen finden, z. B. „Fachanatom" oder ähnliches – falls überhaupt irgendwelche Gründe eine besondere Kennzeichnung nach festgelegter Weiterbildung erfordern. Sofern es sich um ausschließlich theoretisch-wissenschaftlich tätige Mediziner handelt, sind diese bisher auch ohne eine Urkunde der Ärztekammer ausgekommen; sie wurden und werden auch in Zukunft nach ganz anderen Kriterien qualifiziert.

Die Unterscheidung zwischen Arzt und Mediziner in dem hier vertretenen Sinn deckt sich auch mit den später (s. S. 144 ff.) entwickelten Vorstellungen zur Aus- und Weiterbildung.

---

[2] Übrigens ist auch die Verwendung der Präposition „für" in vielen Fällen fehl am Platz. Es gibt zwar (Fach)ärzte für bestimmte Kranke oder Krankheiten, z. B. Hautkrankheiten, aber nicht *für* Dermato*logie*, d. h. für die Therapie einer Wissenschaft oder Lehre.

Das Paradigma der wissenschaftlichen Medizin

In den letzten Jahren ist vielfach ein Paradigmawechsel in der Medizin gefordert worden. Bemerkenswert ist dabei nicht nur, daß das bisherige Paradigma entweder gar nicht oder unzutreffend als rein naturwissenschaftlich beschrieben wird, sondern daß auch das neue Paradigma, zu dem der Wechsel erfolgen soll, wenn überhaupt, nur sehr vage definiert wird.

Der von Wittgenstein entlehnte Begriff des „Paradigma" ist von dem theoretischen Physiker Thomas S. Kuhn [64] in seinem bekannten Buch *Die Struktur wissenschaftlicher Revolutionen* in die wissenschaftstheoretische Diskussion eingeführt worden. Kuhns Definition dieses Begriffs geht weit über die engere Wortbedeutung „Musterbeispiel" hinaus und kann auch keinesfalls, wie es meist geschieht, einfach mit „Theorie" gleichgesetzt werden. Ein Paradigma im Sinne Kuhns umfaßt vielmehr den Konsensus einer Gruppe von Wissenschaftlern eines Wissenschaftsgebietes darüber, welche Probleme als wichtig betrachtet werden und welche Theorien, Gesetze oder sonstige Regeln zugelassen sind, diese Probleme zu lösen. Die Definition enthält somit eine „soziologische" Komponente, nämlich die „Gemeinschaft von Wissenschaftlern", die ein Paradigma teilt, und eine zweite, sachbezogene, nämlich anerkannte wissenschaftliche Leistungen, die in Form von Musterbeispielen (Paradigmen im engeren Sinn) Probleme definieren, insbesondere ungelöste Probleme („Rätsel") identifizieren **und** Theorien, Regeln, Methoden, Normen festlegen, die Problemlösungen versprechen. Insofern enthält jedes Paradigma auch eine Erfolgsverheißung. Dabei wird einerseits unter **„normaler Wissenschaft"** das verstanden, was wir alle täglich tun oder getan haben, nämlich Daten sammeln, Normwerte oder Konstanten möglichst genau bestimmen, Theorien prüfen und verändern, an die Fakten anpassen, Hypothesen prüfen und ggf. verwerfen, „Rätsel lösen" und neue Anwendungen finden. **„Außerordentliche Wissenschaft"** tritt dann in Erscheinung, wenn das Rätsellösen nicht mehr befriedigend gelingt, Widersprüche und Anomalien auftreten und die Zahl der mit Hilfe des bisherigen Paradigma lösbaren Probleme abnimmt. Dann ist ein Paradigmawechsel fällig, der zumindest in der Rückschau oft mit der wissenschaftlichen Großtat eines einzelnen verbunden ist. In der Wirklichkeit erfolgt der Wechsel aber allmählich, und zwar dadurch, daß eine zunehmende Zahl von Wissenschaftlern von den Problemstellungen und Lösungsvorschlägen, die das neue Paradigma anbietet, überzeugt werden und außerdem im Laufe der Zeit die Verteidiger des bisherigen Paradigmas aussterben. Nicht jedes neue Paradigma setzt sich durch, was man mit der biologischen Evolution vergleichen könnte: Die meisten Mutanten enden letal.

Kliemt [61 a] hat darauf hingewiesen, daß Fleck bereits 1935 eine seinerzeit unbeachtet gebliebene Konzeption vorgelegt hat, die derjenigen von Kuhn sehr ähnelt: Gruppen von Wissenschaftlern haben den gleichen „Denkstil", sie bilden ein „Denkkollektiv", es gibt „Denkstilergänzungen" und „-erweiterungen" und schließlich kann es zu „Denkstilumwandlungen" kommen.

Wenn gefragt wird, wo in einer solchen Konzeption das Falsifizierungsmodell von Popper seinen Platz hat, so lautet die Antwort von Kuhn: Fast nirgends, allenfalls in einem Teilbereich der „normalen" Wissenschaft, nicht aber, im Gegensatz zu Poppers Meinung, bei den großen Umwälzungen, d. h. in der „außerordentlichen" Wissenschaft.

In der „normalen" Wissenschaft gibt es zwar Hypothesenfalsifizierungen, etwa bei der biostatistischen Analyse kontrollierter Studien, und es lassen sich manche Fragestellungen in falsifizierbare Hypothesen umwandeln, aber es gibt andere, nicht weniger wichtige, bei denen dies bestenfalls auf gekünstelten, in der Praxis nicht beschrittenen Umwegen gelingt, etwa – um nur einige Beispiele aus der medizinischen Forschung zu nennen – bei der Ermittlung von Normwerten, von Konstanten, bei der Analyse von Funktions- oder Regelkreisen, oder bei der Suche nach pharmakologischen Wirkungen einer neuen Substanz, einem zentralen Problem der Industrieforschung und der klinischen Pharmakologie. Der Wissenschaftler will hier meist nicht die Hypothese widerlegen, daß eine neue Substanz diuretisch (oder nicht diuretisch) wirkt, sondern er will wissen, **ob** sie diuretisch wirkt oder nicht; er will ein „Rätsel lösen", nicht eine Hypothese falsifizieren. Nach Kuhn führt ein falsifizierendes Experiment allein auch nie zur Ablehnung einer Theorie. Vielmehr werden zunächst andere Erklärungen gesucht, Anomalien angenommen, Methodik oder Qualität des Wissenschaftlers angezweifelt, schließlich noch die Theorie geändert oder angepaßt. Erst wenn die Falsifikationen und Anomalien sich häufen, wodurch auch neue „Rätsel" identifiziert werden, wird eine bis dahin bewährte und erfolgreiche Theorie (gleiches gilt für Paradigmen) aufgegeben, allerdings auch dann nur, wenn eine konkurrierende vorhanden ist, die nicht nur die bisherigen, sondern auch neue und ungelöste Probleme zu lösen verspricht. „Ein Paradigma ablehnen, ohne gleichzeitig ein anderes an seine Stelle zu setzen, heißt die Wissenschaft selbst ablehnen" (Kuhn). Die Falsifizierung steht nach Kuhn nicht am Anfang einer „wissenschaftlichen Revolution", sondern ist ein späterer, recht komplexer Vorgang.

Stegmüller [105] hat anläßlich der Untersuchung angeblicher „Rationalitätslücken" bei Kuhn dargelegt, daß dann, wenn man anstelle des in den Naturwissenschaften üblichen „Aussagenkonzepts" von Theorien (d. h. eines Systems von Sätzen) das **strukturalistische Theorienkonzept** von Sneed verwendet, dieses durchaus mit den Vorstellungen Kuhns vereinbar ist. Hiernach besteht jede Theorie 1. aus einem Fundamentalgesetz einschließlich definierter Nebenbedingungen, dem sog. „Strukturkern" einer Theorie, und 2. der durch paradigmatische Beispiele erläuterten Ausgangsmenge (I o) intendierter Anwendungen. Ein solcher „Strukturkern" läßt sich durch zusätzliche spezielle Gesetze oder durch weitere Nebenbedingungen prinzipiell erweitern, die Zahl intendierter Anwendungen vergrößern, ohne daß die Theorie geändert werden müßte. „Normale" Wissenschaft (im Sinne Kuhns) würde dann darin bestehen, durch Testen von Hypothesen neue Anwendungen zu finden oder hypothetisch angenommene Spezialgesetze oder Nebenbedingungen zu prüfen und zu akzeptieren oder preiszugeben. Erst wenn dies nicht mehr gelingt, muß ein neuer Strukturkern entwickelt werden. Die Ablösung einer so definierten strukturalistischen Theorie entspricht einem Paradigmawechsel; dieser Prozeß ist dann der „außerordentlichen" Wissenschaft zuzurechnen.

Paradigmen (im Sinne Kuhns) können sich auf große Wissenschaftsgebiete, aber auch auf Teilgebiete beziehen; dementsprechend kann die Gemeinschaft der Wissenschaftler, die über ein gemeinsames Paradigma verfügen, einige hundert oder viele tausend Mitglieder haben. Buchborn (in [77]) hat z. B. 3 medizinische Paradigmen beschrieben:

1) das der **naturwissenschaftlichen Medizin**, das Krankheit als Betriebsstörung im biochemisch, biophysikalisch oder kybernetisch determinierten System des Organismus auffaßt;
2) das der **psychosomatischen Medizin**, die Erlebnisinhalte und biographische Zusammenhänge als ätiologische Faktoren berücksichtigt und einer Psychotherapie zugänglich macht, und
3) das der **Sozialmedizin**, wonach Krankheiten und Befindensstörungen gesellschaftlich bedingt sind, und zwar durch Kränkung, emotionale Dauerbelastung (Streß), sozial bedingtes Fehlverhalten und daraus resultierenden „Risikofaktoren".

Keines dieser 3 Paradigmen hat Gültigkeit für die gesamte Medizin in ihrer Vielfalt. Sie repräsentieren lediglich Teilaspekte des Krankseins, die alle beim gleichen Kranken Bedeutung haben, von denen aber auch nur eines oder 2 ganz im Vordergrund stehen können. Die drei Betrachtungsweisen, die somatische, die psychische und die soziale, schließen sich nicht gegenseitig aus, sondern verhalten sich, wie Buchborn zutreffend feststellt, komplementär zueinander.

Im folgenden wird der Versuch unternommen, ein umfassenderes **Paradigma der heutigen wissenschaftlichen Medizin** zu formulieren. Dieser Versuch erscheint insofern gerechtfertigt, als alle Mediziner und Ärzte, soweit sie Anhänger der wissenschaftlichen Medizin sind, grundsätzlich gleiche Überzeugungen in bezug auf Theorien, Regeln, Methoden, Anwendungsgebiete sowie hinsichtlich der zu lösenden Probleme haben. Das schließt selbstverständlich nicht aus, daß innerhalb der Medizin auf Teilgebieten Subgruppen mit speziellen Paradigmen existieren, vielleicht sogar konkurrieren, die sich aber in grundsätzlichem Konsens mit dem zwangsläufig allgemeiner formulierten Paradigma der gesamten wissenschaftlichen Medizin befinden. Der Versuch ist andererseits insoweit neuartig und gewagt, als es sich im Gegensatz zu den Beispielen, an denen Kuhn sein Konzept entwickelt hat, bei der Medizin um eine Anwendungs-, eine Handlungswissenschaft handelt.

Das Paradigma könnte wie folgt lauten:

(1) Körper und Seele des lebenden Menschen bilden eine untrennbare Einheit.
(2) Das stoffliche Substrat unterliegt in seinen Elementen den Gesetzen der Physik und der Chemie.
(3) Sollten zusätzlich besondere, hieraus nicht ableitbare biologische Gesetzmäßigkeiten existieren, würden sie auch für den Menschen gelten.
(4) Die geistig-seelischen Funktionen werden durch die Psychologie beschrieben.
(5) Die Art der Beziehungen zwischen Körper und Seele (Leib-Seele-Problem) ist nur teilweise bekannt; dessen ungeachtet reagiert der Mensch in Gesundheit und Krankheit immer zugleich körperlich und seelisch.

(6) Ausgehend von diesen Voraussetzungen entwickelt die medizinische Wissenschaft empirisch rationale Verfahren zur Erkennung, zur Behandlung und zur Vorbeugung von Krankheiten.

Zum Krankheitsbegriff s. S. 13f., zu den Begriffen „Erkennung" (Diagnostik) S. 8f., zu „Behandlung" und „Vorbeugung" S. 14ff.

Die Applikation des strukturalistischen Theorienkonzepts auf das Paradigma einer Handlungs- bzw. Anwendungswissenschaft wie der Medizin ist nicht ohne Probleme. Das Fundamentalgesetz würde aus den obigen Sätzen (1), (2), (4), (5) und (6) bestehen. Die Wörter „empirisch" und „rational" im Satz (6) bezeichnen „Nebenbedingungen" für die Anwendungen des Fundamentalgesetzes, wobei „rational" die Anwendung der Logik und des Kausalprinzips einschließen soll. Zum Strukturkern der Theorie würden außerdem sämtliche Spezialgesetze der Chemie und der Physik, die Biostatistik, die Regeln der Psychologie, der Verhaltensforschung und der Sozialwissenschaften gehören. Damit ist auch deren Methodik vorgegeben. Neuentdeckte Spezialgesetze können hinzugefügt, hypothetisch einbezogene bei mangelnder Bewährung preisgegeben werden, ohne daß das Fundamentalgesetz geändert oder verworfen werden müßte.

Eine möglicherweise bedeutsame „Strukturkernerweiterung" ist in Satz (3) angesprochen – um vorbeugend klarzustellen, daß der Glaube an oder der Nachweis von besonderen biologischen (nicht chemisch-physikalisch ableitbaren) Gesetzmäßigkeiten den Strukturkern der Theorie unberührt läßt, also keine Aufgabe des Paradigmas nach sich ziehen muß. Zum Strukturkern gehört ferner eine bestimmte Menge (I o) paradigmatischer Beispiele intendierter Anwendungen der Theorie. Hier entstehen paradoxerweise gerade bei einer Anwendungswissenschaft Schwierigkeiten, weniger prinzipieller als quantitativer Art: Die Aufzählung aller erfolgreichen Anwendungen, die als paradigmatische Beispiele dienen könnten, würde Seiten füllen.

Man müßte in die Anfänge der heutigen wissenschaftlichen Medizin zurückgehen, um die ersten erfolgreichen Anwendungen ihres Paradigmas zu identifizieren und eine bestimmte Anzahl von ihnen willkürlich als „Ausgangsmenge I o paradigmatischer Anwendungsbeispiele" auszuwählen.

In Betracht kämen etwa folgende Beispiele:

a) Krankheiten sind die Folge von erkennbaren Veränderungen der Organe (De sedibus et causis morborum, Morgagni) bzw. der Zellen (und Gewebe) (Cellularpathologie, Virchow). (Spätere Erweiterung: Sie können auch durch Funktionsstörungen von Zellen oder Organen entstehen). Daher lassen sich Krankheiten durch gezielte chemische oder physikalische Einwirkungen auf den Körper (Organe, Zellen) beeinflussen (z. B. Diät, Pharmaka, Strahlen, Chirurgie).
Beispiele: Fehlende Zufuhr von Vitaminen oder ungenügende Bildung von Hormonen: Substitution.
Ungenügende Ausscheidung von Wasser: Diuretika.
Unzureichende Kontraktionskraft des Herzmuskels: Digitalis.
Zellwucherung (Krebs): Chirurgische oder radiologische Behandlung (später: Zytostatika).

b) Ansteckende Krankheiten werden durch die Übertragung vermehrungsfähiger Erreger hervorgerufen (Pasteur, Koch). Vernichtung dieser Erreger beugt der Krankheit vor (Antisepsis) oder heilt sie („Therapia magna sterilisans", Ehrlich). Fernhaltung der

Erreger, Zufuhr oder Stimulation der Bildung körpereigener Antikörper verhindern die Infektionskrankheit (Asepsis, passive und aktive Immunisierung).
c) Gehirnkrankheiten können Geisteskrankheiten verursachen. Bereits Mitte des 19. Jahrhunderts wurde von Griesinger postuliert [47]: Geisteskrankheiten sind Gehirnkrankheiten. Dementsprechend können auch Geisteskrankheiten durch Pharmaka (z. B. Psychopharmaka) oder andere Einwirkungen auf das Gehirn beeinflußt werden.
d) Seelische Krankheiten können allein auch durch seelische Prozesse (ohne faßbare Gehirnerkrankung) entstehen (z. B. Neurosen) und mit psychologischen Verfahren (Psychotherapie) erfolgreich behandelt werden (z. B. Charcot, Janet, Freud). Die Freud'sche Psychoanalyse wäre ein (hypothetisches) Spezialgesetz der Psychologie, ihr Einsatz zur Therapie eine damals neue Anwendung.

Diese Beispiele, die leicht vermehrt werden können, erscheinen heute als Selbstverständlichkeiten, waren aber angesichts der bis dahin herrschenden Lehren und Vorstellungen in der Medizin zu ihrer Zeit wissenschaftlich „revolutionär".

Die Abgrenzung einer solchen oder einer ähnlichen, größeren Ausgangsmenge I o paradigmatischer Anwendungsbeispiele von der offenen Menge weiterer intendierter und erfolgreicher Anwendungen ist zwar problematisch, aber auch, wie mir scheint, nicht von wesentlicher Bedeutung.

Dieser Versuch, das Paradigma der heutigen wissenschaftlichen Medizin zu formulieren, macht deutlich, daß die Analyse von Kuhn [64] über die „Struktur wissenschaftlicher Revolutionen" prinzipiell auch auf die Medizin anwendbar erscheint. Es besteht tatsächlich kein Kontinuum des wissenschaftlichen Erkenntnisfortschritts in der Medizin von der Antike bis in die Neuzeit, selbst wenn einzelne durchaus zutreffende Gedanken und Beobachtungen der Ärzte früherer Zeitalter dies nahezulegen scheinen. Die Entwicklung der abendländischen Medizin von der Antike, den Asklepiaden, den Hippokratikern mit der Lehre von den 4 Körpersäften (Humoralpathologie) und dem „Pneuma", den Empirikern, Dogmatikern, Methodikern (Solidarpathologie), den Eklektikern, dem Galenismus, der scholastischen Medizin, der Iatrophysik und der Iatrochemie, den „Systematikern" (Animismus, Vitalismus), der „Reizlehre", den Mesmerismus und den Galvanismus bis ins 19. Jahrhundert war nicht ein zusammenhängender Prozeß der Akkumulation von immer mehr Wissen. Vielmehr traten immer wieder Paradigmawechsel auf. Auf jeden Fall erfolgte aber der Übergang zur heutigen wissenschaftlichen Medizin mit einem qualitativen „Sprung", der im 19. Jahrhundert stattfand. Voraussetzung dafür war, daß in den vorausgehenden Jahrhunderten die medizinischen Basis- oder „Hilfs"wissenschaften Physik und Chemie zu ihren heutigen Paradigmen wechselten und daß die Anatomie (seit dem 16. Jahrhundert, Vesal), die Histologie und die Physiologie (seit dem 17. Jahrhundert, van Leeuwenhoek, Harvey) gewaltige Fortschritte gemacht hatten. Es gab zwar schon im Altertum Hygiene und Diätetik, eine Chirurgie hat durch die Jahrtausende hindurch bestanden (wenngleich sie bis ins 18./19. Jahrhundert als Handwerk betrachtet, die Chirurgen nicht als Ärzte angesehen wurden) und es gab einzelne hervorragende, noch heute gültige Beschreibungen von Krankheitsbildern (ein Beispiel von vielen: Sydenhams Beschreibung von Gicht und Chorea minor 1683/86). Aber die Konzeption der Medizin als einer Handlungswissenschaft, die sich von religiösen oder philosophischen Spekulationen gelöst hat, die Empirie mit bis dahin unvorstellbarer methodischer Perfektion und Kritik betrieb und jetzt die Ursachenforschung, die Erkennung und die Behandlung von Krankheiten mit Hilfe exakter Basis- und Hilfswissenschaften einschließlich der wissenschaftlichen Psychologie vorantrieb, bedeutete eine Zäsur, eine Revolution. Die neuen Methoden erlaubten die Lösung zahlreicher, seit Jahrtausenden ungelöster Probleme, die Zahl erfolgreicher Anwendungen wuchs sprunghaft und ihr Ende ist noch heute nicht abzusehen. Die Hygiene und die Diätetik wurden auf eine neue wissenschaftliche Basis gestellt und dadurch erst wirklich erfolgreich, die Chirurgie wandelte sich vom reinen Handwerk zu einer ärztlichen Wissenschaft, die Krankheiten wurden nicht nur beschrieben, sondern konnten in vielen Fällen in ihrer Ätiologie, Pathogenese und Pathophysiologie aufgeklärt werden, woraus sich wiederum – und das war entscheidend für die Durchsetzung des neuen Paradigma – erstmals erfolgreiche Therapien ableiteten. Die berühmten Forscher, deren Namen oben bei der Aufzählung der ersten paradigmatischen Anwendungsbeispiele genannt wurden, waren es auch nicht allein, die die Entdeckungen gemacht haben, welche das neue Paradigma begründeten; sie hatten einzelne, heute meist vergessene Vorgänger und Zeitgenossen, die in gleicher Richtung dachten und forschten. Die neue Richtung lag sozusagen in der Luft, sie entsprach dem „Zeitgeist" der damaligen Wissenschaft. Daß man heute einzelne Persönlichkeiten heraushebt, ist insoweit zwar nicht gerecht, aber sie waren eben doch die einflußreichsten und kreativsten Forscherpersönlichkeiten jener Zeit.

Das neue Paradigma setzte sich auch nicht auf einen Schlag, quasi von einem Tag auf den anderen durch; auch dies entspricht den Vorstellungen Kuhns. Es dauerte fast ein Jahrhundert. Der Vitalismus und die Naturphilosophie (als Reaktion auf die materialistischen Philosophien der Franzosen) waren die Hauptstützen der damals noch vorherrschenden „romantischen Medizin", die versuchte, die Probleme der Krankheit aus ihrem metaphysischen Sinn (z. B. auch als Folge der Sünde) zu erklären. Noch bis in die Mitte des 19. Jahrhunderts überlebte die alte Humoralpathologie, prominent vertreten durch den Wiener Pathologen v. Rokitanski. In Verbindung mit physiologischen und physikalischen Erkenntnissen entstanden in England die „Reizlehre", in Deutschland der Mesmerismus und der „Parasitismus" sowie Hahnemanns Homöopathie und Rademachers „Erfahrungsheillehre", die beiden letzteren als Ausdruck von reinem, aus heutiger Sicht aber recht vordergründigem Empirismus: Mit dem richtigen Heilmittel, das man durch Ausprobieren sucht, hat man auch die Krankheit gefunden. Mit Ausnahme der Homöopathie sind alle diese Lehren mit ihren Anhängern ausgestorben. Die Ärzte wechselten allmählich zum neuen Paradigma, nicht nur wegen dessen großartiger Erfolgsverheißung, sondern vor allem wegen der zunehmenden Zahl tatsächlicher Erfolge.

Von den Theorien und vom Sachwissen der früheren Ärzte, von ihren nosologischen Systemen und Therapien ist kaum etwas geblieben. Das wenige, das überdauert hat, fand im neuen, heutigen Paradigma seinen Platz, vor allem aber fand es erstmalig eine Erklärung. Daß Krankheiten ansteckend sein und sich seuchenhaft verbreiten können, war seit dem Altertum bekannt, aber warum und wodurch wußte man nicht und war Gegenstand vielfältiger Spekulationen. Die Pockenschutzimpfung wurde 1796 durch Jenner eingeführt, 110 Jahre vor der

Entdeckung des Pockenvirus; verstanden wurden ihre Grundlagen erst in der Ära der wissenschaftlichen Mikrobiologie und Immunologie. Analoges gilt für eine Reihe früher schon gut beobachteter und beschriebener Krankheitsbilder. Die weitere Bedingung für einen Paradigmawechsel, nämlich daß die Erklärungen und Voraussagen des alten Paradigma (hier: nur ganz wenige) im neuen enthalten sein müssen, dazu aber weitere, neue kommen müssen (hier: zahlreiche), ist damit erfüllt; es liegt eine „Theorienverdrängung mit Erkenntnisfortschritt" vor.

Auch die Verwendung gleicher Bezeichnungen im alten und neuen Paradigma darf nicht dazu verleiten, einen kontinuierlichen Wissenschaftsfortschritt oder die Erweiterung oder Ergänzung einer bisherigen, unverändert gültigen Theorie zu unterstellen. Wir sprechen heute noch von Verbrennung und haben doch seit der Entdeckung des Sauerstoffs eine grundlegend andere Vorstellung davon als die bis dahin geltende Phlogistontheorie. Ähnliches gilt für die Begriffe Hygiene und Diätetik. Mehr als die Namen und einige recht allgemeine Lebens- und Ernährungsregeln hat das, was die alten Ärzte darunter verstanden, nicht gemein mit dem, was die heutige wissenschaftliche Hygiene und Ernährungslehre betreibt.

Die Bezugnahme mancher Medizinhistoriker auf den hohen Standard des ärztlich-medizinischen Wissens der alten Ärzte verkennt, daß tatsächlich erst im 19. Jahrhundert, mit dem neuen Paradigma der wissenschaftlichen Medizin, der entscheidende Schritt, ein wirklicher Erkenntnisfortschritt, erfolgte. Diese nostalgische Überbewertung des medizinischen Wissens früherer Zeiten, insbesondere seiner angeblichen Relevanz für die heutige Medizin, betrifft vor allem das **Wissen der Ärzte, das pathologisch-anatomische, das pathophysiologische und das klinische Wissen, und die daraus abgeleiteten therapeutischen Konzepte.** Die kaum theoriebefrachteten, anschaulichen oder eher handwerklichen Gebiete der Medizin wie Chirurgie, Geburtshilfe und die deskriptive Anatomie, haben dagegen schon in alter Zeit einzelne Methoden entwickelt und Entdeckungen gemacht, die noch heute Bestand haben. Aber auch Chirurgie und Frauenheilkunde in ihrer heutigen Form wären unvorstellbar, hätte nicht der Paradigmawechsel in der klinischen Medizin stattgefunden, dessen neue erfolgreiche Anwendungen von diesen Fächern übernommen wurden.

Das alles darf keinesfalls dahingehend mißverstanden werden, daß die alten Ärzte etwa weniger intelligent waren als die heutigen, daß sie „falsch" oder unlogisch gedacht und gehandelt haben. Im Rahmen des damaligen Standes der medizinischen Basiswissenschaften und innerhalb ihrer jeweiligen Bezugs- und Denksysteme (ihrer Paradigmen) dachten und handelten sie durchaus intelligent und folgerichtig. Einige schöne Beispiele hierfür bei bedeutenden Ärzten (Hippokrates (460–375), F. Platter (1536–1614) und Ch. W. Hufeland (1762–1836)) hat Koelbing [63] gegeben. Ein anderes Beispiel ist J. G. Rademacher (1772–1850), der im Rahmen des Paradigmas seiner „Erfahrungsheillehre" logisch dachte und konsequent handelte (s. S. 36f.).

Es müßte reizvoll für den professionellen Medizinhistoriker sein, die gesamte Geschichte der Medizin unter dem Gesichtspunkt des Paradigmenkonzepts von Kuhn zu analysieren, mit größerer Kompetenz, als es hier für den derzeit letzten Paradigmawechsel einem medizinhistorischen Nichtfachmann möglich war.

Aber eines ist auch festzuhalten: Ungeachtet des Wechsels der Paradigmen der ärztlich-medizinischen Wissenschaft ist seit der Antike durch die Jahrhunderte hindurch das Idealbild des abendländischen Arztes, von zeitbedingten Varianten abgesehen, unverändert geblieben: Sein Auftrag, dem leidenden Menschen zu helfen, zu heilen und Krankheit vorzubeugen, seine Verpflichtung zur Humanitas ohne Ansehen der Person, zum ärztlichen Ethos. Wesentliche Teile des hippokratischen Eides, die Schriften der mittelalterlichen Ärzte, des Paracelsus und vieler neuzeitlicher Autoren bis heute legen davon Zeugnis ab. Das unterstreicht die auch an anderen Stellen in dieser Schrift vertretene Auffassung, daß die jeweilige wissenschaftliche Basis, das Paradigma, das dem theoriegeleiteten Handeln des Arztes zugrunde liegt, zwar seine Methoden bestimmt und damit zum großen Teil auch für seine Erfolge und Mißerfolge maßgebend ist, nicht aber für seine menschliche Qualifikation als Arzt, seine Humanitas, sein Ethos.

Auf ein so allgemein gehaltenes Paradigma, wie es oben formuliert wurde, können sich wohl alle einigen: die Chirurgen, die Internisten, die Psychiater und die Psychologen. Es impliziert z. B., daß physikalische, chemische, psychologische Methoden in Forschung, Diagnostik und Therapie gleichberechtigt sind und ihre Anwendung lediglich nach ihrer – empirisch zu ermittelnden – Zweckmäßigkeit erfolgt. Ein Totalitätsanspruch kann nicht abgeleitet werden, weder der einer rein naturwissenschaftlichen Auffassung noch der von psychosomatischen oder psychologischen Richtungen. Enthalten sind auch die Grenzfälle: Einerseits die ganz überwiegend psychisch entstandenen und mit psychologischen Mitteln zu behandelnden Krankheiten, zum anderen die primär rein körperliche Störung, z. B. durch ein Trauma, mit allenfalls reaktiven psychischen Folgen, bei der dann der Ausgleich dieser Störung die entscheidende therapeutische Maßnahme ist.

Bei den letztgenannten Fällen ist die abwertende Bezeichnung der Medizin als „Reparaturbetrieb" nicht ganz falsch, aber man sollte diesen Teil der Medizin nicht gering achten. Jeder weiß ihn zu schätzen, dem einmal ein geübter Handchirurg die zerschnittenen Sehnen seiner Hand wieder richtig zusammengenäht hat, oder bei dem ein kompetenter, die Pharmakotherapie souverän beherrschender Internist eine komplizierte Herzrhythmusstörung, einen schweren Hochdruck oder eine ungewöhnliche Stoffwechselstörung unter Kontrolle gebracht hat – viele andere Beispiele sind möglich. Oft ist es dann weder notwendig noch hat der Patient das Bedürfnis (oder lehnt es sogar ab), daß sich der Arzt mit seinen psychologischen oder sozialen Problemen näher befaßt (s. auch Buchborn [24]).

Die Einbeziehung der psychischen Dimension in die eben gegebene Definition des Paradigma der wissenschaftlichen Medizin ist keineswegs eine neue Erkenntnis oder gar eine Konzession an den Zeitgeist. Den Ärzten aller Zeiten ist nicht entgangen, daß in der Genese wie in der Therapie von Krankheiten psychische Momente eine Rolle spielen. Ackerknecht hat in seinem schönen Buch über die Geschichte der Therapie [1] dargelegt, daß selbst für das 19. Jahrhundert, „demgegenüber so viele ödipale Vorurteile heutzutage modisch sind", die Tatsachen belegen, daß die vorgefaßte Meinung falsch ist, dieses materialistische Jahrhundert könne keine Psychosomatik gehabt haben. Die führenden Kliniker der französischen, englischen und deutschen Medizinschulen haben nicht nur zahlreiche Gedankengänge der heutigen psychosomatischen Medizin vorweggenommen, sondern z. T. sogar einen „Hyperpsychosomatismus" (Ackerknecht) vertreten, wie z. B. Pinel, der eine psychische Verursachung von Erysipel, Gicht und Epilepsie vertrat. Vielen Psychosomatikern – eine Ausnahme ist Hahn [49] – ist diese Vorgeschichte ihres Fachs offensichtlich entgangen. So konstruierten z. B. v. Uexküll u. Wesiack [110] die für ihre eigenen Vorstellungen scheinbar notwendige Kunstfigur einer (heute noch herrschenden) mechanistisch-naturwissenschaftlichen Medizin, des „Maschinenparadigmas der modernen Medizin", aufgrund der fast ausschließlichen Betrachtung der Geschichte der Physiologie, besonders des Vitalismusstreits, im 19. Jahrhundert; Auffassungen und Handeln vieler bedeutender Ärzte der gleichen Zeit werden ignoriert. Die schon erwähnten Verhandlungen der Deutschen Gesellschaft für Innere Medizin [67] sowie viele andere Zeugnisse weisen aus, daß die führenden Vertreter unseres Faches bis heute nicht müde wurden darauf hinzuweisen, daß der körperliche Aspekt nur eine Seite der Medizin und des ärztlichen Handelns sei. Der viel und falsch zitierte Satz Naunyns, daß die Medizin **Natur**wissenschaft sei, lautet nach Schipperges [97] tatsächlich: „Für mich ist es kein Zweifel, daß das Wort ‚Die Medizin wird eine Wissenschaft sein, oder sie wird nicht sein', auch für die Therapie gelten muß und gilt", und so stimmt der Satz auch. Die Unterstellung, die wissenschaftliche Medizin habe ein ausschließlich naturwissenschaftlich-mechanistisches Menschenbild, sie halte immer noch an der „Maschinentheorie" des Menschen fest, ist absurd (s. auch S. 62ff.). Es dürfte schwer sein, einen Arzt zu finden, der seine Patienten für komplizierte Maschinen hält.

Andere Paradigmen?

Die Kritik an der Schulmedizin entzündet sich einmal an der Art der Umsetzung ihrer Erkenntnisse in ärztliche Praxis. Stichworte sind hier: Verschreibung von Medikamenten statt ärztlicher Zuwendung, Apparatemedizin, Nichtbeachtung psychischer, sozialer Faktoren, Kommerzdenken, Arzneimittelskandale, Mißstände in psychiatrischen und anderen Kliniken und vieles andere. Ein Teil dieser Kritik ist berechtigt und wurde seit jeher auch und besonders von Schulmedizinern vorgetragen – ich erinnere an Bleuler. Sie berührt jedoch nicht das Paradigma der wissenschaftlichen Medizin; was die Medizin menschlich macht, ist die Humanität des Arztes, nicht das Paradigma, dem er anhängt. Was hier zutage tritt, ist Teilerscheinung des allgemeinen Phänomens, daß der Mensch offenbar nicht fähig ist, mit den Erkenntnissen der Wissenschaft und dem Fortschritt der Technik vernünftig umzugehen, sie mit Verstand und Augenmaß, unter Einbeziehung ethischer und besonders im medizinischen Bereich, humanitärer Gesichtspunkte anzuwenden. Solcherart Kritik stellt das heutige Paradigma der wissenschaftlichen Medizin ebensowenig in Frage wie physikalische Theorien deshalb ungültig werden, weil sie dazu mißbraucht werden, Atombomben zu bauen.

Sozialmedizin

Die Forderung nach einem Paradigmawechsel kommt vereinzelt aus der Schulmedizin selbst. Einzelne Sozialmediziner meinen, daß die neuere epidemiologische Forschung, die u. a. zur Aufstellung des Risikofaktorenkonzepts geführt und spezielle Präventionsstrategien entwickelt hat, durch das herrschende Paradigma der wissenschaftlichen Medizin nicht gedeckt und dieses daher abzulösen sei. Der Blick in die Geschichte der Medizin lehrt, daß es wissenschaftliche Epidemiologie seit weit über 150 Jahren gibt, lange Zeit vorwiegend als Epidemiologie der Infektionskrankheiten. Präventivmedizin in sehr allgemeiner Form gab es schon bei den alten Griechen, meßbare und durchschlagende Erfolge hatte sie aber erst, seit im vergangenen Jahrhundert die Ätiologie der Infektionskrankheiten und, hiervon ausgehend, die wissenschaftliche Hygiene, insbesondere die Seuchenhygiene ihren Siegeszug antrat. Deren Lehrsätze drohen allerdings heute, wie der Blick in jede Zeitung lehrt, in Vergessenheit zu geraten und müssen anscheinend erst wieder durch bittere Erfahrung neu gelernt werden. Hygiene, Antisepsis, Asepsis, Schutzimpfungen, ferner die Arbeitsmedizin mit ihren vielen und sehr erfolgreichen Anstrengungen zur Verhütung von Berufskrankheiten belegen, daß Prävention seit jeher ein intensiv bearbeitetes Gebiet der wissenschaftlichen Medizin war und bis heute geblieben ist.

Zur Sozialmedizin (und damit auch der Soziopathogenese von Krankheiten) gehören nicht nur die von Buchborn (s. S. 23) herausgestellten psychischen („psychosozialen") Störungen durch Kränkung, emotionale Dauerbelastung oder sozial bedingtes Fehlverhalten, sondern alle durch die Industriegesellschaft (bzw. eine Agrargesellschaft) verursachten physikalischen, chemischen und psychischen Einwirkungen auf den Menschen, z. B. Lärm, Luftverschmutzung und große Gebiete der Arbeitsmedizin. Ebenso sind Infektionskrankheiten letztlich auch soziale Krankheiten: Das Individuum kann sie nur in einer infizierten Gesellschaft oder Umwelt akquirieren. Ganz allgemein gilt, daß für die Krankheitsentstehung (oder Mitverursachung) aus „sozialer" Ursache die Interaktion von Individuum und „Gesellschaft" der kritische Punkt ist. Auf den einzelnen Menschen (Patienten), auf den es in der Individualmedizin für den Arzt allein ankommt, können gesellschaftliche Einflüsse passiv einwirken, er kann darauf reagieren, er kann primär selbst agieren und dann die Reaktion der Gesellschaft passiv dulden oder reagierend beantworten. Was dabei auch immer geschieht, die Schnittstelle im Interaktionssystem Individuum – Gesellschaft (im weiteren Sinne: Umwelt) ist der einzelne Mensch, und der kann nur **somatisch und/oder psychisch** agieren oder reagieren. Daraus ergibt sich zwangsläufig, daß auch die ggf. krankmachenden Folgen beim einzelnen Patienten stets nur mit den üblichen empirisch-analytischen oder phänomenologisch-hermeneutischen Methoden der Medizin (s. S. 54ff.), nicht aber mit den Methoden der Sozialwissenschaft untersucht und behandelt werden können; diese kommen erst bei der Suche nach den (Mit)ursachen der Krankheit zur Anwendung.

Die Infektionskrankheiten wurden oben nicht zufällig genannt; sie eignen sich gut, deutlich zu machen, was gemeint ist. Infiziert sich ein Mensch mit Tuberkelbazillen und erkrankt an Tuberkulose, so ist das Problem dieses Patienten ausschließlich diese Tuberkuloseerkrankung, mit allen körperlichen, psychischen und sozialen Begleiterscheinungen und Folgen, nicht anders als bei einem Herzinfarkt oder einem Knochenbruch. Auch der Behandlungsauftrag des Arztes bezieht sich ausschließlich auf die aktuelle Erkrankung des Patienten. Es ist Sache der Gesundheitsbehörde, von Hygienikern oder Epidemiologen, die Infektionsquelle aufzuspüren und einzugrenzen, die gesamte epidemiologische Situation zu klären usw.; der betroffene Patient und sein Arzt werden dabei mithelfen, aber dies ist nicht ihre primäre Aufgabe. Der Arzt hat lediglich dafür zu sorgen, daß sein Patient die Krankheit nicht weitergibt, im übrigen ist seine Hauptaufgabe, den Patienten so gut wie möglich zu behandeln, um auch die sozialen Krankheitsfolgen möglichst gering zu halten, wiederum nicht anders als bei einem Herzinfarkt oder Knochenbruch. – Leidet der Patient an einer psychischen Störung, die gemeinhin als „gesellschaftlich verursacht" oder „psychosozial" angesehen wird, etwa eine durch Kränkung, Konflikte oder sonstige Ereignisse in seiner Familie oder Arbeitswelt ausgelöste neurotische Erkrankung, ein „Überforderungssyndrom", eine Befindensstörung, eine reaktive Depression, so ist auch hier wieder dieser eine Patient mit seiner Erkrankung Gegenstand des Behandlungsauftrages des Arztes. Er wird auch hier nach der Ursache suchen, durch eine genaue Anamnese und psychologische Befunderhebung, ebenso wie bei der Tuberkulose mit der Suche nach Tuberkelbazillen, denn in beiden Fällen ist das für die Behandlung entscheidend. Auch beim Herzinfarkt wird Ursachensuche betrieben (z. B. Fettstoffwechselstörung? Rauchen?) und ebenso beim Knochenbruch (Unfallhergang? abnorme Knochenbrüchigkeit?). In allen diesen Fällen kann die Ursachensuche durch Befragung Dritter (Fremdanamnese), z. B. von Familienangehörigen oder des Betriebsarztes, vertieft werden, und ebenso kommt in allen Fällen neben der im Vordergrund stehenden Individualtherapie auch eine Gruppentherapie (Familientherapie, Infarktsportgruppe usw.) in Betracht.

Damit soll gesagt sein: In der Individualmedizin unterscheiden sich die Ursachenforschung, die Methoden der Diagnostik und der Therapie zwar z. T. in der Art der einzelnen Maßnahmen, aber **nicht im Prinzip** voneinander, ob es sich um eine „sozial bedingte" oder um irgendeine andere Krankheit handelt. Der Arzt benötigt zur gezielten Ursachenaufklärung einige sozialpsychologische Kenntnisse, wie er Kenntnisse in der Infektionsepidemiologie, der Pathogenese von Fettstoffwechselstörungen und der Genetik von Krankheiten benötigt. Mit anderen Worten: Sozial oder gesellschaftlich bedingte Krankheiten bilden im Hinblick auf viele Ursachen, die Diagnostik und die Therapie keine neuartige, fundamental von allen anderen Krankheiten verschiedene Kategorie; es kommen lediglich einige weitere (soziale) **Ursachen** zu allen anderen bekannten Ursachen hinzu, die teilweise mit sozialwissenschaftlichen Methoden zu erforschen sind.

Auch Zählmethoden und Biostatistik sind in der Sozialmedizin nicht prinzipiell anders; es ist gleich, ob man die Zahl der Träger einer Salmonelleninfektion, hoher Cholesterinwerte oder der Raucher ermittelt. Korrelationsrechnungen, zur Hypothesenbildung für nachfolgende Kausalitätsforschung äußerst nützlich, sind ebensowenig neu wie das Risikofaktorenkonzept, das nur einen anderen, praktischen Namen für die altbekannte Tatsache darstellt, daß die meisten Krankheiten multifaktoriell entstehen. Daß sich auf einzelnen Gebieten der Anteil einzelner (Risiko)faktoren an der Krankheitsentstehung quantitativ genauer, wenn auch nur als Wahrscheinlichkeit, beschreiben läßt, ist ebenfalls für die Sozialmedizin nicht spezifisch; ein Beispiel von vielen aus der Individualmedizin ist z. B. die Humangenetik. Jedenfalls sind in der Sozialmedizin keine Theorien, Konzepte oder Methoden erkennbar, die nicht schon prinzipiell, wenn auch auf andere Gegenstände bezogen und noch nicht immer so perfektioniert, seit jeher in der wissenschaftlichen Medizin angewendet wurden. Ansätze zu einem neuen Paradigma lassen sich nicht ausmachen, allenfalls zu einigen neuen Anwendungen. Damit wird die große Bedeutung der Sozialmedizin natürlich überhaupt nicht infragegestellt.

Nebenbei ergibt sich aus solchen Überlegungen, daß der vielverwendete Ausdruck, der Mensch sei ein „bio-psycho-soziales Wesen", eine inkonsequente Zusammenstellung ist. Der Mensch ist als Leib-Seele-Einheit nur ein biopsychisches (oder psychosomatisches) Wesen. Die Tatsache, daß er „sozial", d. h. in einer Gesellschaft oder Umwelt lebt, hat er mit Tieren und Pflanzen gemeinsam, und selbst wenn man, wie es die Psychosomatiker oft tun, „sozial" auf „psychosozial" reduziert, unterscheidet sich der Mensch in dieser Hinsicht immer noch nicht prinzipiell vom Tier. Das Problem liegt darin, daß der Leib-Seele-Einheit Mensch eine bestimmte Eigenschaft oder Verhaltensweise zugeordnet wird; man könnte genausogut noch viele andere Eigenschaften, auch nur „menschen-spezifische", aufführen. Im Zusammenhang mit der Medizin, wo „sozial" sich in erster Linie auf eine besondere Gruppe von Krankheitsursachen bezieht, wäre es wenigstens ebenso berechtigt, den Menschen als „bio-psycho-genetisches" Wesen zu bezeichnen, da nahezu alle Krankheiten einschließlich der psychosozialen auch genetische Wurzeln haben. Besser wäre, alle diese Zusätze wegzulassen.

„Erfahrungsmedizin" – Was ist ärztliche Erfahrung?

Alternative Richtungen legen sich gern die Bezeichnung „Erfahrungsmedizin" zu. Das ist begriffliche Falschmünzerei. Unausgesprochen wird unterstellt, daß die Schulmedizin keine Erfahrungsmedizin sei, obwohl sie gerade dies und nichts anderes ist, geradezu ein Musterbeispiel einer empirischen Wissenschaft. Sie gewinnt alle ihre Erkenntnisse durch Erfahrung, durch Beobachtung, allerdings auf wissenschaftlich kontrollierte Weise. Auch In-vitro- und In-vivo-Versuche, Tierversuche, kontrollierte Studien am Menschen sind Empirie, Erfahrung. Ebenso sind in der wissenschaftlichen Medizin die unmittelbare Beobachtung des Kranken, der Krankheitszeichen, der Krankheitsverläufe, der Heilerfolge oder -mißerfolge Grundlage und Prüfstein der Erkenntnis in der Forschung wie in der Praxis; jedes Lehrbuch legt hiervon eindrucksvoll Zeugnis ab.

Der Begriff „ärztliche Erfahrung" enthält 3 verschiedene Formen solcher Erfahrung:

1) **wissenschaftliche Erfahrung,**
2) **persönliche ärztliche Erfahrung,**
3) **allgemeine Lebenserfahrung.**

ad 1) Die **wissenschaftliche Erfahrung** ist all das, was die medizinische Wissenschaft aufgrund von Experimenten und klinischen Beobachtungen an Erkenntnissen zusammengetragen hat, einschließlich der daraus abgeleiteten Regeln, Gesetzmäßigkeiten, Theorien und Handlungsanweisungen. Teils handelt es sich um mit empirisch-analytischer Methodik gewonnene, intersubjektiv überprüfbare („objektive"), reproduzierbare und verallgemeinerungsfähige Erfahrung, teils um die mit phänomenologisch-hermeneutischen Verfahren erhaltenen Erkenntnisse und Regeln der Psychologie. Der Arzt erwirbt diese wissenschaftliche Erfahrung – zwangsläufig unvollständig und selektiv – im Studium, aus Lehrbüchern, in der Weiter- und Fortbildung. Abgesehen von der naturgemäß sehr begrenzten persönlichen wissenschaftlichen Erfahrung eines selbst forschenden Arztes handelt es sich durchweg um **Fremderfahrung**, die sich der Arzt einverleibt, und sie bestimmt sein theoriegeleitetes Handeln.

Welchen großen Anteil diese Fremderfahrung an der gesamten ärztlichen Erfahrung hat, macht ein Gedankenexperiment deutlich: Ein Mensch, der kein Medizinstudium absolviert hat, der kein Lehrbuch kennt und keinen ärztlichen Lehrer hatte, betreibt eine Heilpraxis (das gibt es ja auch tatsächlich unter uns). Nach 40 Jahren „Erfahrung" hätte er wahrscheinlich eine Anzahl von Heilerfolgen oder jedenfalls das, was er dafür hält, denn er kann ja nicht beurteilen, ob es sich um Spontanheilungen oder Suggestiveffekte gehandelt hat. Aber selbst wenn er jeden einzelnen Fall sorgfältig dokumentiert und am Ende alle ausgewertet hätte, würde er immer noch nicht über ein brauchbares nosologisches System verfügen, wüßte kaum etwas über die meisten Krankheitsursachen und schon gar nichts über rationale Therapieverfahren.

ad 2) Die **persönliche ärztliche Erfahrung** ist zwar nicht nur, wie sarkastisch formuliert wurde, „die Summe getrübter Erinnerungen", aber der Satz enthält einen wahren Kern. Diese eigene ärztliche Erfahrung wird gewonnen durch **Beobachtung** von Kranken, von Krankheitsverläufen, von Krankenschicksalen, von Fehlern und Fehldiagnosen, von Therapieerfolgen und -versagern etc. – all das durch unmittelbare Wahrnehmung in der Praxis, in der ärztlichen Wirklichkeit, nicht unter kontrollierten oder experimentellen Bedingungen und ohne entsprechende wissenschaftliche Methodik. Die Anzahl derartiger Beobachtungen wächst im Laufe der Zeit, sie werden im Gedächtnis gespeichert, die meisten früher oder später wieder gelöscht (vergessen), und fruchtbar für erfahrungsgeleitetes ärztliches Handeln werden die verbleibenden erst dadurch, daß sie **erinnert** werden. Was und wie erinnert wird, ändert sich nicht nur mit dem zeitlichen Abstand zur ursprünglichen Beobachtung, sondern hängt u. a. auch davon ab, unter welchen Umständen diese gemacht wurde, welchen „Eindruck" sie hinterließ, was „verdrängt" wurde, wie sie damals interpretiert wurde und heute gesehen wird, wie spätere Beobachtungen frühere Erinnerung modifizieren – kurz, die Erinnerung ist quantitativ und qualitativ selektiert und enthält subjektive und irrationale Elemente; sie ist „getrübt". Dennoch ist die persönliche ärztliche Erfahrung ein wichtiges Element ärztlichen Tuns, das Einfluß nimmt auf das handwerklich/technische, das theoriegeleitete und das spezifisch-ärztliche Handeln (s. S. 15). Die eigene Erfahrung wird ständig verglichen mit dem erworbenen Fremdwissen der medizinischen Wissenschaft, mit ihren Theorien, Regeln und den daraus abgeleiteten Handlungsanweisungen. Besteht Übereinstimmung, wie meist, bestätigt sich lediglich bekannte Erfahrung, weicht sie ab, kann das auf falscher eigener Beobachtung oder auch unzureichendem oder falsch verstandenem Wissen beruhen. Trifft beides nicht zu, wird der Arzt in ähnlichem Fall künftig nach durch solche Erfahrung modifizierten Regeln verfahren; ist er gleichzeitig Wissenschaftler, kann die abweichende Beobachtung zur „neuen" Krankheit, zur „besonderen Verlaufsform", zur Anomalie oder zum Ausgangspunkt neuer Hypothesen werden.

Ganz wesentlich ist, wie der Arzt mit seiner persönlichen ärztlichen Erfahrung umgeht, wie er sie kritisch reflektiert, bewertet, einsetzt. Oft wird sie gar nicht reflektiert, sondern geht unbewußt, „intuitiv", in sein Handeln ein. Nicht jeder alte Arzt ist notwendig ein im positivem Sinne „erfahrener" Arzt – hier wie überall gibt es auch alte Esel.

Unter „ärztlicher Erfahrung" wird gemeinhin noch eine Eigenschaft verstanden, die auch und besser mit Geübtsein, Routine, Geschick bezeichnet werden kann. In der Sprache des Patienten gilt ein Arzt auch als „erfahren", der „auf den ersten Blick erkennt, was los ist", der „auf Anhieb meine Krankheit richtig erkannt hat", bei dem „die Punktion beim ersten Mal gelingt und überhaupt nicht weh tut", der „sofort das einzig richtige Medikament wußte, was mir zum ersten Mal geholfen hat" etc. Auch hier gilt, daß nicht jeder mit zunehmendem Alter solcherart „Erfahrung", Routine gewinnt – mancher lernt es nie.

ad 3) Die **allgemeine Lebenserfahrung** des Arztes entspricht prinzipiell der von Nichtärzten, ist aber dadurch umfangreicher und vor allem auch spezieller, daß er von Berufs wegen intimen Einblick in zahlreiche Einzelschicksale und in die unglaublichsten sozialen Verhältnisse bekommt und menschliches Elend, Verzweiflung, Unglück, Not aus allernächster Nähe erlebt. Diese spezielle ärztliche Lebenserfahrung spielt als „Hintergrunderfahrung" bei allen Formen ärztlichen Handelns eine modifizierende Rolle.

Schließlich gibt es **Qualitätsunterschiede** jeder Art von Erfahrung. Wenn alle äußeren Umstände und Bedingungen einer Beobachtung bekannt sind, diese selbst unter Verwendung geeigneter Methoden genau beschrieben wird *und* all das zur Eliminierung der „getrübten Erinnerung" dokumentiert wird, wird **wissenschaftliche („kontrollierte") Erfahrung** gewonnen. Solcherart empirisch-analytisch erworbene Erfahrung führt zu Erkenntnisfortschritt. Idealfall ist das Experiment im Laboratorium, weniger ideal (wegen der nie vollständig erfaßbaren Nebenbedingungen und Störfaktoren) das klinische Experiment oder die wissenschaftliche Analyse klinischer Beobachtungen. Demgegenüber ist der weitaus größte Teil unserer persönlichen ärztlichen Erfahrung unkontrollierte, unwissenschaftliche Erfahrung, meist nur die mehr oder weniger geordnete, selektive Wahrnehmung, Gedächtnisspeicherung und Erinnerung bestimmter Ereignisse, ja oft sogar nur des Eindrucks, den sie hinterlassen haben. Die persönliche ärztliche Erfahrung ist aber eine immerwährend sprudelnde Quelle neuer Hypothesen, und sie kann auch in der ärztlichen Praxis in wissenschaftliche Erfahrung verwandelt werden.

Wenn z. B. ein wissenschaftlich interessierter Arzt eine außergewöhnliche Beobachtung macht, etwa ein ungewöhnliches Krankheitsbild oder eine auffällige, unerwartete Therapiefolge, wird er diesen Fall eingehender als sonst notwendig untersuchen. Er sieht in der Literatur nach und findet, daß seine Beobachtung nicht beschrieben ist. Auch fällt ihm ein, daß er schon einen oder mehrere ähnliche Fälle früher gesehen hat. Da er sich als aufmerksamer forschender Kliniker die Namen notiert hat, sucht er die Krankenblätter heraus und stellt fest, daß die Befunderhebung und die Dokumentation aller sonstigen Umstände aus seiner heutigen Sicht nicht ganz vollständig waren; vielleicht findet er aber auch Befunde und Umstände beschrieben, an die er jetzt gar nicht gedacht hatte. Nach Analyse und Interpretation aller dokumentierten Daten bildet er jetzt eine Hypothese, z. B. daß ein neues Krankheitsbild vorliegt oder die neuartige Wirkung eines Medikaments. Bei dem meist zunächst unzureichenden Umfang seines Materials wird er dann versuchen, seine Hypothese durch weitere Untersuchungen zu belegen oder zu falsifizieren, z. B. durch intensive Suche nach weiteren ähnlichen Fällen oder gezieltes, prospektives, ggf. klinisch-experimentelles Studium der in Frage stehenden ungewöhnlichen Arzneimittelwirkung.

Auf diesem Wege, d. h. durch Hypothesengewinnung aus zunächst „unkontrollierter" persönlicher ärztlicher Beobachtung oder „Erfahrung", die für sich allein genommen für den wissenschaftlichen Erkenntnisfortschritt unbrauchbar ist, sind viele große Fortschritte der Medizin entstanden; um nur einige Beispiele zu nennen: Die Identifizierung der Analgetikanephropathie als eigenständiges Krankheitsbild, die Entdeckung der antirheumatischen Wirkung des Kortisons (Nobelpreis) oder der blutzuckersenkenden Wirkung der Sulfonamide.

Dieser Exkurs über Inhalt und Bedeutung dessen, was unter „ärztlicher Erfahrung" subsumiert wird, erschien notwendig, um zu verdeutlichen, was unter der irreführenden Bezeichnung „Erfahrungsmedizin" heute verstanden wird. Diese stützt sich im wesentlichen auf das, was oben unter 2. als „persönliche ärztliche Erfahrung" beschrieben wurde.

Das ist weit entfernt von der „Erfahrungsheillehre" J. G. Rademachers (1772–1850). Dieser hatte im Gegensatz zu den heutigen „Erfahrungsmedizinern" noch eine in sich logische und insoweit rationale Theorie, die sich allerdings auf irrationale naturphilosophische Vorstellungen stützte. Danach entspricht jeder Krankheit und jedem kranken Organ ein in der Natur vorkommendes Heilmittel (Pflanze oder Mineral), und es kommt darauf an, dieses durch „Erfahrung" herauszufinden. Folgerichtig entwickelte er daraus ein nosologisches System, in dem die Krankheiten die Namen der ihnen entsprechenden Heilmittel erhielten, z. B. Schöllkraut-, Brechnuß-, Kupfer-, Salpeterkrankheit. Es ist ein schönes Beispiel für ein geschlossenes Paradigma der gesamten Medizin, das inzwischen „verdrängt" worden ist. Einzelne Elemente daraus haben sich in der heutigen wissenschaftlichen Medizin erhalten, so die „Diagnosis ex iuvantibus": Wenn die Differentialdiagnose zwischen mehreren in Betracht kommenden Krankheiten nicht gelingt, kann eine Entscheidung dadurch herbeigeführt werden, daß man ein Medikament gibt, von dem man weiß, daß es nur bei einer dieser Krankheiten wirkt (Beispiel: Die spezifische Wirkung von Colchizin auf die durch Gicht hervorgerufene Monarthritis). Auch manche selten und meist nur hilfsweise gebrauchten diagnostischen Bezeichnungen entsprechen dem Prinzip der Terminologie Rademachers, z. B. „eisenrefraktäre Anämie".

Wie oben dargelegt, ist die persönliche ärztliche Erfahrung ein wichtiges Element ärztlichen Handelns mit Ausstrahlung auf dessen handwerkliche, theoriegeleitete und spezifisch-ärztliche Komponente, und insoweit geht persönliche ärztliche Erfahrung in **jedwedes** ärztliche Handeln ein, sie ist also nicht auf die „Erfahrungsmedizin" beschränkt – was auch unter diesem Gesichtspunkt die in dieser Bezeichnung liegende Irreführung unterstreicht. Vielmehr meinen die Erfahrungsmediziner, die persönliche ärztliche Erfahrung könne an die Stelle der wissenschaftlichen Verfahren zur Erkenntnisgewinnung, zur Erlangung wissenschaftlicher Erfahrung treten und sie ersetzen. Das ist aber, wie gezeigt wurde, eindeutig nicht der Fall. Die persönliche ärztliche Erfahrung taugt **wissenschaftlich** zu nicht mehr als zur Hypothesenbildung. Die Prüfung dieser Hypothesen mit wissenschaftlichen Methoden muß folgen, um intersubjektiv überprüfbare, reproduzierbare, verallgemeinerungsfähige Erkenntnis hervorzubringen. Diesen nächsten Schritt verweigern diejenigen, die sich als Erfahrungsmediziner bezeichnen, oder sie halten ihn für überflüssig. Solche Auffassung wird auch dadurch nicht richtiger, daß der Gesetzgeber sie offenbar teilt, wie die einschlägigen Zulassungsvorschriften des Arzneimittelgesetzes (AMG) zeigen.

Für die alternativen Therapierichtungen sind besondere Zulassungskommissionen zuständig. „Als wissenschaftliches Erkenntnismaterial gilt auch das nach wissenschaftlichen Methoden aufbereitete medizinische Erfahrungsmaterial" (§ 26 [2] AMG). Dieser unscheinbare Satz wäre überflüssig, wenn die gleichen Anforderungen an wissenschaftliches Erkenntnismaterial wie für „schulmedizinische" Präparate (§ 22 [2]) gelten würden, und die nach „wissenschaftlichen Methoden" erfolgende „Aufbereitung des medizinischen Erfahrungsmaterials" kann man wohl nur als Feigenblatt ansehen, das die Unwissenschaftlichkeit verdecken soll. Dem entspricht, daß in die Zulassungskommissionen auch Vertreter der Heilpraktiker, eines medizin-wissenschaftlich unqualifizierten Berufsstandes, zu berufen sind (§ 25 [6]); das ist wohl einmalig in der Welt. Die genannten und einige weitere Formulierungen im Arzneimittelgesetz verschleiern lediglich – warum eigentlich? – die dahinter stehende durchaus legitime politische Entscheidung, daß man die „besonderen" Therapierichtungen nicht zum Aussterben verurteilen wollte.

Die Erfahrungsmedizin bezieht sich hauptsächlich auf den Spezialfall der persönlichen **therapeutischen** Erfahrung. Dabei wird meist übersehen, daß beim Vorgang einer „Heilung" oder eines sonstigen Therapieerfolges außer dem verwendeten therapeutischen Verfahren zahlreiche äußere und innere Nebenbedingungen einschließlich der jeweils individuellen Patienten-Arzt-Beziehung eine große Rolle spielen, und daß jedes Medikament nicht nur durch seine Inhaltsstoffe wirkt (so sie überhaupt eine Wirkung haben), sondern auch suggestiv

(Placeboeffekt). Die wissenschaftliche Analyse der Arzneimittelwirkung wird ersetzt durch den Schluß: „Ich habe dieses Medikament gegeben, der Patient wurde gesund, also hat es geholfen" – leider ist dies nur allzu häufig ein Fehlschluß; es wird eine Ereignisfolge mit einer Kausalkette verwechselt. Es ist das seit Jahrtausenden und leider auch heute noch in der Heilkunde verwendete „Post-hoc-ergo-propter-hoc"-Verfahren, das in der wissenschaftlichen Medizin in Erkenntnis zahlreicher hierdurch hervorgerufener eigener Fehlurteile durch die kontrollierte Arzneimittelprüfung ersetzt wurde (s. S. 85ff.). Zudem reicht selbst größte und langjährige persönliche Erfahrung – um nur zwei Beispiele zu nennen – zu einem Urteil des Arztes darüber nicht aus, ob eine lipidsenkende oder antihypertensive Behandlung langfristig die Prognose seiner Patienten verbessert; allenfalls sind einige qualitative Aussagen zur aktuellen Wirkung oder über Nebenwirkungen möglich, quantitative schon nicht mehr. Jeder einigermaßen selbstkritische Arzt ist sich bewußt, daß er sich zum weitaus größten Teil bei seinem (theoriegeleiteten) therapeutischen Handeln auf wissenschaftliche Fremderfahrung stützt.

Die Bezeichnung „Erfahrungsmedizin" ist vieldeutig und wird populistisch in irreführender Weise gebraucht. Sie sollte aufgegeben werden. Sie kennzeichnet weder eine wissenschaftlich-theoretisch begründbare noch eine besonders „gute" Medizin, und von einem neuen Paradigma kann schon gar nicht die Rede sein.

Ganzheitsmedizin

Wenn man unter „Ganzheitsmedizin" versteht, daß der rat- und hilfesuchende Patient als bio-psychisches Wesen in seiner „Ganzheit" erfaßt und behandelt werden soll, dann ist die Schulmedizin ausweislich ihres Paradigmas Ganzheitsmedizin. Selbst der in seiner ursprünglichen „Ganzheit" z. B. durch Entfernung von Gliedmaßen oder inneren Organen verletzte, durch Ersatz des eigenen durch ein fremdes Herz, oder der durch Gehirnläsionen oder Geisteskrankheit in seiner Persönlichkeit veränderte Patient stellt eine neue, andere „Ganzheit" dar und wird von jedem Arzt als solche gesehen werden.

Die Erfassung der Leib-Seele-Einheit des Kranken ist freilich nur eine „... sich bescheidende Annäherung; sie beansprucht nicht den ganzen Menschen; dieser ist ohne seine persönlichen Transzendenzen nicht ganz und mit diesen weder erreichbar noch verfügbar. ... Anthropologie bescheidet sich mit der erfahrbaren, natürlichen Wirklichkeit des Menschen, seiner Immanenz" (Hartmann [52]).

„Die Bedeutung und Relevanz des ‚ersten Eindrucks' für die klinische Untersuchung ist leider noch nie genauer erforscht worden. Vielleicht liegt nur in ihm eine Anmutung von ‚Ganzheit'" (Hahn [49]).

Die „Ganzheit", d. h. in der Medizin der „ganze Mensch", ist jedoch in seinem gesamten körperlichen und seelischen Erscheinungsbild und vor allem in seinen Funktionen und in seinem Verhalten nur (oder zumindest ganz wesentlich besser) zu verstehen, wenn man Form und Funktion der Teile kennt – auch wenn gilt, daß das Ganze mehr ist als die Summe seiner Teile. Die Analyse (einschließlich des damit verbundenen Reduktionismus) von Morphe und Funktion der „Teile" des

Körpers, von Struktur und Verhalten der Persönlichkeit ist unerläßlich, um dem Patienten als Arzt wirklich helfen zu können. Zweifellos ist ein Patient mit einem inoperablen Karzinom als Ganzes, als ganzer Mensch krank. Stets betroffen ist, nach Art und Intensität sehr verschieden, seine Psyche, meist aber nur ein Teil seiner Körperfunktionen. Einzelne, sogar viele dieser Körperfunktionen, z. B. Atmung, Herz-Kreislauf, Verdauung, Nierenfunktion, können bis in das Endstadium intakt bleiben. Der Arzt wird hier vor allem bei der psychischen Bewältigung der Krankheit helfen, in Einzelfällen vielleicht sogar gezielt pharmakologisch, er wird Schmerzen oder Schlafstörungen beheben, und er wird die gestörten Körperfunktionen zu verbessern suchen, die intakten in Ruhe lassen.

Die z. B. von der sog. ganzheitlichen Krebstherapie angebotenen kombinierten Verfahren laufen auf eine allgemeine Roborierung oder eine angebliche Immunstimulation hinaus. Ihr Einfluß auf den Tumor und die Prognose ist nicht erwiesen, auf die Stimmung und damit die Lebensqualität manchmal recht gut – die Macht des Placebos ist gerade bei den Kranken in dieser verzweifelten Situation beeindruckend. Aber selbst wenn man über Placeboeffekte hinausgehende therapeutische Wirkungen unterstellt, letztlich werden auch mit „ganzheitlichen" Verfahren nur Teile oder Teilfunktionen des Körpers beeinflußt (z. B. das Immunsystem oder einzelne Stoffwechselprozesse), mit der Folge von Wirkungen entweder wieder auf Teile (z. B. den Tumor) oder indirekt auf Wohlbefinden und Stimmung. Wie man es auch dreht, jede therapeutische Maßnahme, unter welchem Etikett auch immer, greift an Teilen des Körpers oder seiner Funktionen an. Soll sie rational sein, setzt sie die Analyse der Teile und Teilfunktionen voraus.

So betrachtet sind „Ganzheitsmedizin" oder „ganzheitliche Therapie" inhaltslose Schlagworte, es wird alles mögliche behandelt, aber nicht der ganze Mensch. Will man diese Begriffe erhalten, muß man sie so verstehen, daß der Kranke zwar als psychosomatische Ganzheit gesehen wird, aber in einem analytischen Prozeß die Ursachen und Bedingungen seines Krankseins ermittelt werden, um dann – das ist der für eine „ganzheitliche" Therapie entscheidende Schritt – in einem **synthetischen Akt** eine Behandlung festzulegen, die alle somatischen, psychischen und sozialen Aspekte des Krankseins berücksichtigt. Eine so verstandene „ganzheitliche" Behandlung kann also auch einmal nur darin bestehen, daß bei einer isolierten Störung lediglich ein einziges Medikament verabreicht oder chirurgisch ein umschriebener Defekt beseitigt wird. Sie kann auch darin bestehen, daß in bestimmter Situation an sich durchaus indizierte Maßnahmen unterlassen werden, weil sie z. B. die Lebensqualität unzumutbar beeinträchtigen, oder aber darin, daß z. B. bei begrenzter Lebenserwartung bewußt eine Drogenabhängigkeit durch eine ausreichende Schmerztherapie mit Opiaten in Kauf genommen wird. Nicht vereinbar mit einer solchen Konzeption von „ganzheitlicher Behandlung" wäre das, was gerade unter diesem Etikett häufig angeboten wird: Eine ungezielte Polypragmasie mit Einwirkungen auf völlig ungestörte Körperfunktionen, wobei weder die Art der Einwirkung noch die betreffenden Körperfunktionen definiert und schon gar nicht die jeweiligen Effekte wissenschaftlich dokumentiert sind. Das Kriterium der Rationalität ist verletzt. Wenn der Begriff „Ganzheitsmedizin" oder „ganzheitliche Therapie" einen Sinn haben soll, muß klar sein, daß am Anfang ein analytischer Akt stehen muß, dem ein synthetischer Prozeß folgt, in dem die sich aus der Analyse ergebenden einzelnen therapeutischen Schlußfolgerungen zu einem auf den Patienten in seiner „Ganzheit" abgestimmten therapeutischen Konzept zusammengefaßt werden.

Tatsächlich ist der Begriff „Ganzheitsmedizin" zur Leerformel und zum Marketingargument heruntergekommen. Privatkliniken, Sanatorien und „Institute" offerieren unter diesem Titel „umfassende" oder „integrierte" Behandlungsangebote, die von Sport, Fitneßtraining, angeblicher Immunstimulation, Phytotherapie, Homöopathie, „Vitamincocktails", Thymus, Frischzellen, Chelatinfusionen, Sauerstoff, Ozon, Solarien, fragwürdigen Diäten, autogenem Training bis hin zur Kosmetik reichen. Die Indikationen sind vage und gehen quer durch die Medizin, die verwendeten Methoden größtenteils fragwürdig oder wirkungslos. Was dabei herauskommt, ist bestenfalls erhöhtes Wohlbefinden oder das vorübergehende Verschwinden subjektiver Beschwerden. Ist das kein Erfolg? Doch – aber es ist nicht nur zu fragen, ob es sich überhaupt noch um rationale Medizin handelt, sondern ob sich derartige Ergebnisse nicht mit wesentlich geringerem finanziellen und sonstigen Aufwand erreichen lassen. Es ist letztlich eine Luxus(pseudo)medizin für wohlhabende Privatpatienten, die man, sofern sie nicht schadet, allenfalls unter dem Gesichtspunkt der Umverteilung von Einkommensüberschüssen zugunsten der kommerziellen und der ärztlichen Betreiber dieser Einrichtungen tolerieren kann.

Physikalische Medizin, Naturheilkunde, biologische Medizin

Manche Verfahren, die von der sog. Alternativmedizin breit angewendet werden, sind längst Bestandteil der Schulmedizin, z. B. Krankengymnastik, manche physikalischen Behandlungsmethoden, Teile der Diätetik, der Balneologie und der Hydrotherapie, obwohl ihre Wirksamkeit wissenschaftlich bei weitem nicht für alle wirklich erwiesen ist. Nach Caspers sind „Naturheilverfahren ... diejenigen Methoden, die sich an die Heil- und Ordnungskräfte des Körpers selbst wenden, um sie zu aktivieren, dabei in der Natur vorkommende Mittel oder Erscheinungen verwenden, gleichzeitig jede Schädigung des Organismus möglichst vermeiden und den Menschen diagnostisch und therapeutisch in seiner somatischen und somatopsychischen Ganzheit erfassen." Wenn die Bezeichnungen „Naturheilkunde" oder „biologische Medizin" meinen, daß bei der Behandlung von Kranken die natürlichen Heilungsvorgänge unterstützt und möglichst nicht gestört werden sollten, so kann man einer solchen allgemeinen Aussage nur zustimmen.

Freilich sind derartige Aussagen so allgemein, so trivial, daß sie nahezu nichtssagend und daher auch als Handlungsanweisung unbrauchbar sind. Wer kann denn schon sagen, ob eine Schwitzpackung, ein Brustwickel oder aber eine Fiebersenkung (durch Wadenwickel oder Antipyretika) die „natürlichen Heilungskräfte" aktiviert oder stört? Vielleicht würden diese am wenigsten beeinträchtigt, wenn man nichts von alledem tut. Es kann auch notwendig werden, Begleiterscheinungen natürlicher Heilungsprozesse zu unterdrücken,

z. B. wenn das Leben durch Kreislaufversagen bei extremen Anstieg der Körpertemperatur oder durch überschießende Immunreaktionen gefährdet wird. Daß glücklicherweise die überwiegende Zahl der Patienten nach jeder der geschilderten Maßnahmen einschließlich des Nichtstuns überlebt, spricht nicht für deren Zweckmäßigkeit oder Erfolg, sondern allenfalls dafür, daß der Mensch viel aushält.

Die Definition von Caspers enthält nichts – wenn auch bei weitem nicht alles –, was nicht auch im Paradigma der wissenschaftlichen Medizin enthalten ist, einschließlich der somato-psychischen Ganzheit. Wo ist hier der **prinzipielle** Unterschied zur Schulmedizin? Wendet diese sich nicht an die „Heil- und Ordnungskräfte" des Körpers, wenn sie bei deren Ausfall Insulin oder Hormone substituiert, mangelnde Vitamine zuführt, Fehlfunktionen der „Ordnungskräfte" (z. B. zu hohen Blutdruck) korrigiert oder mit Antibiotika Krankheitserreger so schwächt, daß die „Heilkräfte" die Überhand gewinnen? Sind Insulin, Hormone, Vitamine, die Rauwolfiaalkaloide oder aus Pilzen gewonnene Antibiotika unnatürliche, in der Natur nicht vorkommende Stoffe?

Wenn die Definition von Caspers schon zur Abgrenzung der Naturheilkunde von der Schulmedizin nicht taugt, so geben die folgenden Originalzitate einen Eindruck von den Begründungen natürlicher Heilweisen und der dabei verwendeten Argumente:

„Naturheilverfahren sind heute keine Präventiv- und Kurortmedizin mehr, sondern der Nachvollzug im „feedback" einer neuen Umweltanpassung." [119].

„Damit wären wir bei den Methoden der Naturheilverfahren, die durch Anpassung und Umstimmung die Grundlagen der klassischen Verfahren, aber auch die der modernen, nachvollzogenen Regulationsverfahren darstellen. Ausgehend von den fünf Prinzipien der klassischen Naturheilverfahren ... werden Adaptionsprobleme angesprochen, die als Regulativ zur Umwelt für Eubiose und Dysbiose eine entscheidende Bedeutung haben." [119].

„Für unser Thema läßt sich daraus ableiten, daß es zwei Verfahren geben kann, die eine Störung der Anpassung beeinflussen:
– Eine Therapie, die aus dem Erfahrungsschatz der Naturheilverfahren resultiert – Fieber, Überwärmungsbäder, Fasten, Rohkostumstellung, Schröpfen, Aderlaß und nicht zuletzt Umstimmungsmaßnahmen, die im klassischen Sinne als Schock zu bezeichnen sind (in Erinnerung an das Auspeitschen von Geisteskranken im Mittelalter, was sich bis in unsere Zeit als Elektro- und Insulinschock fortgesetzt hat).
– Spezifische Maßnahmen, die auf die bekannte krankheitsauslösende Ätiologie ausgerichtet sind – Chemotherapie und Chirurgie" [119].

Was für ein Zerrbild der schulmedizinischen Therapie! Zur Erklärung der Wirkung der „ab- und ausleitenden Verfahren" (Brechverfahren, Purgieren, diaphoretische Methode, diuretische Methode, emmenagoge Methode, blutentziehende Maßnahmen wie Aderlaß, Schröpfen, Blutegel, Hautausleitungsmethoden wie Rubefazienzien, Vesikanzien, Pustulanzien, Kauterisation und Moxibustion) wird u. a. das Gedankenmodell der „vegetativen Basis" nach Pischinger herangezogen [99]: „Als Grundlage der Erklärung dient dabei sozusagen als Basis der Regulation ein sogenanntes „Zelle-Milieu-System" aus Bindegewebszellen, Nervengeflecht, Kapillar- und Lymphsystem mit Beziehung zu den jeweiligen Organzellen. Lediglich erwähnt sei diesbezüglich die Kenntnis nicht nur eines nozizeptiven, sondern auch eines antinozizeptiven Systems mit entsprechenden biochemischen Mediatoren, wie Histamin, Kininen, Serotoninen, Prostaglandinen bzw. Enzephalinen, Endorphinen und anderen opiatähnlichen Peptiden."

Die in der Naturheilkunde breit angewendete Immuntherapie oder „Immunstimulation" wird gewöhnlich (so bei [42]) nach Darlegung der neueren Kenntnisse über das Immunsystem, allerdings ohne die von der Schulmedizin klar definierten Immundefektsyndrome zu nennen, mit In-vitro- oder In-vivo-Effekten von Heilpflanzen (z. B. Echinacea), Bienen- oder Schlangengift, Bakterienautolysaten oder Zellpräparaten (Thymus) auf einzelne Teile des Immunsystems „wissenschaftlich" begründet, allerdings unzureichend, weil völlig unklar bleibt, ob alle diese Wirkungen nützlich, schädlich oder belanglos sind – einfach weil der entscheidende kontrollierte Versuch fehlt, in dem nachgewiesen werden müßte, daß z. B. die Infektanfälligkeit abnimmt oder Infekte leichter verlaufen. Bei einer schulmedizinischen Form der Immunstimulation, den Schutzimpfungen, die so wirksam sind, daß manche Krankheiten wie Pocken oder Kinderlähmung ganz oder fast ausgerottet sind, muß dieser Nachweis erbracht werden, sonst ist eine Impfung nicht gerechtfertigt. Hier aber wird aufs Geratewohl „immunstimuliert": Man weiß nicht, ob überhaupt eine und wenn ja, welche Störung vorliegt, man weiß nicht genau, was das enthält, was man spritzt, und man weiß nicht, ob es nützt, schadet oder unwirksam ist.

Auch in der Schulmedizin wurde lange Zeit die sog. „unspezifische Reiztherapie" durch künstlich erzeugtes Fieber mit dem Ziel einer „Umstimmung" (wessen auch immer) bei Krankheiten angewandt, für die es keine ausreichend wirksame Therapie gab: Chronische rheumatische Erkrankungen, Colitis ulcerosa, chronische Gonorrhoe, sogar maligne Hypertonie, und andere. Auch die Behandlung der progressiven Paralyse durch künstliche Malariainfektion gehört hierher. Derartige Behandlungen – ich habe sie noch selbst angewandt – waren für die Patienten höchst unangenehm und wirkten nur unregelmäßig oder vorübergehend; sie wurden mit der Entwicklung wirksamer Medikamente (z. B. der Antibiotika) sofort verlassen. Durch die in früheren Jahrhunderten breit angewendeten „ableitenden" Verfahren des Aderlasses, Erbrechens oder des exzessiven „Purgierens" sind wahrscheinlich mehr Menschen umgekommen als geheilt worden. Heute wird der Aderlaß in der Schulmedizin nur noch selten und bei eindeutiger Indikation angewandt (Hämochromatose, in bestimmten Fällen von Lungenödem oder zur Hämodilution).

Auf das Argumentationsschema – „natürlich", „Erfahrungsschatz", dazu allgemeine, allenfalls vage oder gar nicht definierte Begriffe wie Umstimmung, Anpassung, Dysbiose, Eubiose, „Ab- und Ausleitung" (was wird eigentlich aus- und abgeleitet? Natürlich „Gifte"! Welche denn?), „vegetative Basis" u. a. in Kombination mit pseudowissenschaftlichen Erklärungen unter Benutzung von wissenschaftlichen Termini und Laborbefunden – wird später noch einmal eingegangen (S. 49).

Die Altehrwürdigkeit vieler physikalischer Behandlungsmethoden und anderer Verfahren der Naturheilkunde, erst recht nicht ihre breite Anwendung und angebliche „Bewährung", sind jedenfalls keine Argumente, die die wissenschaftliche Prüfung ihrer Wirksamkeit ersetzen können. Es kann wenig Zweifel daran geben, so die kürzliche Feststellung von Ernst [33], eines führenden Vertreters der physikalischen Medizin, daß deren wissenschaftliches Fundament „dünn, brüchig und unvollständig" ist. Das gelte selbst für allgemein akzeptierte Standardinterventionen wie Krankengymnastik bei Rückenschmerzen oder die bewegungstherapeutische Rehabilitation nach Hirn- oder Herzinfarkt, erst recht für apparative Behandlungsverfahren wie z. B. die Elektrotherapie. Und auch bei den wirksamen physikalischen Therapien komme ihr größter Vorteil, nämlich ihre Nebenwirkungsarmut, nur dann zur Geltung, wenn sie richtig, d. h. bei der richtigen Indikation und in korrekter Weise, angewendet werden. Der Patient habe „Anspruch darauf, mit nachweislich effektiven Therapien" und „sogar das Recht, mit der für sein Leiden *wirksamsten* Methode behandelt zu werden. Umgekehrt hat der Arzt die Pflicht, die Richtigkeit seines Tuns unter Beweis zu stellen" [33]. Der Autor fordert den kontrollierten Versuch zum Wirksamkeitsnachweis und meint, daß die gesamte Zukunft seines Fachs davon abhängen wird, ob es gelingt, die unterentwickelte wissenschaftliche Basis der Physikalischen Medizin aufzubauen. Dem ist allenfalls hinzuzufügen, daß dies für die gesamte Naturheilkunde gilt.

Phytotherapie

„Eine Heilpflanze ist mehr als die Summe ihrer Inhaltsstoffe" ... „Der pflanzeneigene Stoffkomplex ist vielmehr eine funktional biologisch-energetisch und wohl auch informativ wirkende Organisationsform, welche für ihre Wirkung, allopathisch wie homöopathisch, bezogen auf eine für Anwendungszeit, in ihrer Wirksamkeit, in bestimmten Anteilen unersetzbar verwoben und verknüpft ist. Dies wird an dem Unterschied zwischen pharmakologischer Wirkung und therapeutischer Wirksamkeit erkennbar. Für letztere ist zweifellos die Einflußnahme über Organisationsformen von Bedeutung. Solch ‚tiefe Darstellung' der Pflanze berücksichtigt und nützt ihren eigentlichen Wert" ... „Es bedeutet dies eine Verlagerung der Fragestellung von der Stoffanalyse zur Frage nach dem Sinn der pflanzeneigenen Stoffkomplexe ..." ... „Denn in ihrer Organisationsform ist der Heilpflanze wie allen Pflanzen im Sinne einer ‚Tiefenökologie' ein therapeutischer Wert zu eigen, der sich aber erst in der Wechselwirkung mit dem Menschen aktualisiert." ... „Man kann nicht übersehen, daß solche Anschauungen ... auch eine spirituelle Wurzel haben."

Diese Zusammenstellung von Zitaten aus einer Arbeit von Maiwald [70], die beliebig verlängert werden könnte, läßt klar erkennen, daß zumindest einige Vertreter der Phytotherapie mystischen Vorstellungen anhängen, wonach denjenigen Pflanzen, die zu Heilzwecken verwendet werden (den anderen nicht?), ein Sinn innewohnt, der offenbar in ihrem therapeutischen Wert für den Menschen bestehen soll. Sofern man nicht von der biblischen Schöpfungsgeschichte ausgeht, ist das teleologische Naturphilosophie und könnte allenfalls bedeuten, daß im Laufe der Evolution Heilpflanzen bestimmte Selektionsvorteile gehabt haben, die mit ihrer Heilwirkung beim Menschen zu tun haben – eine abstruse Vorstellung. In diesem idyllischen Bild von der „Apotheke Gottes" fehlt nur noch der Teufel, der dafür gesorgt hat (vielleicht mit Hilfe eines anderen Selektionsvorteils?), daß die Giftpflanzen bis heute nicht ausgestorben sind. Solche Rückfälle in die mittelalterliche Klostermedizin und ein solch pseudowissenschaftlicher Wortschwulst werden auch dadurch nicht besser, daß der Verfasser offenbar an einer Medizinischen Universitätsklinik tätig ist.

Die Phytotherapie wird in Gegensatz gebracht zur Behandlung mit „Synthetika" oder „chemischen Substanzen", womit die von der wissenschaftlichen Medizin verwendeten Pharmaka gemeint sind. Durch nichts ist bewiesen, daß der Natur entnommene Stoffe oder Stoffgemische „natürlicher" oder besser wirken als daraus isolierte oder synthetische Reinsubstanzen. Alle Inhaltsstoffe einer Pflanze sind ebenfalls durch Synthese entstandene chemische Substanzen; außer mystischen gibt es keine Gründe anzunehmen, daß die Eigenschaften einer definierten chemischen Substanz andere sind, je nachdem, ob sie sich in einer Pflanze oder einem Pflanzenextrakt befindet, daraus isoliert wurde oder synthetisiert worden ist.

Der Gebrauch der Bezeichnungen „Synthetika" oder „Chemie" für die Pharmaka der Schulmedizin selbst in amtlichen Verlautbarungen zeugt von Gedankenlosigkeit oder Unkenntnis: Zahlreiche Pharmaka, die die wissenschaftliche Medizin verwendet, sind Halbsynthetika oder werden überhaupt nicht technisch synthetisiert, sondern isoliert, aus Pflanzen, Pilzkulturen etc. Im letztgenannten Fall, ebenso in der gentechnologischen Arzneimittelproduktion, erfolgt die Synthese in pflanzlichen oder tierischen Organismen. Schon hier zeigt sich, daß die Abgrenzung zwischen Phytopharmaka und denen der Schulmedizin aufgrund des Kriteriums „Synthese" unmöglich, der Begriff „Synthetika" in dieser Verwendung daher unsinnig ist. Ebenso läßt die geschichtliche Entwicklung vieler Arzneimittel erkennen, daß kategoriale Unterschiede zwischen Phytopharmaka und den Pharmaka der Schulmedizin nicht bestehen. Digitoxin, Atropin, Colchizin aus Fingerhut, Tollkirsche bzw. Herbstzeitlose gelten heute nicht mehr als Phytopharmaka, ebenso nicht die Mutterkornalkaloide, selbst wenn mehrere von ihnen (allerdings in exakter Dosierung) in einem Präparat kombiniert sind. Indische Autoren hatten mitgeteilt, daß Extrakte aus Rauwolfia serpentina, ein typisches „Phytotherapeutikum" aus der indischen Volksmedizin, blutdrucksenkend wirken, und wir haben 1953 unter kontrollierten Bedingungen diese Wirkung des Gesamtextraktes bestätigt [6]. Die weitere Analyse ergab dann, daß von den fast 50 in dem Extrakt enthaltenen Alkaloiden Reserpin für die antihypertensive Wirkung verantwortlich ist; es wurde zum ersten breit anwendbaren blutdrucksenkenden Mittel und bewirkte eine Revolution in der Hochdrucktherapie. Bis heute werden aber auch noch neben Reserpin Gesamtextrakte aus Rauwolfia verwendet – sind das jetzt keine Phytotherapeutika mehr, und ist Reserpin ein „Synthetikum"?

Ein klassisches Beispiel ist die Geschichte der Digitalistherapie. Sie begann 1785, als Withering erkannte, daß im Pflanzentee eines Kräuterweibes die Digitalispflanze der einzig wirksame von 20 Bestandteilen war. Auf einem langen Weg über die Isolierung und Identifizierung der verschiedenen Digitalisglykoside wurden schließlich die heutigen Reinglykoside entwickelt, die eine exakte Dosierung und damit auch eine wirkungsvollere und nebenwirkungsärmere Therapie ermöglichen. Es wäre heute unverantwortlich, noch Folia digitalis zu verordnen.

Wie fruchtbar eine derartige wissenschaftliche Analyse sein kann, zeigen auch die Mutterkornalkaloide: Früher als „Pulvis parturiens" (wegen seiner Gefährlichkeit auch „Pulvis ad mortem" genannt) verwendet, ergab die chemische und pharmakologische Aufarbeitung eine größere Zahl hochwirksamer Substanzen mit Effekten auf verschiedene Rezeptor- und Transmittersysteme. Daraus wurden wertvolle Medikamente mit Wirkungen auf das Gefäßsystem, den Uterus, das Zentralnervensystem und das Endokrinium entwickelt.

Die These, daß der Gesamtextrakt aus einer Pflanze in seiner „Ganzheit", in der „natürlich" entstandenen „abgestimmten" Zusammensetzung seiner Komponenten mehr oder anderes bewirke als die Gesamtheit der pharmakologischen oder toxischen Effekte ihrer zahlreichen Inhaltsstoffe, ist durch nichts belegt. Abgesehen davon wird bei der Aufarbeitung die „Ganzheit" der Pflanze zerstört, die vorher in den einzelnen Kompartimenten voneinander getrennten Substanzen werden vermischt, sie reagieren miteinander, und was und wieviel sich davon schließlich in einem Extrakt befindet, bleibt größtenteils unklar. Wenn vollends noch, wie so häufig, mehrere Pflanzen in Tees gemischt oder ihre Extrakte zusammengeschüttet werden, ist von der „Natürlichkeit" nichts mehr übrig, ganz zu schweigen von positiven oder negativen Effekten der vielfältig möglichen unbekannten chemischen Interaktionen, die erst nach dem Tod und der Zerstörung der „natürlichen" Pflanze bei der Aufbereitung und erst recht in den Mixturen auftreten. Sind alle diese (bezogen auf die Pflanze) postmortalen, künstlich erzeugten Prozesse auch noch „natürlich"?. Nur am Rande sei erwähnt, daß Pflanzen eine große Zahl von natürlichen Pestiziden, Karzinogenen, Teratogenen oder anderweitig schädlichen bis hochtoxischen Stoffen enthalten können – „natürlich" kann keinesfalls mit „unschädlich" gleichgesetzt werden.

Daß die Legende von der „sanften Medizin" und der „natürlichen Heilkraft" der Pflanzen, bestenfalls die halbe Wahrheit ist, belegt eindrucksvoll eine große Übersicht von Ames [3], eines der besten Sachkenner auf diesem Gebiet. Jede Pflanzenspezies enthält gewöhnlich einige Dutzend „natürlicher" Pestizide, über zehntausend davon sind bekannt. Die Menge der täglich von jedem Amerikaner aufgenommenen natürlichen Pestizide ist 10000mal größer als die Rückstände synthetischer Pestizide. Die Hälfte aller tierexperimentell getesteten Pflanzentoxine war cancerogen – fraglich, was das bedeutet, da Mensch und Tier über zahlreiche Abwehrmechanismen verfügen. Ein Drittel der 2800 in Tierversuchen getesteten „natürlichen" Toxine aus Pflanzen sind teratogen. Einzelne davon, z. B. aus Lupinen, können sogar über die Milch von Ziegen oder Kühen auf den Menschen übergehen und hier Mißbildungen erzeugen. Zu den Nebenwirkungen von Phytotherapeutika s. auch Penn [84].

Tiere meiden meist für sie giftige Pflanzen; diese im Laufe der Evolution entstandene Fähigkeit besitzt der Mensch leider nicht. Hier ist das Bundesgesundheitsamt gefordert, denn es besteht ein großer Nachholbedarf bei der Prüfung von Phytotherapeutika (ebenso von manchen Homöopathika und Anthroposophika) auf Kanzerogenität, Teratogenität und chronische Toxizität, selbstverständlich nach den gleichen Kriterien wie bei allen sonstigen Pharmaka. Die Kommission E beim BGA, von Angehörigen dieser „besonderen Therapierichtung" besetzt, hat bei einer Neubewertung der Phytopharmaka nur (!) etwa 35000 von 78000 Fertigarzneimitteln beibehalten können (Siegers, in der Beilage zu [93]).

Gängige Formulierungen wie „Ich möchte" (Patient) oder „Ich verordne" (Heilpraktiker oder sogar Arzt) „nur natürliche Heilmittel, keine Chemie", zeugen, soweit sie nicht ein bewußt irreführendes Werbeargument der Verordner sind, von einem grotesken Mangel an naturwissenschaftlichen Kenntnissen: Organextrakte, Pflanzenextrakte, Tees (und neuerdings auch „natürliche" Kosmetika) sind nichts anderes als Chemie – tote Gemische vieler chemischer Substanzen, wobei die Anzahl der Stoffe, ihre chemische Natur, ihre Menge, meist alles zusammen, nicht oder ganz unzureichend bekannt sind. Auf diesem Gebiet werden unbeirrbar Vorurteile gepflegt. Es wird ignoriert, daß fließende und keinesfalls kategoriale Unterschiede zwischen Naturstoffen aus Pflanzen und synthetischen Pharmaka bestehen und daß ein beträchtlicher Teil des schulmedizinischen Arzneischatzes aus der Natur stammt. Die pharmazeutische Industrie sucht seit Jahrzehnten bis heute und mit Erfolg nach Inhaltsstoffen in Pflanzen und Pilzen, die therapeutische Wirkungen haben könnten. Der Weg ist dann die

Isolierung der Wirksubstanz, ihre Strukturaufklärung und schließlich die synthetische Darstellung. Reinsubstanzen enthalten keine natürlichen oder künstlichen Pestizide oder Pflanzentoxine, die kanzerogen oder teratogen wirken können; ihre Wirkungen und Nebenwirkungen und natürlich auch mögliche eigene toxische, teratogene, kanzerogene Effekte lassen sich genau ermitteln und damit auch Indikationen und Kontraindikationen festlegen. Nur auf diese Weise ist eine exakte Dosierung möglich und die therapeutische Wirkung und die Sicherheit einer Arzneiverordnung gewährleistet.

Eine wenig kritische Übersicht über Phytotherapeutika in der Urologie hat kürzlich May [75] gegeben. Wie meist, werden die einzelnen Phytotherapeutika aufgezählt, ihre Geschichte dargestellt, ihre „Bewährung" bei den verschiedenen Indikationen behauptet, auch einige Nebenwirkungen genannt – nur eines fehlt: Was ist von alldem im kontrollierten Versuch gesichertes Wissen, gesicherte „Erfahrung"? Es scheint solche ja durchaus für einzelne Präparate zu geben, z. B. bei der Behandlung der Frühstadien der Prostatahyperplasie. Andererseits wird nicht erwähnt, daß sich bei dem Präparat Lespenephryl die vom Hersteller behauptete Senkung der harnpflichtigen Substanzen nicht nachweisen läßt [46]. Aber es wäre doch so wichtig zu wissen, ob die Tees zur Diureseförderung, zur angeblichen Harnwegsdesinfektion oder bei Harnsteinleiden durch ihre Inhaltsstoffe oder einfach durch eine Wasserdiurese wirken, die sich mit anderen Flüssigkeiten (z. B. Mineralwässern) ebenso erreichen läßt. Und es wäre ebenso wichtig zu erfahren, ob in der Praxis so häufige Störungen wie die „Reizblase" oder das „vegetative Urogenitaesyndrom" durch Phytotherapie tatsächlich beeinflußt werden können oder ob es sich um Placeboeffekte handelt. Ganz so theoretisch wie es scheint ist diese Frage nicht, denn gerade die in der Urologie verwendeten Phytotherapeutika enthalten häufig nephrotoxische und hepatotoxische Substanzen (z. B. ätherische Öle, Saponine, Arbutin).

Die Münchner Medizinische Wochenschrift hat 1991 (Heft 41) eine Serie über Phytotherapie gebracht, einschließlich einer Beilage, in der über einen von einer einschlägig tätigen Pharmafirma finanzierten „Workshop" in Epidauros (!) berichtet wird (s. hierzu auch S. 169ff.). Aus dem einführenden Artikel von Professor Dr. phil. H. D. *Reuter*, Klinik I für Innere Medizin der Universität zu Köln [93], stammen folgende Zitate: „Monosubstanzen aus Pflanzen – keine Phytopharmaka" – s. oben. Warum dann freilich das aus Buchweizen gewonnene Rutin bzw. das daraus partialsynthetisch gewonnene 0-(ß-Hydroxyethyl-)rutosid oder die Wirksubstanz des Roßkantanienextrakts, das nicht ungefährliche Aescin, zu den Phytopharmaka zählen, bleibt ein Geheimnis. „Tatsächlich erwachsen aber den Phytopharmaka ... hinsichtlich des Wirksamkeitsnachweises besondere Probleme aus ihrer komplexen Zusammensetzung." Die Probleme beim Wirksamkeitsnachweis entstehen nicht aus der komplexen Zusammensetzung – ein Wirkungsnachweis für Phytopharmaka ist durchaus möglich, s. oben –, sondern aus der nicht nachweisbaren Wirkung. „Tatsächlich ist die Verwendung von Reinsubstanzen in den Fällen angezeigt, in denen aufgrund der geringen therapeutischen Breite einer Droge, beispielsweise beim Fingerhut, bei der Tollkirsche oder bei der Herbstzeitlose, die Gefahr der Überdosierung besteht, wenn der Gehalt der Droge an eigentlichen Wirkstoffen sehr starken Schwankungen unterworfen und eine Standardisierung der Droge somit nicht möglich ist, ... außerdem ..., wenn der geringe Wirkstoffgehalt einer Droge ... die Zufuhr sehr großer Drogenmengen erfordern würde". „Der Einsatz komplexer Phytopharmaka ... ist dagegen angezeigt, wenn bei der Isolierung des eigentlichen Wirkstoffes ... dieser zerstört oder in seiner Aktivität erheblich eingeschränkt wird, wenn verschiedene in einer Droge enthaltenen Wirkstoffe einen synergistischen Effekt ... entfalten, wenn inerte ... Begleitstoffe die Resorption des Wirkstoffes ... fördern, wenn eine durch inerte Begleitstoffe hervorgerufene Resorptionsverzögerung einen erwünschten Depoteffekt erzeugt oder wenn unerwünschte Nebenwirkungen durch die inerten Begleitstoffe reduziert werden."
– So inert sind die Begleitstoffe offenbar doch wieder nicht, und hoffentlich kennt man sie alle und weiß dementsprechend auch ob sie vielleicht cancerogen, toxisch oder teratogen sind. Zudem wird vorgegaukelt, daß Daten über Interaktionen der Wirkstoffe, über Pharmakoki-

netik, Pharmakodynamik und Bioverfügbarkeit vorliegen, was ja in Einzelfällen der Fall sein mag und sich dann auch nur auf definierte Einzelsubstanzen beziehen kann, aber für die Mehrzahl der Phytopharmaka eben nicht zutrifft. Angaben über den Wirkstoffgehalt und, damit zusammenhängend, die „**Standardisierung**" finden sich in der erwähnten Beilage in einem Artikel von Hanke. Bei mehreren Wirkstoffen wird der **Mindest**gehalt **einer** „Leitsubstanz" zur Standardisierung benutzt – wie verhalten sich die anderen? Ist kein anerkannter Wirkstoff vorhanden – das ist bei zahlreichen Phytopharmaka der Fall – wird nach dem Mindestgehalt einer „analytisch bekannten Leitsubstanz" standardisiert, und wenn die Inhaltsstoffe weder pharmakologisch noch analytisch bekannt sind, entscheidet das Herstellungsverfahren über die Qualität. Wem noch die vergleichsweise einfachen Standardisierungsprobleme bei Digitalisextrakten vor der Isolierung der Reinglykoide erinnerlich sind, dem kann es hier nur grausen. Man verabreicht Medikamente, von denen man nicht genau weiß, was sie alles enthalten, nicht weiß, ob und wie das wirkt, was sie enthalten, und zweifelhaft ist, ob jede Charge auch alle Substanzen in gleicher Menge enthält.

Faßt man all das zusammen, dann sind Phytopharmaka Gemische zahlreicher, zum großen Teil unbekannter chemischer Substanzen, von denen einzelne therapeutische, andere toxische, kanzerogene und teratogene Wirkungen haben können. Daten über Pharmakokinetik, -dynamik und Bioverfügbarkeit gibt es, wenn überhaupt, nur für einzelne definierte Substanzen. Die Standardisierung erfolgt bei der großen Mehrzahl der Phytopharmaka nach dem **Mindest**gehalt **einer** Leitsubstanz, die pharmakologisch, aber auch nur analytisch definiert sein kann; ist all das nicht bekannt, entscheidet das Herstellungsverfahren über die „Qualität". Da bei dieser Art der „Standardisierung" auch die oft beträchtlichen Unterschiede in der Zusammensetzung des Ausgangsmaterials bei allen nicht analysierten Stoffen unberücksichtigt bleiben, ist sie ein mit großen Mängeln behafteter Behelf. Außer mystischen bestehen keine kategorialen Unterschiede zu den von der wissenschaftlichen Medizin verwendeten, fälschlich als „Synthetika" bezeichneten Pharmaka, wohl aber in bezug auf Bekanntheit und Quantität der Inhaltsstoffe sowie deren Reinheit und Chargengleichheit.

Der Nachweis von Wirkung und Wirksamkeit muß für Phytopharmaka mit den gleichen Methoden wie für Pharmaka der Schulmedizin, d.h. mittels des kontrollierten Versuches, erbracht werden. Es gibt keinen vernünftigen Grund, hierfür andere Verfahren (welche?) zu verwenden, zumal es genügend Einzelbeispiele dafür gibt, daß ein solcher Wirkungsnachweis auch bei Phytopharmaka durchaus möglich ist. Tatsächlich wird aber für die große Mehrzahl der Phytopharmaka die Wirkung lediglich aufgrund der untauglichen Methode des „Post hoc ergo propter hoc" behauptet. Für Phytopharmaka gilt zudem genauso wie für Pharmaka der Schulmedizin, daß noch so eindrucksvolle Effekte von Reinsubstanzen wie von Pflanzenextrakten in In-vitro-Modellen oder Tierversuchen **allein überhaupt nichts** über therapeutische Wirkungen oder die Wirksamkeit beim Menschen besagen. Wenn die Phytotherapie auf die Dauer ernst genommen und nicht nur als pseudowissenschaftlich verbrämte Placebotherapie angesehen werden soll, muß sie sich dieser Herausforderung stellen und alle ihre Präparate einer kontrollierten klinischen Prüfung unterziehen. Das gleiche gilt sinngemäß für Nebenwirkungen, kanzerogene, teratogene und toxische Effekte. „The absence of evidence is not the evidence of absence".

So betrachtet ist die Phytopharmakologie nur ein Spezialfall der Pharmakologie, die Phytotherapie eine vorwissenschaftliche Therapieform, eine möglichst bald zu durchschreitende Vorstufe zu einer rationalen wissenschaftlichen Arzneibehandlung mit definierten Substanzen, deren Menge, Wirkungen, Nebenwirkungen und Toxizität bekannt sind. Ein anderes Paradigma als das der wissenschaftlichen Medizin ist nicht sichtbar, es sei denn, man hält die erwähnten mystischen Vorstellungen für ein solches. Dementsprechend läßt sich auch die Klassifizierung der Phytotherapie als „besondere Therapierichtung" mit besonderen Indikationen nicht logisch oder wissenschaftlich oder mit „Wissenschaftspluralismus", sondern nur politisch begründen, nämlich als Maßnahme zur Bewahrung von tausenden von Phytotherapeutika vor dem Wirksamkeitsnachweis.

Die Phytotherapie ist auch keine „Ergänzung" der Schulmedizin. Wenn man damit meint, daß ihre Präparate als Placebos oder zur „Ut-aliquid-fiat"-Therapie bei harmlosen, selbstheilenden oder funktionellen Störungen zur Verfügung stehen, so trifft das zweifellos die Einstellung vieler Ärzte, die gelegentlich Phytotherapeutika verwenden, obwohl in derartigen Fällen eigentlich überhaupt keine Medikamente (die „Udenotherapie" nach Bleuler) angezeigt wären, sondern ein aufklärendes Gespräch ausreichen, manche Patienten aber nicht befriedigen würde. Wer mit gutem Grund so handelt oder denkt, muß dies aber zumindest wissen. Erhebt die Phytotherapie aber den Anspruch, Wissenschaft im Sinne des Paradigmas der wissenschaftlichen Medizin (und nicht Mystik) zu sein, so ist sie keine Ergänzung, sondern Bestandteil der Schulmedizin und muß dementsprechend nach deren Regeln und Methoden verfahren.

Einige allgemeine Anmerkungen zur Alternativmedizin

Aber verfügen wir nicht über eine jahrtausendlange Erfahrung mit Naturheilverfahren, mit Heilpflanzen? Haben sie sich nicht „bewährt"? Was die Erfahrung angeht, gilt das oben Gesagte: Es ist fast durchweg unüberprüfte Erfahrung nach der unzulässigen Methode „post hoc ergo propter hoc". Und die Bewährung? Alle diese angeblich so bewährten Verfahren haben es seit einigen tausend Jahren nicht vermocht, auch nur eine einzige tödliche Krankheit zu heilen oder die Lebenserwartung der Menschen – als eindeutigstes Kriterium für eine erfolgreiche ärztliche Tätigkeit – zu verlängern; sie verdoppelte sich erst in den letzten hundert Jahren, dem Jahrhundert der wissenschaftlichen Medizin. Diese unerhörte Zunahme der Lebenserwartung ist zweifellos nicht nur auf die Fortschritte der kurativen Medizin, sondern auch wesentlich mit auf die Verbesserung der Lebensbedingungen, der Ernährung, der allgemeinen Hygiene, der Seuchenhygiene und -bekämpfung, der Präventivmedizin (z. B. Schutzimpfungen, Arbeitsmedizin), der Perinatologie usw. zurückzuführen [76], aber alle diese Gebiete sind durch die Erkenntnisse der wissenschaftlichen Medizin maßgebend gestaltet worden oder überhaupt erst entstanden. Die Naturheilverfahren, die Phytotherapie haben zu alledem keinen erkennbaren Beitrag geleistet. Auch innerhalb der kurativen Medizin ist überall dort, wo akute Krankheit lebensbedrohlich ist, wo chronische Leiden fortschreiten und zu Siechtum und vorzeitigem Tod führen, wenn überhaupt allein die Schulmedizin erfolgreich, die Alternativmedizin nirgends, auch und erst recht dort nicht, wo die Schulmedizin hilflos ist. Sarkastisch überspitzt könnte man formulieren: Die „Bewährung" der Naturheilverfahren, der Heilpflanzen, die „uralte ärztliche Erfahrung" mit ihnen erlaubt lediglich die Schlußfolgerung, daß die überwiegende Mehrzahl der Patienten nicht kurz nach ihrer Anwendung tot umgefallen ist; ob die behandelten Krankheiten gebessert, nicht oder ungünstig beeinflußt wurden, und zwar nicht durch psychologische, sondern durch substantielle Effekte, ist in nahezu allen Fällen ebenso offen wie die Frage der Nebenwirkungen und der Toxizität bei langfristiger Anwendung.

Zweifellos bedienen sich viele Vertreter der physikalischen Therapie, wie z. B. Ernst [33], und auch einzelne Phytotherapeuten einer wissenschaftlichen Denkweise und fordern eine kritische Evaluierung ihrer therapeutischen Verfahren nach den Maßstäben der Schulmedizin. Dagegen ist ein Großteil der Literatur über Naturheilverfahren jeglicher Richtung durch weitschweifige Begründungen und Erklärungen teils spiritueller Art, wie Maiwald [70] selbst zugibt, teils pseudowissenschaftlicher Art gekennzeichnet (s. auch die Beispiele auf S. 41). Das Schema ist immer das gleiche. Da wimmelt es von Begriffen wie Adaptions- und Umstimmungstherapie, ab- und ausleitende Verfahren, Regulationstherapie, Ordnungstherapie, Ganzheitstherapie, Eubiose und Dysbiose, Tiefenökologie und ähnlichem; alle diese wohltönenden Bezeichnungen zerfließen, wenn man sie analysiert, in gänzlicher Ermangelung von Kriterien und objektiven Daten, mit deren Hilfe sie definierbar und faßbar wären, zu Trivialitäten oder zu leeren Worthülsen. Der Vitalismus, die romantische Medizin und selbst die über 2000 Jahre alte Humoralpathologie, die Säftelehre, die seit 150 Jahren totgeglaubt war, feiern fröhlich Urständ. Die Begründungen für die Heilwirkungen sind teils historisch („Schon Hippokrats ... ."), teils „Bewährung" und „Erfahrung" – was von beiden zu halten ist, wurde oben dargelegt. Dazu werden dann Schulmediziner wie Selye mit seinem Streßkonzept, L. Krehl, F. Hoff und andere zitiert – sie würden sich im Grabe herumdrehen, wenn sie erführen, wozu ihre Namen mißbraucht werden –, da werden nicht näher definierte „energetische" Prozesse auf Zellebene, die Genetik, die Embryologie, die Immunologie und selbst die Quantentheorie bemüht und Laborbefunde herangezogen, die ja durchaus richtig sein können, deren Bedeutung für die behauptete Heilwirkung aber völlig offen ist. All das soll moderne Wissenschaftlichkeit suggerieren und Brücken zur Schulmedizin schlagen – auf diese Weise lassen sie sich gewiß nicht schlagen. Man kann mit solchem Wortschwulst vielleicht Laien beeindrucken, aber ein nur einigermaßen kritischer Arzt wird nicht auf diesen pseudowissenschaftlichen Unfug hereinfallen.

Ein grundlegend anderes, alternatives Paradigma als das der Schulmedizin ist bei den bisher geschilderten Formen der Alternativmedizin entgegen einzelnen Äußerungen ihrer Anhänger nicht erkennbar: Man versucht, durch Zufuhr von Stoffgemischen, durch physikalische Maßnahmen, Diätverfahren etc. krankhafte Störungen zu behandeln. Die behaupteten Wirkungen sind der Prüfung zugänglich, und zwar durch den kontrollierten therapeutischen Versuch. Hier liegt eine Gemeinsamkeit, aber auch ein Unterschied zur Schulmedizin: Diese verwendet

z. T. ebenfalls Behandlungsverfahren, deren Wirksamkeit aufgrund theoretischer Überlegungen oder tierexperimenteller Befunde vermutet wird, deren therapeutischer Nutzen für den kranken Menschen aber zweifelhaft ist (Beispiele: Pharmaka zur Behandlung zerebraler oder peripherer Durchblutungsstörungen, viele sog. Geriatrika, oder, aktuell: Substanzen, die den Verlauf von Aids günstig beeinflussen sollen). Der Unterschied zu den sog. Alternativen besteht darin, daß sich die wissenschaftliche Medizin in einem langwierigen, sich gelegentlich über Jahrzehnte erstreckenden Erkenntnisprozeß bemüht, Klarheit über diesen therapeutischen Nutzen zu gewinnen. Ausgerechnet bei der größten medizinischen Herausforderung unserer Zeit, der Aids-Pandemie, haben die angeblichen Interessenvertreter der Betroffenen durch massiven Druck erreicht, daß dieser Erkenntnisprozeß abgebrochen wird und Medikamente zugelassen werden, die weder in bezug auf Wirksamkeit noch auf Nebenwirkungen ausreichend untersucht sind – wahrscheinlich zum Schaden der unglücklichen Opfer der Seuche.

Psychosomatische Medizin

Auch Vertreter der psychosomatischen Medizin versuchen seit langem, durch eine neue „Theorie des Menschen" oder wegen der vermeintlich neuen „Einführung des Subjekts in die Medizin" einen Paradigmawechsel herbeizuführen, durch den die Medizin „humanisiert", „patientenzentriert" statt „krankheitszentriert" oder gar revolutioniert werden soll.

Ein neues Paradigma?

Einen der jüngsten dieser Versuche stellt das äußerst anregende, inhaltsreiche Werk von v. Uexküll u. Wesiack [110] mit dem anspruchsvollen Titel *Theorie der Humanmedizin* dar.

Es kann hier nicht so ausführlich diskutiert werden, wie es das verdiente. Um die zahlreichen interessanten Gedanken, aber auch die nicht wenigen unzutreffenden oder halbrichtigen Behauptungen und Feststellungen zu erörtern, müßte man fast ein weiteres Buch schreiben. Erschwert werden Lesbarkeit und Akzeptanz durch vielfache Exkurse in die Psychoanalyse, deren Vorstellungen unbesehen als zutreffend übernommen werden. Unentbehrlich ist offenbar das wieder und wieder zitierte, auf historischer Unkenntnis beruhende (s. S. 28 f.) Feindbild einer rein naturwissenschaftlich-mechanistischen Medizin, wobei sich die Autoren bis zu der absurden Behauptung versteigen, das Leib-Seele-Problem sei für die heutige Medizin ein „**Leiche**-Seele-Dualismus". Nach eingehender Erörterung wissenschafts-theoretischer, insbesondere system- und zeichentheoretischer sowie kybernetischer Aspekte mit Aufstellung von „Modellen", speziell in Form von „Kreisen", wird die Vorstellung entwickelt, daß infolge der Selektivität unserer Sinneswahrnehmungen sowie deren Bedeutungserkennung und -verwertung durch Vergleich mit angeborenen und erworbenen „Mustern" eine „individuelle Wirklichkeit" mit entsprechenden Folgen für das Handeln und Verhalten („Situationskreis") entsteht. In der Arzt-Patienten-Begegnung treffen die sehr verschiedenen „individuellen Wirklichkeiten" zweier Subjekte aufeinander und interagieren; daraus entwickelt sich ein „diagnostisch – therapeutischer Zirkel" mit Aufbau einer „gemeinsamen Wirklichkeit". Vieles davon ist bekannt, allerdings unter teilweise anderer Terminologie und vor allem nicht in solch umfassender Zusammenschau unter dem Aspekt der Humanmedizin.

Das **Leib-Seele-Problem** – gemeint ist natürlich der lebendige Leib – ist nicht nur das Kernproblem der Psychosomatik und der Psychiatrie, sondern, gemäß ihrem Paradigma (s. S. 23ff.), der gesamten Medizin. Es ist ein altes philosophisches und ein relativ junges medizinisches Problem. Letzteres entstand im wesentlichen erst mit dem Sieg des Paradigmas der wissenschaftlichen Medizin im vorigen Jahrhundert, mit den Forschungsergebnissen der Neuroanatomie, der Neurophysiologie, der wissenschaftlichen Psychologie und der psychiatrischen Erkenntnis, daß Geisteskrankheiten Gehirnkrankheiten sind. Ohne auf Einzelheiten einzugehen, seien die materialistische, die idealistische, die Parallelismus-, die Wechselwirkungs- und die Identitätstheorie genannt; dazu kommen dann noch die zahlreichen psychosomatischen Modelle und „Kreise" (Übersicht bei [26]), u. a. der vielzitierte Gestaltkreis von v. Weizsäcker [115], der die Komplementarität von Leib und Seele herausstellt, die nicht aufeinander wirken, sondern „einander wechselseitig erläutern". Die Vielzahl der Vorstellungen zeigt, daß das Problem ungelöst ist. Es läßt sich auch dadurch nicht als Scheinproblem aus der Welt schaffen, daß man den Dualismus lediglich als Folge der dualen Methodik des Zugangs erklärt; das Problem besteht vielmehr in der Aufklärung der Beziehungen zwischen Leib und Seele in der (unbestrittenen) ontischen Ganzheit „Mensch", die beides umfaßt. Die Analyse dieser Beziehungen wird allerdings dadurch entscheidend behindert, daß der Zugang zu beiden Bereichen nur mit jeweils kategorial verschiedener Methodologie möglich ist (s. unten). Die Psychiater haben sich dem Problem, wohl unter dem Zwang des zum Handeln verurteilten ärztlichen Forschers, sehr viel pragmatischer genähert: Sie haben „geschaut", und dann ihre nosologischen Systeme aufgebaut, und aus ihrem Postulat, daß Geisteskrankheiten Gehirnkrankheiten sind, u. a. (deduktiv) geschlossen, daß substantielle Einwirkungen auf das Gehirn, z. B. mit Psychopharmaka, Geisteskrankheiten beeinflussen können. Das ist natürlich auch keine Lösung des Leib-Seele-Problems; „dies Räthsel wird wohl ungelöst bleiben bis ans Ende der Zeiten", wie schon Griesinger 1861 erkannte [47].

Die Vertreter der Psychosomatik und der medizinischen Anthropologie erheben den Anspruch, das „Subjekt" in die Medizin eingeführt zu haben. In dieser Form und ohne nähere Erläuterung gesagt, ist dies irreführend und wird daher auch meist falsch verstanden – nämlich dahingehend, daß jetzt zum ersten Mal der Mensch als Subjekt, als Person in den Mittelpunkt der Medizin gerückt worden sei, daß diese dadurch endlich wirklich „human" und, um die zugehörigen Schlagworte zu benutzen, „patientenzentriert" statt „krankheitsorientiert" würde. Das ist so natürlich unzutreffend, denn von Hippokrates bis zum heutigen Tag stand immer schon der kranke Mensch als Subjekt, als Person, als Individuum im Mittelpunkt wenn schon nicht der Forschung, so doch praktischen ärztlichen Handelns (s. auch [1]), und ebenso ist seit der Antike die „humanitas" als dessen unverzichtbares Grundprinzip nie angezweifelt worden. Das alles ist ganz unabhängig davon, nach welcher jeweiligen Krankheitslehre die Ärzte handelten, welchem Paradigma sie anhingen. Schon v. Krehl, der kein Psychosomatiker war, hat aufgrund der jedem Arzt geläufigen Beobachtung, daß die gleiche Krankheit bei jedem Menschen anders verläuft – was ja sowohl somatische, pathophysiologisch erklärbare, als auch in der Persönlichkeit liegende Gründe haben kann – auf eine individuelle „Gestaltung" der Krankheitsvorgänge geschlossen. Es ist, um es einmal ganz simpel auszudrücken, die ärztliche Altagserfahrung, daß der eine Schmerzen klaglos erträgt, sie so verdrängt, daß er sich nicht einmal krank fühlt, und die hypochondrische Persönlichkeit schon durch geringen Schmerz befindensgestört sein und sich als Kranker fühlen kann. Die Psychosomatiker haben den Begriff des Subjekts dadurch erweitert, daß darin nicht nur die Person selbst, sondern auch ihr Handeln und alle ihre Beziehungen zu ihrer Umwelt, ihre individuelle „Wirklichkeit", enthalten ist. In der Arzt-Patienten-Begegnung treffen dann die subjektive individuelle Wirklichkeit des Arztes mit der des Patienten zusammen und interagieren. Der Arzt ist dann nicht mehr nur ein objektiver Beobachter (und Behandelnder) eines anderen „Objekts", des Kranken, sondern es kommunizieren und interagieren 2 „Subjektwirklichkeiten". Man hat Schwierigkeiten, eine einfache Definition eines so oder ähnlich verstandenen Subjekts zu finden. Gehen wir an eine der Quellen: In den „Erklärungen" im Anhang zum „Gestaltkreis" heißt es hierzu bei v. Weizsäcker: „... Es kann daher keine [philosophische] Definition des Begriffs Subjekt geben, da in ihm Ursprung jeder Erkenntnis einer Wahrheit ist. – Wir haben es hier aber nicht mit philosophischer Erkenntnis und daher mit benannten Subjekten zu tun. Benannte Subjekte sind Gott, dieser Mensch, dieses Tier usw." Da sind wir wieder beim „gewöhnlichen" Subjekt, das freilich gar nicht in die Medizin eingeführt werden mußte, weil es schon immer darin enthalten war. Das Beobachterproblem, hier: Der Beobachter (Arzt) ist selbst ein Subjekt und ihm ist daher eine absolut „objektive" Beobachtung nicht möglich, ist ebensowenig neu wie es unvermeidlich ist, daß für den Augenblick der ärztlichen Untersuchung das Subjekt Patient für das Subjekt Arzt zum „Objekt" wird, an dem er möglichst genaue Beobachtungen machen will.

Man muß fragen, ob solcherart theoretische Analysen und Grundsatzüberlegungen, die sich zum kleinen Teil auch auf Experimente stützen, die Wirklichkeit ärztlicher Praxis zutreffend erfassen, so wie sie sein sollte und so wie sie ist, und ob sich aus der Differenz zwischen beiden neue Handlungsanweisungen ergeben (s. unten). Jedenfalls trifft Christians Behauptung [26] sicher nicht zu, daß mit dem breiten Eingang der Psychologie in die Medizin wieder „Menschlichkeit, Subjektivität und Innerlichkeit" in deren Gesichtsfeld kam. Diese haben nichts mit der Anwendung der „techne" der Psychologie auf den Kranken zu tun (s. a. S. 101, Hartmann).

Schließlich stellt die Psychosomatik, insbesondere ihre psychoanalytisch orientierte Richtung, die Frage nach dem *Sinn* von Krankheit oder Symptomen. Gemeint ist nicht die teleologische Frage, ob Krankheiten einen ökologischen Sinn (Zweck) derart haben, daß sie eine zu hohe Populationsdichte reduzieren können, auch nicht, daß Frankl [38] die Wiedergewinnung des verlorengegangenen Sinns eines Lebens zum psychotherapeutischen Behandlungsprinzip gemacht hat. Während in der biographischen Medizin Siebecks [101; 102] die gesamte Lebensgeschichte des Kranken und besonders die darin auftretenden „Krisen" zunächst nur zeitlich mit darin vorkommenden krankhaften Ereignissen korreliert wurden, hat v. Weizsäcker [113] einen pathogenetischen Zusammenhang postuliert, den er freilich nicht so verstanden wissen wollte, wie er meist verstanden worden ist, nämlich als Psychogenese, d. h. als Kausalität Psyche → Soma. Bei dem Mädchen, das akut an einer hochfieberhaften Angina erkrankt, wodurch eine vorgesehene, aber (unbewußt) nicht wirklich gewollte Hochzeit verhindert wird, hat der Körper durch die Krankheit das zum Ausdruck gebracht, was in ihrer Psyche vorging und das sie nicht zum Ausdruck brachte; der Körper hat „stellvertretend" gehandelt, das psychische Geschehen „erläutert". „Jeder Konversion ins Somatische ist eine Inversion ins Psychische verbunden" [114]. Solcherart Sinnzuteilung (oder Bedeutungszuerkennung) von körperlichen Symptomen oder Krankheiten ist von der Neurosenlehre her bekannt, wobei hier aber wieder durch die Annahme unbewußter, meist unter Verwendung physikalischer Termini beschriebener Prozesse eine Kausalität ins Spiel kommt. Wieder anders kann man den Sinn einer Krankheit darin finden, daß sie den Ablauf eines Lebens, auch seinen „Sinn" für den Betroffenen, ändert, positiv oder negativ, etwa durch „Läuterung" oder durch Abbruch einer Karriere oder persönlichen Beziehung. Und schließlich ist auch die Auffassung der Krankheit als Strafe für Sünde eine – heute verpönte – Sinndeutung von Krankheit.

Nur am Rande sei die gelegentliche Sinndeutung von Krankheit erwähnt durch Bezugnahme auf gleiche Worte mit unterschiedlicher Bedeutung, auf formale Ähnlichkeiten oder auf volkstümliche Redensarten: Wenn der cirrhosekranke Alkoholiker einen Ascites entwickelt und das Trinken einstellt, sei die Bauchwasser*sucht* an die Stelle der Trunk*sucht* getreten. Oder: Bei einer Frau mit unerfülltem Kinderwunsch tritt eine Struma auf; stellvertretend für das ausbleibende Anschwellen des Bauches schwillt die Schilddrüse an. Oder: Ein Lehrling erkrankt während einer beruflichen Konfliktsituation an einer akuten Enteritis: „Jetzt scheißt er denen was." Solch durchaus ernstgemeinter Nonsens hat dazu geführt, daß manche die Psychosomatiker in die Nähe von Spinnern gerückt haben.

Alles in allem: Ein neues Paradigma ist hier nicht zu erkennen. Das Leib-Seele-Problem ist ungelöst und wird es wohl bleiben. Es wird nicht durch Modelle oder „Kreise" gelöst, in denen an den entscheidenden Stellen die Lücken in der Erkenntnis durch Verbindungspfeile überbrückt werden, oder indem es als „Bedeutungssprung" (mit „Übersetzung" in andere Zeichen) von einer Integrationsebene in eine andere gedeutet wird. Das sind bestenfalls Beschreibungen des Problems, aber nicht seine Lösung. Die Modelle, Hypothesen und Erklärungsversuche, die Analyse der Arzt-Patienten-Beziehung unter Verwendung eines erweiterten Begriffs des Subjekts, die Sinndeutung von Krankheit und Symptomen, all das liefert bisher keine Hinweise dafür, daß hier ein neues, erfolgverheißendes Paradigma in Sicht ist. Das würde schnell deutlich, wenn man einmal versuchen würde, das neue Paradigma nicht in einem Buch auszubreiten, sondern in einigen wenigen Sätzen zu formulieren. Bisher handelt es sich lediglich um einige neue Theorien, eigentlich sogar fast nur um Hypothesen, die zu prüfen wären und die bei Bewährung den Strukturkern der Theorie des herrschenden Paradigmas ergänzen könnten.

Neue Methoden, neue Handlungsanweisungen?
Der methodische Dualismus

Wie schon dargelegt, entsteht ein neues Paradigma nicht plötzlich dadurch, daß im Kopf eines Forschers eine neue Theorie (schon gar nicht der Strukturkern einer Theorie) geboren wird. Erst wenn durch eine neue Idee oder Methodik ein bisher ungelöstes Problem gelöst wird, ist (vielleicht) die erste „paradigmatische" Anwendung eines neuen Paradigma entstanden. Lassen sich auf diese Weise weitere ungelöste Probleme klären, breitet sich das neue Paradigma aus, weil es erfolgverheißend ist. Der Strukturkern der Theorie wird geändert, es tauchen ganz neuartige Probleme auf und – für eine Handlungswissenschaft wie die Medizin entscheidend – neue Anwendungen, Methoden, Handlungsanweisungen. Nachdem sich eben gezeigt hat, daß die bisherigen Theorien, Hypothesen, „Ansätze" der Psychosomatik kaum geeignet sind, ein neues Paradigma zu begründen, ist zu fragen, ob daraus wenigstens neue Methoden, Handlungsanweisungen hervorgegangen sind.

Der Antwort seien einige allgemeine Anmerkungen zur **Methodik ärztlicher Handlungen** vorausgeschickt.

Wenn wir den **Körper** eines Menschen untersuchen, beschreiben wir die mit unseren Sinnesorganen erfaßten Phänomene, beschreiben Farben, Formen, Geräusche, Bewegungen, und wir verwenden physikalische und chemische Methoden, messen, wiegen, zählen, analysieren biochemische und biophysikalische Funktionsabläufe – wobei wir uns voll bewußt sind, daß wir lebende Strukturen und vitale Prozesse mit Methoden untersuchen, die z. T. der anorganischen Welt zugehörig und angemessen sind. Aber wir haben zur Untersuchung der Körperlichkeit des Menschen wenig andere; das biologische Element spielt dann vor allem bei der Interpretation unserer Messungen und Wahrnehmungen eine Rolle. Die mit der geschilderten Methodik gewonnenen Beobachtungen werden **objektiv** genannt, weil sie beobachterunabhängig, d. h. intersubjektiv nachprüfbar sowie reproduzierbar sind, zudem haben sie eine bestimmte Reliabilität und Validität.

Unsere gesamte technische Zivilisation beruht auf dieser Art von Objektivität. Wir gehen davon aus, daß ein uns bekanntes Haus eine Rückseite hat, auch wenn wir diese nicht sehen, weil wir unseren Standort geändert haben. Wenn wir es gemessen haben, wissen wir, wie groß es ist, auch wenn es aus der Entfernung immer kleiner erscheint. Wir wissen, daß uns Bau und Funktion unserer Sinnesorgane nur einen Ausschnitt der „wirklichen", „materiellen" Welt wahrnehmen lassen und versuchen diesen Ausschnitt durch Beobachtungs- und Meßgeräte zu erweitern, z. B. Mikroskope, Teleskope, Endoskope, Ultraschall, Röntgenstrahlen, Elektrizität, chemische Analysen etc. Jeder Mensch hat daher eine Vorstellung von der materiellen Welt (einschließlich seines eigenen Körpers), die in Einzelheiten durchaus auch von Mensch zu Mensch verschieden sein kann, z. B. bei Farbenblindheit, aber trotzdem existiert die materielle Welt, die „Wirklichkeit" keinesfalls nur in unserer Vorstellung. Sie existiert auch, wenn wir Teile davon selbst noch nie wahrgenommen haben, oder Augen und Ohren verschließen, oder schlafen, oder tot sind. Alle Menschen nehmen diese materielle Welt in prinzipiell gleicher Weise wahr, und zwar seit jeher, ungeachtet dessen, daß sie vielleicht verschiedene Bezeichnungen oder Begriffe verwenden oder daß sie ihre Sinneseindrücke verschieden interpretieren und dann unterschiedliche „Weltbilder" – oder „individuelle Wirklichkeiten" – entwickeln.

Diese primäre, unmittelbare, bei allen Menschen prinzipiell gleichartige sinnliche Wahrnehmung der materiellen Welt ist Grundvoraussetzung für das Zurechtfinden in der Welt und auch für das Zusammenleben von Menschen. Ungeachtet aller philosophischen Spekulationen über „Wirklichkeiten" oder „Seiendes" benutzen Physik, Chemie und alle Anwendungswissenschaften einschließlich der Technik diese so definierte Objektivität mit größtem Erfolg, und auch in der Medizin arbeiten wir damit, wenn wir einen Menschen **körperlich** untersuchen, beobachten oder behandeln. Wir verwenden hierbei eine **empirisch-analytische Methodik**: Der Mensch ist im Augenblick der Anwendung solcher Methodik für den Arzt – horribile dictu – in der Tat „Objekt", was ja nicht ausschließt, daß er gleichzeitig auch ein „Subjekt" ist.

Das auf diese Weise erhaltene Bild von der materiellen Welt und erst recht vom Körper des Menschen ist natürlich reduktionistisch, weil uns unsere Sinnesorgane auch mit apparativer Verstärkung oder Erweiterung nur einen Ausschnitt aus der materiellen Welt wahrnehmen lassen (damit müssen und können wir in einer Handlungswissenschaft leben), und es ist lückenhaft, weil wir selbst diesen Ausschnitt nie vollständig erfassen können.

Grundsätzlich verschieden hiervon ist die Untersuchung oder Beobachtung der **Psyche**, des seelischen Zustandes eines Menschen; eigentlich sind diese Begriffe schon fragwürdig, denn untersuchen oder beobachten in ähnlich direkter und „objektiver" Weise wie den Körper können wir die Psyche prinzipiell nicht. Wir erfahren das Wesentliche über die Seele eines anderen Menschen letztlich nur, wenn er es uns durch die Sprache mitteilt. Körperliche Begleiterscheinungen des seelischen Zustandes, wie Verhalten, Ausdruck, vegetative Funktionen, können wir beobachten und teilweise sogar quantifizieren. Aber die körperlich beobachtbaren Phänomene sind sämtlich „unspezifisch", sie allein verraten nichts über die Art der zugrundeliegenden Emotionen, Vorstellungen, Denkprozesse usw. und schon gar nichts über deren Zustandekommen, und bei ihrer Quantifizierung besteht keine sichere, verallgemeinerungsfähige Beziehung zwischen dem angewandten Maßstab und der „Quantität" der zugrundeliegenden psychischen Phänomene.

Körperliche Phänomene wie Erröten, Erblassen, Schweißausbruch, Herzklopfen u. a., die Affekte oder Emotionen begleiten, demonstrieren uns tagtäglich die Einheit von Leib und Seele. Aber alle diese Phänomene sind nicht nur unspezifisch und wenig differenziert, sondern auch an das **aktuelle** psychische Geschehen gebunden. Alles übrige, und das ist das meiste, kann uns nur durch die Sprache übermittelt werden. Deren Bedeutung wird besonders klar durch Vergleich mit dem **Tier**. Die Verhaltensforscher haben z. B. bei Hunden eine große Zahl von Verhaltens- und Ausdrucksmustern beschrieben, die für bestimmte psychische Zustände wie Angst, Aggression, Freude, Zufriedenheit etc. charakteristisch sind. Wenn wir den Hund isoliert betrachten, wissen wir aber nicht, warum er sich freut oder wovor er Angst hat. Wir erschließen das allenfalls aus der Gesamtsituation, aber sagen kann er uns das nicht. Wer mit seinem Hund in enger Hausgemeinschaft lebt, weiß auch, daß Hunde träumen können. Sie zeigen im Schlaf plötzlich rudimentäre Bewegungen der Läufe und eine beschleunigte Atmung, bei Jagdhunden oft einhergehend mit leisen, aber typischen Spurlauten. Sie träumen offensichtlich, daß sie laufen oder jagen. Seltener träumen sie auch von anscheinend freudigen Ereignissen, wenn sie im Schlaf plötzlich mit dem Schwanz wedeln. Daß es sich um Träume handelt, geht daraus hervor, daß in allen diesen Fällen stets gleichzeitig „rapid eye movements" vorhanden sind (eigene Beobachtungen), d.h. jene aus der menschlichen

Schlafforschung bekannten, mit Träumen einhergehenden „REM-Phasen". Das – und manches andere – spricht dafür, daß zumindest höhere Tiere ein Unterbewußtsein und ein weitaus differenzierteres Seelenleben besitzen als die meisten Menschen ahnen; die Tiere können ja nicht darüber sprechen. Wenn der Humanpsychologe versucht, allein durch Registrierung körperlicher Phänomene psychische Vorgänge zu erschließen, kommt er damit prinzipiell nicht weiter als der Tierpsychologe, d. h. das meiste, das wesentlichste bleibt verborgen.

Sehr gut wird dies auch durch den sog. „Lügendetektor" demonstriert: Änderungen der Hautdurchblutung (Hauttemperatur), der Schweißsekretion (Hautwiderstand), der Pulsfrequenz und des Blutdrucks begleiten Emotionen ganz verschiedener Art, Scham, Angst, Zorn, Freude, „Erregung" jedweder Ursache; ob sich die registrierten körperlichen Phänomene aus Angst, Scham oder Aufregung ändern, weil der Untersuchte lügt oder aber weil er die für ihn unangenehme Wahrheit gesteht, kann der Detektor nicht unterscheiden.

Was wir von einem Patienten über seine Seele erfahren, hängt zuerst davon ab, was er uns mitteilen **will**, was er bewußt oder unbewußt verschweigt oder hervorhebt, ferner davon, was und wie der Untersucher fragt und ob er das Vertrauen des Patienten gewonnen hat; schließlich ist fraglich, ob das, was er preisgibt, der Wahrheit entspricht. Man kann gleichzeitige körperliche Phänomene beobachten oder durch Fremdanamnese biographische Angaben oder äußere Lebenssituationen überprüfen, aber objektiv etwa in dem Sinne, daß jeder folgende Untersucher stets zum genau gleichen Ergebnis gelangt, kann eine psychische Exploration nie sein – aus den angeführten Gründen nicht, aber auch deshalb, weil jede eingehende psychologische Untersuchung, erst recht wenn sie in Form der Psychoanalyse erfolgt, die subjektive seelische Wirklichkeit des Patienten verändert.

Man könnte fast von einer „psychologischen Unschärferelation" sprechen: Je eingreifender die Untersuchung, die Exploration („der Meßvorgang"), umso mehr wird dadurch der Befund („das Meßergebnis") verändert. Was wir als psychischen Befund erheben, weicht daher von der tatsächlichen „seelischen Wirklichkeit" eines Menschen (die freilich niemand außer ihm selbst kennt) mehr oder weniger ab, abgesehen davon, daß wir seine „Transzendenz" (s. S. 38) ohnehin nie erfassen können. Mit einer sehr guten Test-Psychologie (z. B. Fragebogen) läßt sich diese grundsätzliche Problematik zwar in einzelnen Bereichen abmildern, aber niemals aufheben.

Das, was uns auf diese Weise, mehr oder weniger zutreffend, über die seelische Wirklichkeit eines Patienten zur Kenntnis gelangt, können wir nur „verstehen", d. h. hier durch Vergleich mit unseren eigenen seelischen Zuständen und Verhaltensweisen oder mit denen, die wir von anderen Patienten, mehr oder weniger zutreffend, erfahren haben, beurteilen und interpretieren. Es ist ein **hermeneutisches** Verfahren, mit der Entwicklung hermeneutischer Zirkel, die u. U. sogar in einem Circulus vitiosus münden können. Die Befunde sind beobachterabhängig, d. h. nicht exakt intersubjektiv überprüfbar, und ebenso nur in Grenzen reproduzierbar. Das gilt prinzipiell auch für die Psychiatrie, z. B. bei der Diagnostik von Psychosen, wobei hier die entscheidenden psychischen Phänomene gut definiert sind; sie gelten als abnorm, weil sie in unserem eigenen Seelenleben und dem anderer Gesunder nicht vorkommen und wir uns daher nicht einfühlen, sie nicht „verstehen" können. Sie werden zudem von den Patienten auch oft eindeutig und wahrheitsgemäß mitgeteilt, so daß verschiedene Untersucher zu verschiedenen Zeitpunkten den „Befund", die Diagnose reproduzieren können. Das kann in Grenzfällen schwierig sein, und bei der wirklich gekonnten Simulation einer Psychose muß die Diagnostik versagen.

Im Gegensatz hierzu ist bei vorgetäuschter körperlicher Krankheit (dabei handelt es sich nicht nur um Simulation) diese so gut wie immer eindeutig feststellbar oder auszuschließen. Schwierigkeiten bereitet oft erst die Frage, mit welchen Mitteln und warum die Täuschung erfolgte [21].
Auch hier ist wieder die Funktion der Sprache deutlich: Es ist möglich, eine körperliche Untersuchung oder ein Computertomogramm vorzunehmen, ohne mit dem Patienten ein Wort zu wechseln – das Beispiel ist nicht an den Haaren herbeigezogen, denn ein nicht unbegründeter Vorwurf an die Schulmedizin lautet ja, sie sei „stumm", „sprachlos", im Gegensatz zur „sprechenden Medizin". Jedenfalls wird der erhobene objektive Befund durch die Sprachlosigkeit bei der Untersuchung nicht beeinflußt, ein Tumor bleibt ein Tumor – die Sprache kommt erst anschließend und zunächst nur im Gehirn des Beobachters zum Zuge, der den Befund wahrnimmt, erkennt, benennt, vergleicht, interpretiert usw. Demgegenüber ist die psychologische Diagnostik – wie jedes hermeneutische Verfahren – ohne sprachliche, mündliche oder schriftliche Kommunikation prinzipiell unmöglich.

Mit der Wahrnehmung von uns nicht unmittelbar beobachteten, sondern nur durch sprachliche Kommunikation zur Kenntnis gelangten Phänomene der psychischen Wirklichkeit des Patienten und ihrer anschließenden hermeneutischen Interpretation verwenden wir eine **phänomenologisch-hermeneutische Methode**, das zweite Verfahren, das zusammen mit der **empirisch-analytischen Methode** den **methodischen Dualismus** bildet, der jedes ärztliche Handeln bestimmt. Der fundamentale Unterschied zwischen beiden Methoden wird auch dadurch nicht aufgehoben, daß in die Interpretation empirisch-analytischer Daten hermeneutische Elemente einfließen können, und schon gar nicht dadurch, daß bei **jeder** ärztlichen Untersuchung beide Methoden nebeneinander, gleichzeitig, oder nacheinander und abwechselnd verwendet werden. Der methodische Dualismus setzt sich in der Behandlung fort: Wir behandeln einerseits durch substantielle Einwirkungen auf den Körper (Chirurgie, Pharmaka etc.) aufgrund von Erkenntnissen oder Daten, die vorwiegend empirisch-analytisch gewonnen wurden, andererseits mit psychologischen Methoden, die sich auf phänomenologisch-hermeneutische Erkenntnisse stützen. Die Synthese der mit dieser verschiedenen Methodologie erhaltenen Erkenntnisse ist dann der Schlußstein: Eine „ganzheitliche Diagnose" oder eine „ganzheitliche Behandlung". Dabei werden an sich nicht kompatible Elemente, nämlich die Daten der empirisch-analytischen und die Ergebnisse der phänomenologisch-hermeneutischen Untersuchung nebeneinander gestellt, zugeordnet und zu einem Gesamtkonzept vereinigt – das ist der „ganzheitliche" diagnostische und therapeutische Akt.

Ein spezieller Fall des methodischen Dualismus findet sich bei der Prüfung von **Sinnesfunktionen**. Die hierzu gesetzten Reize lassen sich zwar qualitativ und quantitativ exakt definieren, und häufig ist auch der Reizerfolg z. B. in Form von Aktionspotentialen, Reflexen o. ä. meßbar, objektivierbar. Aber, um nur einige Beispiele zu nennen, bei der genaueren Prüfung des Gesichtssinnes, des Temperatursinnes, des Tastsinns, des Schmerzsinnes muß der Untersuchte verbal mitteilen, was oder wie er sieht, ob er warm oder kalt, spitz oder stumpf empfindet, welchen Charakter ein Schmerz hat. Die derartiger Diagnostik inhärente phänomenologisch-hermeneutische Komponente hat zwangsläufig zur Folge, daß das Ergebnis, der Befund, nicht immer eindeutig und sicher reproduzierbar ist.
Erst recht ist das der Fall bei den **subjektiven Symptomen** körperlicher Krankheiten und Funktionsstörungen. Zum Teil sind Sinnesfunktionen betroffen, dann gilt das eben gesagte:

Schmerzart und -charakter, Seh-, Hör-, Gleichgewichts-, Sensibilitätsstörungen etc. muß uns der Patient mitteilen. Aber es gibt zahlreiche weitere Symptome, die nicht mit den klassischen Sinnesfunktionen zusammenhängen und die wir nicht objektiv beobachten können: Übelkeit, Brechreiz, Müdigkeit, nichtvestibulärer Schwindel, Heißhunger, Durst, Druckgefühl, Erstickungsgefühl, „Brustenge" und vieles andere. Wir können zwar dann manchmal feststellen, daß als Ursache eine Herzkranzgefäßerkrankung, ein zu hoher oder zu niedriger Blutdruck oder eine Hypoglykämie in Betracht kommt, aber auch wenn wir keine objektiv faßbare Ursache finden, können die angegebenen Symptome durchaus vorhanden sein, nur wir können dies weder beweisen noch widerlegen, wir sind im Bereich der phänomenologisch-hermeneutischen Diagnostik. Zu trennen hiervon sind an sich objektiv faßbare Symptome, die nur anamnestisch angegeben werden: Durchfälle, Verstopfung, Schlafstörungen, „Anfälle" aller Art, Pollakisurie oder Polyurie etc. etc. Wir verzichten hier meist auf die an sich mögliche Objektivierung z. B. bei einer stationären Beobachtung, weil wir dem Patienten glauben, oder auch aus praktischen oder Kostengründen.

Die fehlende Intersubjektivität und Reproduzierbarkeit der phänomenologisch-hermeneutischen Methode hat in der Psychologie und in der Medizin bedeutende Konsequenzen: Befunde und daraus abgeleitete Handlungsanweisungen lassen sich nicht beweisen und auch schwierig widerlegen. Eine Widerlegung gelingt, wenn überhaupt, manchmal nach langer Zeit, oft erst nach Jahrzehnten, wenn derartige Ergebnisse in therapeutische Konzepte (oder in pädagogische Praxis) umgesetzt wurden und sich dort nicht bewährt haben. Auch dann werden sie oft nicht verworfen, sondern beibehalten, weil ihre Protagonisten darauf bestehen, und selbst wenn Evaluierungsstudien vorgenommen werden, sind die verwendeten Kriterien vielfach wieder hermeneutischer Art und damit verschieden interpretierbar. Eine andere Konsequenz ist, daß die prinzipielle Unmöglichkeit, subjektive Beschwerden oder Befindensstörungen zu „objektivieren", große Schwierigkeiten bei der Beurteilung therapeutischer Wirkungen bei solcherart Symptomen oder Beschwerden zur Folge hat. Das gleiche gilt für die Beurteilung entsprechender Nebenwirkungen; mit gutem Grund ist das Placebo eingeführt worden (s. S. 85ff.).

Der methodische Dualismus ist ein ubiquitäres Phänomen in der klinischen Medizin, weil er untrennbar mit dem Leib-Seele-Problem verbunden ist. Die Psychosomatik als Wissenschaftsgebiet, dessen Gegenstand die „Lehre der leibseelischen Einheit des Kranken in einem Netz sozialer Beziehungen" ist [117], hat zwangsläufig mit dem ungelösten Leib-Seele-Problem auch den methodischen Dualismus übernommen.

Betrachtet man z. B. die Klientel und die Therapieverfahren vieler psychosomatischer Kliniken, so bietet sich ein buntes Bild: Reaktive Depressionen, Medikamenten- und Alkoholabhängige, Verhaltensstörungen, Beziehungsstörungen, Eßstörungen, Hypochondrien, Erschöpfungszustände, vegetative Labilität, Schlafstörungen, Neurosen, Borderlinesyndrome bis hin zu leichten Formen echter Psychosen – Menschen, mit denen der niedergelassene Arzt allein nicht mehr zurechtkommt. Von den einst „klassischen" psychosomatischen Krankheiten ist fast nichts zu finden. Diese Klientel benötigt (und erhält) eine psychologisch/psychiatrische Therapie, Psychopharmaka eingeschlossen; begleitende körperliche Krankheiten werden zusätzlich behandelt. Die Internisten haben Psychologen engagiert, oder die Psychologen arbeiten mit einem Hausinternisten zusammen.

In der Spezialisierung der beteiligten Ärzte wird der unaufhebbare Dualismus der Methoden sichtbar, in den auch die Praxis der Psychosomatik zwangsläufig immer wieder mündet. Der Psychosomatiker ist heute de facto ein **Psychotherapeut**, meist analytisch orientiert, oft ausgestattet mit internistischen Grundkenntnissen. Internisten mit Zusatzbezeichnung „Psychotherapie" haben zwar die Möglichkeit, zusätzliche Gebührenordnungsziffern abzurechnen, aber wenn sie als kompetente Internisten eine große Fachpraxis führen, kaum Freiraum für zeitaufwendige Psychotherapien. Die sog. „kleine Psychotherapie" – zuhören und verständnisvoll beraten, stützen und trösten – ist aber seit jeher Bestandteil der Behandlung jedes Arztes jeder Fachrichtung, oder sollte es zumindest sein.

Das wird inzwischen jetzt auch von den Vertretern der Psychosomatik so gesehen [117]. Psychosomatik ist ein wichtiges **Wissenschaftsgebiet**, das die gesamte klinische Medizin einschließt. Auch die Bezeichnung „Klinik für psychosomatische Medizin" ist zweckmäßig, weil der Patient nicht durch Namen wie „Psychotherapeutische" oder „Psychiatrische" Klinik abgeschreckt wird und sich als geistig gestört abgestempelt fühlt. Zudem bieten diese Kliniken eine umfassendere Behandlung und nicht nur Psychotherapie an. Aber eine Facharzt- oder Zusatzbezeichnung „Psychosomatik" wäre ein Widerspruch in sich. Dem ist auch soeben der Ärztetag gefolgt und hat den „Facharzt für Psychotherapeutische Medizin" eingeführt.

Damit kommen wir auf die eingangs gestellte Frage zurück, ob die psychosomatische Medizin bisher neue Methoden, Handlungsanweisungen geliefert hat, die ihren Anspruch auf ein neues Paradigma rechtfertigen könnten. Soweit sie in ihrer Praxis Psychotherapie betreibt – und das tut sie in erster Linie –, ist das nicht der Fall, denn Psychotherapie gibt es seit langem, wenn auch nicht in so weit entwickelter Form wie heute. Das theoretische Konstrukt eines erweiterten Subjektbegriffs, die Frage nach dem Sinn von Krankheiten oder Symptomen, die Herausarbeitung von Zusammenhängen von Lebenskrisen und Krankheiten – all das mag für die praktische Psychotherapie Bedeutung haben und vielleicht in der übrigen ärztlichen Praxis gelegentlich Assoziationen erwecken, aber **generelle** Handlungsanweisungen ergeben sich daraus nicht. Das verhindert allein schon die Tatsache, daß außer einem Psychotherapeuten kein Arzt zeitlich in der Lage ist, derart ausführliche biographische Anamnesen auch bei nur wenigen Patienten täglich zu erheben, wie das zur Erkennung solcher Zusammenhänge nötig ist, abgesehen davon, daß dies bei den meisten Patienten auch keine therapeutischen Konsequenzen hätte (s. unten). Daß jeder Arzt eine gewisse „psychosoziale Kompetenz" haben sollte, ist eine (richtige) Empfehlung, aber keine neue Handlungsanweisung. Das gleiche gilt für die letztlich wieder auf dem methodischen Dualismus basierenden Empfehlungen zur Kooperation zwischen Fachärzten für psychotherapeutische Medizin und den übrigen Ärzten, einschließlich des „teamorientierten" und anderer Organisationsmodelle für Kliniken [110; 117].

Die praktische Bedeutung psychosozialer Faktoren

Die gerne zitierten Statistiken, wonach 40, 60 oder 80 % der Patienten in der Praxis „psychosomatisch krank" seien, sind nichtssagend. Angesichts der Einheit von Leib und Seele ist der Mensch bei jeder Krankheit körperlich und seelisch betroffen. Entscheidend vor allem für die Wahl der Therapie ist, welcher Anteil überwiegt, vielleicht Hauptursache, vielleicht nur Folge des jeweils anderen oder vernachlässigbar gering ist.

Es kann z. B. durchaus reizvoll sein, den Knöchelbruch eines Patienten auf einer Skipiste hinsichtlich seiner Entstehung, des Heilungsverlaufs und seiner Folgen unter psychischen und sozialen Aspekten zu analysieren, in den meisten Fällen ergeben sich aber für das praktische Handeln des Unfallchirurgen keine oder nur geringe Konsequenzen; wenn, sind sie zudem meist so geartet, daß sie mit Verständnis, etwas Einfühlungsvermögen und dem „gesunden Menschenverstand" des Arztes bewältigt werden können.

Tatsächlich bildet die **praktische** Bedeutung psychischer (und sozialer) Faktoren für Diagnose und Therapie ein Kontinuum, an dessen einem Ende diese praktische Bedeutung (nahezu) null, am anderen ausschlaggebend ist. An dem einen Ende finden sich z. B. viele Fälle der „kleinen" Traumatologie, am anderen psychiatrische und primär psychologische Störungen. Die große Mehrzahl unserer Kranken befindet sich irgendwo dazwischen, je nach ihrer Persönlichkeit und Fachgebiet mit Schwerpunkt mehr auf der einen oder anderen Seite. Die Patienten mit inneren Erkrankungen sind keineswegs sämtlich im mittleren Bereich dieses Kontinuums angesiedelt; auch unter ihnen sind nicht wenige, bei denen psychosoziale Faktoren für Diagnose und Therapie, für das **praktische** Handeln von minimaler, und andere, bei denen sie von entscheidender Bedeutung sind.

Auch kann der gleiche Patient mit der gleichen Krankheit von der einen auf die andere Seite wechseln; z. B. ein schwerer Unfall oder eine Hirnblutung. Bei den Notfallmaßnahmen während der Erstversorgung des bewußtlosen Patienten sind psychosoziale Gesichtspunkte im allgemeinen nicht faßbar oder zu vernachlässigen; sie könnten u. U. sogar zu ethisch fragwürdigen Handlungen oder Unterlassungen führen. Nach abgeschlossener Rehabilitation und Erreichen eines nicht mehr verbesserungsfähigen somatischen Endzustandes gewinnen dann die psychosozialen Probleme oft großes Übergewicht.

Es besteht völlige Übereinstimmung mit den Theoretikern der Psychosomatik dahingehend, daß bei jedem Kranksein der Mensch in seiner Ganzheit, mit Soma und Psyche, betroffen ist. Jede undifferenzierte Verallgemeinerung eines dieser beiden Aspekte verkennt aber ihre höchst unterschiedliche Bedeutung im Kranksein jedes einzelnen Menschen, insbesondere in bezug auf die Konsequenzen für das praktische ärztliche Handeln. Manche dieser Theoretiker stehen der Psychoanalyse sehr nahe, eine gewisse Weltfremdheit gegenüber dem, was sich tagtäglich – recht und schlecht – in tausenden von Praxen und Kliniken an der „Front" der Medizin abspielt, kombiniert sich – falls sie überhaupt **praktischärztlich** tätig sind – mit Erfahrungen mit einer ganz speziellen Patientenklientel zu einer einseitigen Sicht der Medizin. Die absurde Unterstellung, die heutige Medizin basiere auf der Maschinentheorie des Menschen, diffamiert, gewollt oder nicht, alle Ärzte, die vorwiegend mit chirurgischen, physikalischen, biochemischen oder pharmakologischen Mitteln Defekte beheben, Störungen ausgleichen, Menschen „behandeln". Jeder von uns wünscht sich jedenfalls im Ernstfall den perfekten Chirurgen oder den kompetenten Internisten; ist dessen „psychosoziale Kompetenz" gering, ist das immer noch besser als ein Stümper, der viel davon redet. Wer sehr schwerwiegende psychische oder psychosoziale Probleme hat, geht zum Psychiater oder Psychotherapeuten, vielleicht auch zum Pfarrer. Dem ehrgeizigen Anspruch, mit einer neuen „Theorie vom Menschen" in der gesamten Medizin einen Paradigmawandel herbeizuführen, fehlt nicht nur die wissenschaftstheoretische, insbesondere die methodologische Grundlage, sondern auch in einem nicht kleinen Bereich der praktischen Medizin die Notwendigkeit und das Bedürfnis.

Erfolge

Auch in der Medizin ist nichts so erfolgreich wie der Erfolg. Selbst bei Beschränkung psychosomatischer Behandlungen auf erfolgversprechende Fälle – eine solche Beschränkung ist sonst in der Medizin nicht üblich – sind echte und vor allem anhaltende Heilerfolge eher selten. Diese negative Erfahrung hat mich mein ganzes Berufsleben hindurch begleitet, angefangen in Heidelberg bei der Zusammenarbeit mit den Gruppen von Mitscherlich und v. Weizsäcker, die wir als junge Ärzte mit anfänglich großem Enthusiasmus gesucht haben, bis in die jüngste Vergangenheit. Darüber können auch nicht die Berge einschlägiger Literatur, die begeisterte Akzeptanz in den Medien, die „Pflichtübungen" in Psychosomatik auf Kongressen und in Lehrbüchern, die Schaffung von Lehrstühlen und von psychosomatischen Kliniken – beides ist notwendig – hinwegtäuschen. Die große „Erfolgsverheißung" wurde nicht, bestenfalls teilweise erfüllt. Wie die verwendeten Methoden nicht anders erwarten lassen, entsprechen Erfolge und Mißerfolge im wesentlichen denen der Psychotherapie in ihren verschiedenen Formen, selbst wenn der Psychosomatiker vielleicht zusätzlich physikalische oder pharmakologische Verfahren einsetzt. Hinzu kommt, daß, wie eine Metaanalyse der Studien über die Wirksamkeit der Psychotherapie von Grawe (Zit nach [106]) gezeigt hat, daß das bei uns am meisten verwendete Verfahren der Psychoanalyse in bezug auf seine Effektivität erst an zweiter Stelle steht, vor der Gesprächstherapie und hinter der Verhaltenstherapie, die mit Abstand führt, obwohl sie weit weniger angewendet wird. Daß die „techne" der Psychotherapie, speziell der Psychoanalyse, auch beträchtlichen, oft lebenslangen Schaden anrichten kann, darüber wird kaum geredet oder geschrieben.

Gerade bei den „klassischen" (scheinbar) psychosomatischen Krankheiten, wie essentielle Hypertonie, Ulkusleiden, Asthma bronchiale, Colitis ulcerosa, M. Crohn, hat die Psychosomatik im wesentlichen versagt. Sie werden, Einzelfälle immer ausgenommen, nach wie vor in erster Linie medikamentös behandelt, nicht wegen der Beschränktheit der Ärzte, sondern weil dies ungleich wirksamer (nebenbei auch billiger) ist. In weiten Bereichen der praktischen Medizin, nicht nur in den chirurgischen Fächern, hat sich gezeigt, daß dort, wo überwiegend körperliche Krankheit behandelt wird, die Anwendung „somatischer" Methoden häufig allein und auch ausreichend erfolgreich ist, weil psychische oder soziale Faktoren marginale oder keine Bedeutung haben – ganz abgesehen davon, daß diese gelegentlich gar nicht beeinflußt werden können und daß nicht wenige Patienten auch nicht wünschen, daß sich der Arzt damit befaßt.

„Bessere" Medizin?

Unabhängig davon, ob die psychosomatische Medizin ein neues Paradigma bedeutet oder nicht, müßte ihr hoher Anspruch, mit ihrer anderen „Theorie des Menschen" die Medizin zu revolutionieren oder zu humanisieren, sich dadurch bestätigen, daß diejenigen Ärzte, die solche Form der Medizin propagieren und praktizieren, ganz besonders gute, beliebte und von den Patienten gesuchte Ärzte sind. Davon kann keine Rede sein. Ich habe aus nächster Nähe Koryphäen der psychosomatischen Medizin und einzelne ihrer Mitarbeiter erlebt, die sich in einer Weise aufführten, daß sich die zugewiesenen Patienten strikt weigerten, sie zu einer zweiten Konsultation aufzusuchen. Zweifellos hat jede Arztpersönlichkeit „ihre" besondere Klientel, d.h. Patienten, mit denen sich eine besonders vertrauensvolle und dauerhafte Arzt-Patienten-Beziehung entwickelt und andere, mit denen dies nicht gelingt, und es gibt natürlich psychoanalytische Erklärungen (oder Entschuldigungen?) für die Widerstände des Patienten gegen den Therapeuten oder die Therapie. Aber es kann sich kaum um eine besonders humane, eine bessere Medizin handeln, wenn die Patienten es nach ein, zwei Konsultationen ablehnen, den Psychosomatiker wieder aufzusuchen.

Damit soll lediglich gesagt sein: Psychosomatisch arbeitende Ärzte sind insgesamt keine besseren Ärzte als andere, und sicher auch keine schlechteren (wenn man unter „besser", „schlechter" die Akzeptanz des Arztes und seiner Behandlung durch den Kranken versteht). Auch in der psychosomatischen oder psychotherapeutischen Praxis können „Routine", Zeitnot und Wartezeiten entstehen; zudem gibt es auch eine psychotherapeutische „Apparatemedizin" in Form von Fragebogen oder Tests, und letztlich ist auch Psychotherapie „techne" (s.S. 100f.). Die Intellektualität, die manche Therapeuten ausstrahlen, kann Kühle und Distanz erzeugen, besonders beim sog. „einfachen Mann". Und wenn man hört, natürlich nicht öffentlich, daß nur Patienten mit einem gewissen Intelligenzniveau für eine Psychoanalyse geeignet seien, dann wäre die analytisch orientierte Psychosomatik schon gar nicht eine Theorie für die gesamte Medizin, denn **alle** sind unsere Patienten, auch die weniger intelligenten. Die Beschäftigung mit psychischen oder sozialen Problemen ist keineswegs zwangsläufig gekoppelt mit Empathie, menschlicher Wärme oder „Humanitas" – Eigenschaften, die nicht wenige Hausärzte oder Spezialisten auszeichnen, deren „psychosoziale Kompetenz" sich weniger auf Theorien oder eine entsprechende Ausbildung als auf einen durch ärztliche Praxis und durch allgemeine Lebenserfahrung gebildeten gesunden Menschenverstand stützt. Das heißt aber, allein durch die Anwendung der Psychosomatik (oder ihres Paradigmas, so es ein neues wäre) wird die Medizin nicht „humaner". Die Menschlichkeit der Medizin ist ein Problem der Menschen, die sie betreiben, nicht des Paradigmas, dem sie anhängen (s. auch [35]).

Nicht nur die schon zitierte Behauptung Christians [26], mit dem breiten Eingang der Psychologie in die Medizin sei wieder (!) Menschlichkeit und Innerlichkeit in das Gesichtsfeld der Medizin gekommen, ist unzutreffend, sondern auch die These von v. Uexküll u. Wesiacks [110], daß die Ethik des Arztes von seiner ärztlichen „Sozialisation" beeinflußt werde, womit hier gemeint ist, von seiner wissenschaftlichen Ausbildung nach dem „Maschinen-Paradigma" der

Medizin. Die letzte Perfektion des Technischen sei schließlich das Zyklon B für die Gaskammer gewesen. „Es war eine Unterlassungssünde, daß in den Nürnberger Ärzteprozessen neben den Ärzten ... nicht auch die Medizin auf der Anklagebank saß, in der sie ausgebildet waren. Die Theorien, die sie dort erlernt hatten, kennen keinen Unterschied zwischen Menschen und Tieren". Es fällt schwer, hier nicht von überwertigen Ideen und einem beachtlichen Realitätsverlust zu sprechen. Abgesehen davon, daß die Argumentation in sich zusammenfällt, wenn man das anscheinend unvermeidliche Maschinenparadigma der Medizin herausnimmt, weil das ja nur in der Vorstellungswelt dieser Autoren existiert, hat die Wirklichkeit ja ganz etwas anderes gezeigt: Gemessen an der Gesamtzahl der Ärzte ist nur ein Bruchteil kriminell geworden, darunter als Schreibtischtäter auch einige Gelehrte (einschließlich Psychiatern), und natürlich die Handlanger, die die „Schmutzarbeit" vor Ort ausgeführt haben. Aber die weitaus meisten Ärzte sind eben nicht kriminell geworden, selbst dann nicht, wenn sie politisch, mehr oder weniger und oft auch nur anfangs, auf den Nationalsozialismus hereingefallen waren, wobei sie sich in der besten Gesellschaft eines Teils der natur- und geisteswissenschaftlichen Elite befanden. Zweifellos sind manche auch deshalb nicht beteiligt gewesen, weil sie gar nicht in Versuchung kamen, weil sie nicht vor derartige ärztliche Gewissensentscheidungen gestellt wurden, aber ebenso wahr ist, daß es nicht wenige Ärzte gab, die allen Anfechtungen widerstanden und ihr ärztliches Ethos bewahrt haben – alle zusammen haben aber die gleiche medizinische Ausbildung genossen. Daß die Politkriminellen im 3. Reich eine Vorliebe für die Naturheilkunde hatten und Himmler Massenversuche mit Homöopathika in den Konzentrationslagern anordnete [90], dürfte wohl kaum mit dem Paradigma der beteiligten Homöopathen, das ja nun gewiß kein „Maschinenparadigma" ist, zusammenhängen. Und nichts macht deutlicher, daß das jeweilige wissenschaftliche Paradigma, nach dem der Arzt handelt, keinen Einfluß auf sein Ethos hat, als die Äußerungen, die der Begründer der anthropologischen Medizin, v. Weizsäcker, 1934 getan haben soll. Wenn sie so gefallen sind, wie sie zitiert werden (Frankf. Allg. Zeitg. vom 06.10.1987) – man scheut sich, sie zu wiederholen – wäre V. v. Weizsäcker in die Nähe der geistigen Väter der Mißachtung des ärztlichen Ethos im Dritten Reich zu rücken.

Über die Psychologie der kriminell gewordenen Ärzte will ich mich nicht äußern, v. Uexküll u. Wesiack haben einiges hierzu zitiert. Entscheidend ist jedenfalls, daß sie fundamentale Prinzipien der ärztlichen Ethik verletzt haben, nicht anders, aber noch verwerflicher als die nicht-ärztlichen Mörder jener Zeit, die sich über das gesellschaftliche und christliche Tabu der Menschentötung hinweggesetzt haben. Mit ihrer Ausbildung zum Arzt kann das insoweit zusammenhängen, als ihnen die Grundlagen ärztlicher Ethik nicht nachdrücklich genug vermittelt wurden, aber gewiß nicht damit, daß ihnen auch die „techne" der Medizin beigebracht wurde oder gar, weil ihnen angeblich der Mensch nur als komplizierte Maschine erklärt worden sei. So einfach kann man es sich nicht machen; zugleich ist dies auch eine Verleumdung jener unzähligen großen und kleinen ärztlichen Lehrer, die sich bemüht haben, ihre Schüler zu Ärzten und nicht zu Medizintechnokraten zu erziehen. Man sollte nicht sendungsbewußt das Banner der Humanität und des Ethos vor sich her tragen, wenn es wie hier in diesem (scheinbaren) Paradigmenstreit allenfalls um wissenschaftliche Fragen geht.

Zusammenfassend: Die Psychosomatik hat die hohen Erwartungen, die sie geweckt hat, nicht erfüllt; sie stagniert, fasziniert und dominiert von einigen historischen und rezenten Übervätern. Das Fach ist kopflastig: Große theoretische Entwürfe, immer neue „Konzeptionen" und „Ansätze" kontrastieren mit einer Praxis, die durch die konventionelle duale Methodik in Diagnostik und Therapie gekennzeichnet ist, wobei der Psychosomatiker überwiegend als Psychotherapeut tätig ist. Die Erfolge, entscheidend für die Akzeptanz, halten sich in den Grenzen derjenigen der Psychotherapie. Die Psychosomatik ist wie die übrige Medizin dem methodischen Dualismus verhaftet. Grundlegend neue Methoden oder „Handlungsanweisungen" werden nicht angeboten. Erst wenn das der Fall wäre und sich die großen „Erfolgsverheißungen" bewahrheiten, wäre vielleicht ein neues Paradigma in Sicht. Die Psychosomatiker sollten davon ablassen, in der Einleitung jeder Arbeit ihr offenbar unentbehrliches Feindbild einer angeblich rein naturwissenschaftlich orientierten Medizin herauszustellen. Die meisten Ärzte sind bei weitem nicht so beschränkt, wie damit unterstellt wird; viele, auch ich, befinden sich der Psychosomatik gegenüber vielmehr in der Situation des enttäuschten Liebhabers.

Solange grundlegend neue Vorstellungen über die Beziehungen zwischen Leib und Seele und, davon ausgehend, grundlegend neue, erfolgreiche Methoden nicht erkennbar sind – wenn wir wüßten, wie die aussehen, hätten wir bereits ein neues Paradigma –, solange bleibt nur, mit den bisherigen Methoden weiterzuforschen und möglichst unvoreingenommen wissenschaftliche Kärrnerarbeit zu leisten, d. h. „normale Wissenschaft" im Sinne von Kuhn zu betreiben. „Unvoreingenommen" meint auch, daß die Bewertung der Psychoanalyse gerade in der deutschen Psychosomatik überdacht und daß Erfolge, Mißerfolge und Therapieschäden – ein Lieblingsthema der Kritik an der „somatischen" Medizin – auch hier untersucht und offen diskutiert werden sollten. Nicht hohe Ansprüche, wie die „Revolutionierung" oder „Humanisierung" der Medizin, auch nicht Larmoyanz wegen angeblich fehlender Akzeptanz, sondern Nüchternheit und Selbstkritik sind gefragt. An sich sind **innerhalb** der Psychosomatik manche Bedingungen gegeben, die nach Kuhn einem Paradigmawechsel vorausgehen, und wenn je ein neues Paradigma der Psychosomatik gefunden würde, hätte es größte Auswirkungen auf die gesamte Medizin.

Anthroposophische Medizin

Zwei scheinbaren Alternativen zur Schulmedizin, der anthroposophischen Medizin und der Homöopathie, hängen seit vielen Jahrzehnten eine nicht kleine Zahl von Ärzten an. Man muß gleich hinzufügen, daß sie insofern nicht als vollständige Alternativen zur Schulmedizin angesehen werden, als die Ärzte beider Richtungen (wie auch andere sog. Alternativmediziner) bei ernsteren Krankheiten die wirksamen oder gar lebensrettenden Verfahren der wissenschaftlichen Medizin anwenden und ihre eigenen Heilmittel dann allenfalls zusätzlich verordnen. Ich glaube nicht, daß diese Kollegen nur deshalb schulmedizinische Methoden benutzen, weil andernfalls der Staatsanwalt droht, sondern weil viele auch davon überzeugt sind, daß in den genannten Fällen die schulmedizinische Therapie besser, meist überhaupt nur als einzige wirksam ist.

Dem entspricht, daß auch der Philologe Rudolf Steiner seine Vorschläge zu einer anthroposophischen Medizin nur als Erweiterung der Schulmedizin verstanden wissen wollte [107]. Es ist unmöglich und in diesem Zusammenhang auch nicht nötig, das gesamte spekulative geist-religiöse Ideensystem der Anthroposophie hier darzustellen (kritische Übersicht s. Ullrich [111]). Der Mensch als Krone der Schöpfung ist ein geistiges Wesen, er ist ein Mikrokosmos, der die vier Seinsbereiche Mineral, Pflanze, Tier und Mensch in sich vereinigt. Diesen entsprechen der physische Leib, der Aetherleib, der Astralleib und der Ich-Leib; denen wiederum Elemente (Feuer, Luft, Wasser, Erde), Lebensalter, Körperorgane, Krankheiten (Entzündungen, Tympanie, Ödeme, Sklerosen), Farben etc. zugeordnet sind. Der menschliche Organismus wird ausgehend von den 3 seelischen Grundfunktionen: Denken, Fühlen und Wollen, in drei „Funktionskreise" gegliedert: Das Nerven-Sinnes-System, das rhythmische System (Atmung, Herz-Kreislauf) und das Stoffwechsel-Gliedmaßen-System, die jeweils vorwiegend im Kopf, im Brustkorb bzw. im Unterleib lokalisiert sind. Nicht nur aus der Gestalt einer Pflanze wird auf bestimmte Heilwirkungen geschlossen (z. B. die Mistel zur Krebstherapie), auch ihren Teilen Wurzel, Blatt/ Stengel und Blüte werden jeweils spezielle Wirkungen auf die genannten 3 Funktionskreise zugeordnet, wobei der Art der Verabreichung (Einreibung bzw. Bad, Injektion oder orale Gabe) noch besondere Bedeutung zukommt. Die Heilmittelliste der anthroposophischen Firma Weleda AG [116] gibt eine gute Übersicht über die verwendeten Arzneimittel. Sie enthält über 300 Pflanzen sowie zahlreiche Zubereitungen aus tierischen Organen (z. B. Gehirn, Nerven, Stirnhöhlenschleimhaut des Schafes, Geweih des Edelhirsches, Kohle vom Kopf der Elster, aus dem Fell des Maulwurfs), aus Insekten (z. B. der Kreuzspinne oder aus Schmetterlingsflügeln), aus vielen Mineralien (einschließlich Edelsteinen und Halbedelsteinen), aus Metallen wie Silber, Zinn, Gold, Blei, Kupfer, Quecksilber. Den Metallen entsprechen einerseits bestimmte Gestirne, andererseits Organe und Funktionskreise. Beispielhaft ist folgende Ableitung: Dem zentralen Gestirn Sonne entspricht auf der Erde das Metall Gold, beim Menschen als zentrales Organ das Herz, daher sind Goldpräparate bei Herzkrankheiten indiziert. Die gläubige Verehrung, die dem Begründer der Anthroposophie entgegengebracht wird, drückt sich u. a. darin aus, daß in der Weleda-Heilmittelliste diejenigen Präparate jeweils besonders gekennzeichnet sind, die entweder Steiner selbst empfohlen hat oder die aufgrund prinzipieller Hinweise von ihm später ausgearbeitet wurden.

Die Konzeption dieser Arzneimittel, ihrer Indikationen und der vielfältigen, oft komplizierten Zubereitungsarten sind für den Nichtanthroposophen nur schwer nachzuvollziehen. Über Glaubensinhalte kann man nicht streiten. Diese sehr kursorische und unvollständige Übersicht soll lediglich deutlich machen, daß hier ein geistig-mystisches, quasi religiöses Ideensystem vorliegt, das sich, soweit es auf die Medizin bezogen wird, prinzipiell vom Paradigma der wissenschaftlichen Medizin unterscheidet: Die in diesem enthaltene „Nebenbedingung" der Rationalität ist nicht gegeben.

Anthroposophische Ärzte, z. B. Ita Wegman, und insbesondere der verstorbene Gerhard Kienle [15, 25], haben versucht, Brücken zur wissenschaftlichen Medizin zu schlagen. Es wurde ein „Methodenpluralismus" empfohlen und mit teilweise prinzipiell richtigen, für die anstehenden Sachfragen aber nicht relevanten wissenschaftstheoretischen Einwänden Tierversuche wie auch kontrollierte therapeutische Studien am Menschen als nicht aussagefähig bezeichnet. Alternative Verfahren zur Ermittlung von Wirksamkeit und Sicherheit von Arzneimitteln, wie sie ja der geforderte „Methodenpluralismus" verlangen würde, wurden jedoch bis heute – trotz massiver finanzieller Förderung entsprechender Bemühungen durch die Regierung – nicht entwickelt, es sei denn, man hält die von Kienle empfohlene „Intuition" oder In-vitro-Modelle für Alternativen. Daß sie das nicht sind, hat die Schulmedizin längst aus ihren eigenen Irrtümern gelernt. Kienle hat ferner mit Unterstützung von Juristen [36] den kontrollierten therapeutischen Versuch am Menschen auch ethisch in Frage gestellt, ja sogar kriminalisiert. Seine methodischen wie seine ethischen Einwände wurden nach eingehender Diskussion in nationalen und internationalen Gruppen von ausgewiesenen Fachleuten (einschließlich solchen für medizinische Ethik) als unhaltbar zurückgewiesen [57; 78].

Bemerkenswert ist, daß die Bemühungen Kienles und anderer anthroposophischer Ärzte, der anthroposophischen Medizin und insbesondere ihrer Arzneimitteltherapie Geltung zu verschaffen, öffentlich so gut wie ohne jeden Bezug auf das geisteswissenschaftlich-mystische Weltbild der Anthroposophie erfolgten. Man beschränkte sich auf die Kritik an einigen bekannten und breit diskutierten methodischen und ethischen Problemen der Arzneimittelprüfung am Menschen, für die die wissenschaftliche Medizin überall in der Welt längst praktikable Kompromißlösungen gefunden hat. Die Anthroposophen haben es seit über 60 Jahren nicht fertiggebracht, z. B. für ihre Mistelpräparate zur Krebsbehandlung einen den Kriterien der wissenschaftlichen Medizin genügenden Wirksamkeitsnachweis an Krebskranken zu erbringen. Man rekurriert statt dessen auf In-vitro-Versuche, die für sich genommen überhaupt nichts besagen, oder auf die „adjuvante" Krebsbehandlung, für die natürlich ebenfalls ein Wirksamkeitsnachweis unter kontrollierten Bedingungen (heute in der Onkologie möglich und vielfach praktiziert) erforderlich ist – anderenfalls sind Nebenwirkungen und die hohen Kosten nicht zu rechtfertigen. Es wurde ein Nebenkriegsschauplatz eröffnet, um bei der Novellierung des Arzneimittelgesetzes 1976 die Anthroposophika vor dem Wirksamkeitsnachweis der Schulmedizin zu retten. Dabei wurde wohlweislich das Hauptproblem ausgeklammert, nämlich, ob die Arzneimittellehre der Anthroposophen überhaupt die Kriterien der Wissenschaftlichkeit erfüllt. Hätte man diese Frage offen unter Darlegung des mystischen Ideensystems Steiners diskutiert, wären manchem Volksvertreter vermutlich die Augen aufgegangen. Es wäre vielleicht auch deutlich geworden, wie unlogisch es ist, einerseits die vordergründigen methodischen Einwände der Anthroposophen gegen den schulmedizinischen Nachweis von Wirksamkeit und Unbedenklichkeit zu akzeptieren und die gesamte alternative Medizin davon auszunehmen, andererseits aber eben diesen Nachweis für die Arzneimittel der Schulmedizin gesetzlich zu verankern. Diese rein politische Entscheidung war keine Entscheidung für einen „Wissenschaftspluralismus", als die sie gern hingestellt wird; sie wäre eher unter der Rubrik „Meinungs-" oder „Glaubensfreiheit" einzuordnen (s. auch S. 208). Die ohne echtes Alternativangebot vordergründig auf einem Teilgebiet geführten Angriffe gegen die Schulmedizin lenken davon ab, daß die gesamte Heilmittellehre der Anthroposophie ohne Einarbeitung in ihr Ideensystem unbegreiflich bleiben muß. Die Absicht Steiners, die Schulmedizin durch die Anthroposophie zu „erweitern", könnte natürlich nicht ohne Kenntnis und Akzeptanz ihrer Grundgedanken gelingen – aber solcherart Erweiterung ist überhaupt nicht möglich. Denn das würde bedeuten, daß 2 unvereinbare Paradigmen der Medizin nebeneinander angewendet würden. Dem entspricht die Praxis anthroposophischer Ärzte (s. S. 77ff.).

Homöopathie

Ähnlich ist es bei der von S. Hahnemann begründeten Homöopathie. Für die Wahl des homöopathischen Arzneimittels ist nicht die nosologische Diagnose der wissenschaftlichen Medizin maßgebend, sondern in erster Linie das Beschwerdebild des Patienten, die Symptomatologie. Das grundlegende homöopathische Dogma lautet: „Wähle zur Heilung eine Arznei, welche ein ähnliches Leiden für sich erregen kann als sie heilen soll." Es ist die sog. Ähnlichkeitsregel, „similia similibus curantur". Hierzu wird das Wirkungsspektrum des Arzneimittels, das grob- und feintoxikologische „Arzneimittelbild", am Gesunden ermittelt.

Daß es Arzneimittel gibt, die in zu hoher Dosierung die Symptome hervorrufen, die sie in niedriger, therapeutischer Dosis beseitigen können (z. B. die Extrasystolie bei Überdosierung von Digitalis oder manchen Antiarrhythmika), ist eine richtige Beobachtung, für die es auch pharmakologische Erklärungen gibt. Bei unzähligen, wahrscheinlich den meisten Pharmaka ist dieses Phänomen aber nicht vorhanden. Der Fehler der Homöopathen liegt darin, daß sie aus einer richtigen Beobachtung induktiv eine falsche, generalisierende Theorie abgeleitet und zum Dogma erhoben haben, an dem sie trotz gegenteiliger Evidenz festhalten.

Die Beobachtung, daß in spezieller Weise hergestellte Verdünnungen („Dilutionen"), bei festen Stoffen „Vermischungen" mit Milchzucker, stärker wirken sollen als die Ausgangssubstanz, führte später zu einem weiteren Dogma, der Lehre von den Potenzen, wobei Dilutionen bis D 30 (10^{-30}) und mehr verwendet werden. Vielfach wurde schon vorgerechnet, daß bei den Hochpotenzen nur noch einzelne oder überhaupt keine Moleküle der Wirksubstanz mehr in dem Arzneifläschchen des Patienten enthalten sind. Die Homöopathen erklären die angeblich trotzdem vorhandene Wirkung mit Hilfe hypothetischer molekular-biologischer Vorstellungen, nach denen die „Information" der zu verdünnenden Phase im Verdünnungsmittel gespeichert wird, wobei die „Energiezufuhr" beim Verdünnen („Potenzieren") durch Schütteln bzw. Verreiben eine Rolle spielen soll. Manche schreiben auch den in den Trägerstoffen Aethanol und Milchzucker enthaltenen Verunreinigungen (Spuren von Metallen und Elektrolyten) eine Wirkung zu, da sie beim Diluieren bzw. Mischen zwar nicht verdünnt, wohl aber „potenziert" würden [56]. Meinungsstreit und Häresien innerhalb der Homöopathie beziehen sich auf einzelne oder alle Elemente dieser Grundkonzeption der Lehre Hahnemanns, sie können hier außer Betracht bleiben.

Daß die Effekte einer Substanz dosisabhängig sind, d. h. daß der gleiche Stoff giftig, heilsam oder wirkungslos sein kann, ist eine triviale Feststellung – das wußte schon Paracelsus. Das Dogma von den Potenzen, d. h. der zunehmenden Wirksamkeit auf besondere Weise hergestellten Verdünnungen, widerspricht allerdings allen Erkenntnissen der experimentellen und klinischen Pharmakologie.

Das Simileprinzip ist ein Verfahren zur Arzneimittelfindung für einen bestimmten Kranken. Der entscheidende Unterschied zur wissenschaftlichen Medizin liegt darin, daß der Homöopath zwar in prinzipiell gleicher Weise wie der Schulmediziner, wenn auch vielleicht unter anderer Schwerpunktsetzung, eine subtile Symptomanalyse vornimmt, dann aber ein Arzneimittel wählt, dessen „Arzneimittelbild" dem Symptombild des Patienten am ähnlichsten ist. Der Schulmediziner versucht dagegen, aufgrund der Symptome (der subjektiven und der objektivierbaren, einschließlich biochemischer und apparativer Verfahren), die zugrundeliegende Krankheit zu erkennen, d. h. eine Diagnose zu stellen. Erst aufgrund dieser Diagnose wird eine bestimmte Therapie gewählt, die kausal, substituierend, antagonisierend oder symptomatisch sein kann. Dieses Vorgehen beruht auf der Erkenntnis, daß Symptome (oder auch Symptomkonstellationen, „Syndrome") nur in wenigen Fällen krankheitsspezifisch (pathognomonisch), sondern in der Regel vieldeutig sind. Die gleichen Symptome können bei den verschiedenartigsten Krankheiten vorkommen und dementsprechend zu grundverschiedenen Behandlungsarten führen. Die Arzneimittelfindung des Homöopathen erfolgt durch den Vergleich Symptombild : Arzneimittelbild, die des Schulmediziners über den Zwischenschritt der Diagnose einer bestimmten Krankheit. Viele Homöopathika verordnende Ärzte haben freilich inzwischen diesen Grundpfeiler der Lehre Hahnemanns, das Simileprinzip, aufgeweicht oder aufgegeben: Sie verordnen nicht mehr ein Homöopathikum, das dem Symptombild ähnlich ist, sondern fertige Kombinationen mehrerer bis vieler Substanzen („Komplexmittel"), die aufgrund schulmedizinischer Diagnosen ausgewählt werden. Andere lehnen Hochpotenzen ab.

Ob Vorschläge von Homöopathen [41], die man eigentlich nur als Kuriosa einordnen kann, noch von der homöopathischen Lehre gedeckt werden, sei dahingestellt: Die Wahl des homöopathischen Remediums bei der akuten Mittelohrentzündung ist verschieden, je nachdem, ob die Erkrankung nach dem Baden oder Duschen begonnen hat und ob zuerst das linke und dann das rechte Ohr befallen ist, oder umgekehrt; dabei seien die Erfolge bei Männern schlechter als bei Frauen.

Die Homöopathen (z. B. [44]) betrachten ihr Vorgehen als „hochgradige Individualisierung", die sie der „sonst üblichen Bezugsgrößen, mit deren Hilfe man ‚messen und wägen' könnte", beraube. Es wird ein Gegensatz konstruiert zwischen dem „empirischen" induktiven Vorgehen der Homöopathie, deren Arzneimittel sich „immer auf den ganzen Menschen als „Leib-Seele-Geist-Einheit" richten, und der „einseitig kausalen, deduktiven Denkweise" der Schulmedizin – obwohl auch diese auf nichts anderes als auf Empirie gegründet

Tabelle 1. Unterschiede zwischen klinischer (Schul)medizin und Homöopathie. (Nach [45])

	Klinische Medizin	Homöopathie
Krankheitslehre	ätiologisch-analytisch	phänomenologisch-synthetisch
Denken	in Kausalketten	in Analogien und Netzstrukturen
Therapeutische Forschung	deduktiv	induktiv
Therapeutische Mittel	biochemische Veränderungen	Signalsteuerung
Therapieansatz	über Diagnose	konstitutionell unter Einbeziehung auslösender Faktoren, wie z. B. einer Unterdrückung
Therapieziel	Heilung der Krankheit	Heilung des kranken Menschen
Nebenwirkungen	häufig	selten
Arzneischäden	selten	fehlen
Kosten	hoch	niedrig

ist, ohne dabei aber durch Dogmen wie das Simileprinzip eingeengt zu sein. Die stereotype Behauptung, die Schulmedizin akzeptiere nur Therapien, die kausal wirken bei Krankheiten, deren Pathogenese aufgeklärt ist, wird durch ständige Wiederholung nicht richtiger: Die Geschichte der Schulmedizin zeigt, daß zahlreiche wirksame Therapien akzeptiert wurden und werden, *bevor* ihr Wirkungsmechanismus aufgeklärt wurde – das ist undogmatische Empirie –, und ebenso gibt es viele gesichert wirksame Behandlungsverfahren bei Krankheiten, deren Pathogenese teilweise oder völlig unklar ist.

Nimmt man die Homöopathen beim Wort, so sind ihre Argumente entweder, wie eben gezeigt, schlicht falsch, oder sie verwenden unbewiesene molekularbiologische Hypothesen (Hochpotenzen), oder sie verzichten aufgrund halb verstandener theoretischer Physik auf das Kausalitätsprinzip, oder sie beschwören phrasenhaft die Ganzheitsmedizin. Es bleibt unverständlich, wieso sich ein durch Vergleich mit einem toxischen Arzneimittelbild gefundenes „individualisiertes" Heilmittel mehr auf den ganzen Menschen als Leib-Seele-Einheit richtet als eine aufgrund einer schulmedizinischen Diagnose verordnete Therapie, etwa eine für einen Patienten „maßgeschneiderte" Pharmakotherapie.

Tabelle 1 des Homöopathen Gebhardt [45] zeigt aus seiner Sicht die grundsätzlichen Unterschiede zwischen der „klinischen Medizin" und der Homöopathie.

Inwiefern die phänomenologischen Symptomenkombinationen des Homöopathen „synthetisch" sein sollen, im Gegensatz zur „ätiologisch-analytischen" Krankheitslehre der Schulmedizin, ist kaum zu verstehen. Letztere dient ja dem Zweck, über die reine Beschreibung vieldeutiger Symptome hinaus zu einem tieferen Verständnis der Krankheit eines ganzen (!) Menschen zu gelangen, indem die krankheitsbedingten Veränderungen gedanklich von individuellen, präexistenten oder zufälligen Begleitphänomenen getrennt werden, um daraus eine auf diesen besonderen Kranken bezogene Diagnose und Therapie abzuleiten. Dieser analytische Prozeß hindert nicht im geringsten daran, den kranken Menschen als Leib-Seele-Einheit, als „Ganzheit", zu sehen (vgl. S. 38 ff.). Auch die Beschreibung des homöopathischen Denkens in „Netzstrukturen", die Therapie durch „Signalsteuerung", „konstitutionell unter Einbeziehung ... z. B. einer Unterdrückung" – all das sind hier vage Begriffe, genauer Leerformeln. Für einen praktisch handelnden Arzt macht es keinen Unterschied, ob er die „Heilung der Krankheit" eines Menschen oder die „Heilung des kranken Menschen" bewirkt. Diese im Prinzip durchaus richtige semantische Differenzierung soll hier suggerieren, daß eine homöopathische Heilung eine höhere Qualität hat. Das Argumentationsmuster entspricht dem, wie es oben (S. 49) für die Naturheilkunde beschrieben wurde.

Tatsächlich führt der Verzicht der Homöopathie auf eine Diagnose und damit auf das nosologische System der Schulmedizin keineswegs zu einer unbegrenzten „Individualisierung" – dann wäre sie nämlich kaum lehr- und lernbar –, sondern sie verwendet, bewußt oder unbewußt, ebenfalls ein nosologisches System, nur ein anderes: Die Patienten werden (um das Simileprinzip anwenden zu können) nach Symptomenkonstellationen geordnet, wobei es sicher viele, aber nicht unendlich viele Kombinationen ebenso wie Grenzfälle und Überschneidungen gibt, nicht anders als im nosologischen System der Schulmedizin.

Den Homöopathen ist natürlich nicht entgangen, daß sie durch ihre dogmatische Starre den Anschluß an die Entwicklung der wissenschaftlichen Medizin verloren haben; ein Zeichen dafür sind auch die vielen Abweichungen von der „reinen Lehre". Die 200jährige angebliche „Bewährung" und „Erfahrung" hat im Gegenteil gezeigt, daß mittels der Homöopathie nicht eine einzige tödlich verlaufende Krankheit geheilt werden kann, keine nur einigermaßen schwere Infektion, chronische Krankheit oder Stoffwechselstörung gebessert oder beseitigt wird, ganz zu schweigen von der Prävention oder von Leiden, wie z. B. Krebs, bei denen auch die Schulmedizin vielfach versagt. Selbst auf dem Gebiet der symptomatischen Therapie, wie z. B. der Schmerzbehandlung, ist spätestens dann, wenn es ernst wird, die Schulmedizin am Zuge.

Dem entspricht das praktische Vorgehen homöopathischer Ärzte:

> Wie jeder andere Arzt auch, erhebt der homöopathische Arzt zunächst die Anamnese und schließt eine eingehende Untersuchung an, um eine exakte Diagnose stellen zu können. Danach entscheidet er, welche Therapie ... in Frage kommt, z. B. eine kausale Therapie, eine Operation, eine Substitution, eine antagonistische Therapie oder die Homöopathie. – Ist die Entscheidung zugunsten der letzteren gefallen, beginnt die eigentliche Arbeit erst mit der Erhebung der homöopathischen Anamnese ... [44].

Damit wird deutlich:

1) Der Homöopath stellt zunächst eine Krankheitsdiagnose nach den Regeln der wissenschaftlichen Medizin.
2) Anschließend werden die Patienten getrennt in solche, die eine schulmedizinische, und solche, die eine homöopathische Therapie erhalten sollen.
3) Bei den letzteren wird jetzt das nosologische System gewechselt und zur Arzneimittelfindung das Simileprinzip angewendet.

Die Verwendung eines eigenen nosologischen Systems bedeutet nicht ohne weiteres ein anderes Paradigma, denn auch die wissenschaftliche Medizin hat ihre Krankheitssystematik vielfach geändert und tut dies weiterhin ständig. Freilich muß man große Zweifel haben, ob eine vordergründig ausschließlich an Symptomen orientierte Krankheitseinteilung heute noch das im Paradigma der Schulmedizin enthaltene Kriterium der Rationalität erfüllt. Für die Lehre von den Hochpotenzen und für das Simileprinzip ist das jedenfalls sicher nicht der Fall; hier herrscht ein anderes Paradigma.

Wissenschaftshistorisch ist das Paradigma der Medizin Hahnemanns durch das der Schulmedizin abgelöst worden, gemäß den Regeln, die einen Paradigmawechsel herbeiführen: Das alte Paradigma versagt bei der Lösung praktischer Probleme, das neue löst diese und ist in der Praxis erfolgreich. Der praktizierende Homöopath ist dementsprechend heute ständig gezwungen, das Paradigma zu wechseln, von Fall zu Fall oder sogar beim gleichen Patienten nach- oder nebeneinander. Zugleich wird auch die kranke Menschheit zweigeteilt: In solche, die der Schulmedizin bedürfen, und solche, die mit Homöopathika (angeblich) geheilt werden.

Ungeachtet des Streits um Theorien oder Begriffe lautet aber die Gretchenfrage an die Homöopathie: Können mit homöopathischen Arzneien Krankheiten (oder kranke Menschen) geheilt oder gebessert werden, **und zwar durch den Gehalt dieser Arzneien an Wirksubstanz?** Würde diese Frage mit ja beantwortet, würden homöopathische Mittel sofort in den Arzneimittelschatz der wissenschaftlichen Medizin eingehen (allerdings nicht ohne weiteres die homöopathischen Vorstellungen über ihre Wirkungsweise). Denn ein Grundsatz der Schulmedizin lautet: „Wer heilt, hat recht!" Dieses „Antidogma" läßt nicht zu, daß eine Therapie nur deshalb für unbrauchbar oder unwissenschaftlich erklärt werden darf, weil ihr Wirkungsmechanismus unbekannt oder theoretisch nicht erklärbar ist. Entscheidend für die wissenschaftliche Anerkennung einer Therapie ist der Nachweis der Wirksamkeit am kranken Menschen, sonst nichts (s. auch S. 85ff.).

Unbestritten ist, daß überall dort, wo eine wirksame schulmedizinische Therapie existiert, die Homöopathie dem nichts auch nur annähernd vergleichbares anzubieten hat. Es verbleiben ihr die durch schulmedizinische Therapie nicht oder nur ungenügend beeinflußbaren Leiden – die sie ebenso erfolglos angeht – und die zahlreichen Befindensstörungen, funktionellen Störungen oder spontan heilenden Krankheiten, die oft unangenehm, aber kaum lebensbedrohend sind. Sie bedürfen entweder keiner Arzneibehandlung, auf jeden Fall keiner massiven schulmedizinischen Pharmakotherapie, allenfalls symptomatischer oder physikalischer Maßnahmen oder der sog. kleinen Psychotherapie.

Obwohl von manchen Homöopathen behauptet wird, wegen der „Individualisierung" der homöopathischen Therapie seien die Methoden der klinischen Arzneimittelprüfung der wissenschaftlichen Medizin bei Homöopathika prinzipiell nicht anwendbar, haben derartige Studien stattgefunden: In den 30er bis 70er Jahren u. a. von Schulmedizinern, wie P. Martini [72], F. Hoff u. R. Pirtkien [85] mit negativem Ergebnis, von den im Dritten Reich massiv geförderten Homöopathen in Dresden (Donner [31]), mit nur als Privatdruck publizierten ebenfalls negativem Ergebnis, sowie in den letzten 20 Jahren, zusammengestellt von

Pletscher [86], von Gebhardt in seinem Buch *Beweisbare Homöopathie* [45] und in einer Metaanalyse von 107 Studien (Kleijnen et al. [59]).

Das Buch Gebhardts enthält z. T. Berichte über Tierversuche mit experimenteller Vergiftung von Regenwürmern oder Ratten, z. T. veterinärmedizinische Studien bei der Wehenschwäche des Schweines oder der Acetonämie des Rindes. Am Menschen wurde versucht, aus Hauttemperaturmessungen an 2 Punkten der Stirn auf „Kreislaufverbesserungen" bzw. „-verschlechterungen" (!) zu schließen und dabei eine Wirkung von Veratrum D3 bis D100 (!) nachzuweisen – ein hierzu völlig unbrauchbares Verfahren, dessen Anwendung für die methodische Naivität des Autors (Rost) spricht.

Der Homöopath Mössinger, der sogar von einer ethischen Pflicht spricht, kontrollierte Versuche durchzuführen, hat Doppelblindstudien mit Asa foetida beim Colon irritabile und mit Phytolacca D2 bei Pharyngitis, ferner eine offene unkontrollierte Studie mit Apis D3 beim Hygrom vorgenommen, wobei nur im ersten Fall das Arzneimittel nach den Kriterien der Homöopathie gewählt wurde, im dritten aufgrund einer Zufallsbeobachtung. Doppelblindstudien mit Galphimia glauca D4 bzw. D6 bei saisonaler allergischer Rhinitis von Wiesenauer ergaben eine leichte Überlegenheit von Galphimia D4 und D6 gegenüber Placebo, aber auch gegenüber der reinen Verdünnung (Galphimia 10^{-6}), deren Effekt dem von Placebo entsprach. Schließlich enthält Gebhardts Buch noch eine „Dokumentation beweiskräftiger Fälle" von Vogt, die aus 8 Kasuistiken besteht (Doppel-Ulcus duodeni, Arteriosclerosis obliterans, Blaseninkontinenz, Katarakt, Otitis media und Osteomyelitis tuberculosa, Narbenkeloid, zyklische Wassersucht und Epilepsie). Die Bezugnahme auf die Methode des intraindividuellen Vergleichs von Martini (später angloamerikanisch: „The patient as his own control") ist verfehlt. Auch bei diesem Verfahren ist eine mindestens einfach-, meist eine doppeltblinde Versuchsanordnung nötig (gegen Placebo oder Standardtherapie), v. a. aber eine größere Zahl kontrollierter Beobachtungen gleichartiger Fälle, bevor man ein Urteil fällt. Gerade gegen die Verallgemeinerung von Kasuistiken der Art, wie sie hier präsentiert werden, gegen das fehlschlüssige „Post hoc ergo propter hoc", hat sich Martini gewandt und seine Methodenlehre geschaffen. Es zeugt nicht gerade von der Kritikfähigkeit Gebhardts, diese Fallsammlung wie auch die oben erwähnte Studie von Rost unter dem Titel *Beweisbare Homöopathie* einzuordnen.

Hier ist nicht der Ort, im einzelnen die methodischen Probleme auch der übrigen mitgeteilten Arbeiten zu diskutieren, wozu diese durchaus Anlaß geben würden: Teilweise fehlende Kontrollen, Protokollverletzungen, die statistische Bearbeitung, außerdem ganz überwiegend „weiche", nicht meßbare, subjektive Erfolgskriterien bei Indikationen, bei denen die Erfolgsraten bei 60–83%, die Placeboansprechquoten bei 41–65% liegen.

Ganz nebenbei wird ein Ergebnis präsentiert, das sensationell wäre, wenn es sich bestätigen ließe: Galphimia D6 soll bei Heuschnupfen wirken, während die normale Verdünnung 10^{-6} nicht besser als Placebo ist. Dies wäre ein klinischer Beweis, daß „Diluieren" („Potenzieren") anderes bewirkt als gewöhnliches „Verdünnen": D6 wirkt beim Menschen, 10^{-6} nicht. Die weltweit Aufsehen erregenden Befunde einer internationalen Arbeitsgruppe [28], wonach Dilutionen von Anti-IgE Antikörpern bis zu 10^{-120}, d. h. bei Abwesenheit von Antikörpermolekülen, noch Effekte auf ein biologisches In-vitro-System haben sollen, was auf eine Transmission der biologischen Information auf die Wassermoleküle zurückgeführt wurde – diese Befunde hätten nämlich, selbst wenn sie sich als richtig erwiesen hätten, was nicht der Fall war[3], entgegen einem

---

[3] Die Beschreibung der Aufdeckung des Schwindels s. Randi (in [121]).

weitverbreitetem Kurzschluß *nicht* bewiesen, daß Homöopathie eine wirksame Therapie darstellt. Sie wären lediglich eine Stütze für die Behauptung gewesen, daß Hochpotenzen biologische Effekte haben können. Ob damit therapeutische Wirkungen zu erzielen sind, steht auf einem ganz anderen Blatt; um dies zu beweisen, führt kein Weg am kontrollierten Versuch vorbei.

Der renommierte Schweizer Pharmakologe Pletscher [86] hat kürzlich aufgrund einer Literaturrecherche weitere zwischen 1980 und 1989 in internationalen Zeitschriften publizierte klinische Prüfungen von Homöopathika zusammengestellt, von denen drei ein negatives, eine ein zweifelhaftes und drei ein positives Resultat ergaben. Bisher fehlende Reproduktion und teilweise methodische Mängel stellen die Ergebnisse infrage. Ähnliches gilt für die von ihm zitierten Laboratoriumsuntersuchungen mit Homöopathika. Bei eigenen In-vitro-Versuchen fand Pletscher an 4 verschiedenen Zellsystemen mit 10 homöopathisch diluierten Wirksubstanzen (bis C 35) Effekte ausschließlich im pharmakologischen, nicht aber im homöopathischen Dosisbereich.

Hier soll noch näher auf die Metaanalyse eingegangen werden, die Kleijnen et al. [59] vorgelegt haben, weil sie beispielhaft die Problematik widerspiegelt. Die Autoren haben 107 „kontrollierte" Studien über Homöopathie analysiert, publiziert zwischen 1966 und 1990, davon nur 14 mit „klassischer" Homöopathie, zahlreiche weitere betrafen Kombinationen von Homöopathika und eine Arzneimittelfindung nicht nach dem Simileprinzip, sondern nach schulmedizinischen Diagnosen. Die Bewertung erfolgte nach einem Punktesystem („score") von 0–100, wobei 7 Kriterien, die bei einer guten kontrollierten Studie erfüllt sein müssen, geprüft wurden:

1. **Adäquate Beschreibung von Patienten** – 10 Punkte;
2. **Anzahl der Patienten** – 30 Punkte;
3. **Zufallszuteilung** – 20 Punkte (aber: 10 Punkte, auch wenn die Methode der Randomisation nicht beschrieben oder eine „Pseudorandomisation" verwendet wurde!);
4. **Behandlung genau beschrieben** – 5 Punkte;
5. **Doppel-Blindheit des Versuchs** – 20 Punkte (wenn das Placebo als ununterscheidbar beschrieben wurde; 10 Punkte, wenn die Doppelblindheit nur erwähnt wurde (!);
6. **Gute Messung oder Beschreibung der Wirkung** – 10 Punkte;
7. **Nachprüfbare Darstellung der Ergebnisse** – 5 Punkte (Konfidenzintervalle zum Vergleich der Gruppen wurden nicht verlangt, weil sonst fast keine Studie dieses Kriterium erfüllt hätte).

Die Probleme einer solchen „Score-based"-Metaanalyse – es gibt andere Arten – sind evident. An sich ist eine Studie oft schon dann fragwürdig oder wertlos, wenn nur 1–2 dieser Kriterien nicht erfüllt sind; trotzdem kann dann hier noch eine hohe Punktzahl erreicht werden, zumal bei – wie hier – großzügiger Definition der Kriterien. 100 Patienten pro Gruppe ergeben 30 Punkte, aber eine sonst gute Studie mit nur 35 Patienten pro Gruppe erhält nur 10. Ist die Zufallszuteilung nicht beschrieben (dann hat sie meist auch nicht stattgefunden) oder nur mit einer „Pseudomethode" erfolgt, werden noch 10 Punkte gutgeschrieben, obwohl die Studie dann fast wertlos ist. Sinngemäß das gleiche gilt für die Beschreibung der Patienten und der Wirkung. Wenn die Doppel-Blindheit nicht überprüft wurde, was in keiner (!) Studie erfolgte, wurden trotzdem 10 (von 20) Punkten vergeben. Die genaue Beschreibung der Patienten (mit Definition der diagnostischen Kriterien) und der Arzneimittelwirkung beinhalten für jeden Kliniker bekannte Probleme, zumal wenn wie hier überwiegend „weiche", das heißt nicht oder nur ungenau meßbare Kriterien verwendet werden. Wie wird z. B. der Schweregrad einer Bronchitis, Tonsillitis oder Influenza beurteilt, was heißt „Besserung", was „Heilung"? Um nur ein Beispiel zu nennen: Das Ingangkommen der Darmtätigkeit nach einer Operation (in Tab. III fälschlich unter der Indikation „Ileus" aufgeführt) wurde in 7 Studien geprüft. Beurteilungskriterien waren der erste Flatus, der erste Stuhlgang, manchmal auch Darmgeräusche (wer auskultiert wann?). Jeder Kliniker weiß, daß der Zeitpunkt des Auftretens dieser Phänomene abhängt von der Art, der Lokalisation, der Schwere des Eingriffs, von Art und Dauer der Narkose, der Vorbereitung (Nahrungskarenz, Darmreinigung etc.), der Art und Menge von Analgetika und sonstigen Medikamenten, der Mobilisierung, von Alter, Geschlecht und Begleitkrankheiten, vorherigen Laxantienkonsum usw. usw. All diese Störfaktoren (oder Nebenbedingungen) sind nur durch eine sorgfältige Randomisierung zu erfassen und zu eliminieren. Eine der beiden mit 90 Punkten höchstbenoteten Studien betrifft diese Indikation, aber auch bei ihr (wie bei den meisten übrigen) war die Randomisierung nicht beschrieben oder unkorrekt. In vielen Publikationen wurden die „drop-outs" nicht erwähnt, oft nicht einmal die Anzahl der aufgenommenen Patienten. Kein Zweifel, daß die große Mehrzahl der Arbeiten keine Chance hätte, von einer Zeitschrift mit strengem „peer-review" angenommen zu werden.

Betrachtet man ungeachtet der gravierenden Mängel des hier verwendeten Punktsystems die Benotung der 107 Arbeiten, so erreichten nur 16 Studien 60–90 Punkte, 84 Studien erhielten weniger als 55 Punkte. Von den 11 Studien Mössingers bekamen 9 einen Punktwert von 15–38, eine 43 und eine 50 Punkte. Es wundert nicht, daß mit abnehmendem Punktwert die Zahl positiver Resultate zunimmt. Von 3 Studien bei Hypertonie waren zwei negativ, eine (mit 13 Punkten) positiv.

Aber es lohnt gar nicht, die positiven und negativen Resultate bei den verschiedenen Indikationen gegenüberzustellen. Die Autoren diskutieren ausführlich den bei solcher Metaanalyse auftretenden „publication-bias" (Publikationsfehler), womit u. a. gemeint ist, daß aus den verschiedensten Gründen Studien mit negativem oder positivem Ergebnis von manchen Zeitschriften nicht angenommen oder aber begünstigt worden seien, oder daß v. a. negative Studien gar nicht publiziert wurden. Abgesehen davon, daß jemand, der den großen Aufwand einer gut kontrollierten Studie auf sich genommen hat, diese gewöhnlich auch publizieren wird, sind solche Gesichtspunkte sekundär, es sei denn, man käme auf die abwegige Idee, eine Statistik der positiven und negativen Studien anzulegen und daraus die Gesamtbeurteilung abzuleiten. Auch wenn man noch so viel Unsinn addiert, ergibt es keinen Sinn. Einzelne gute Studien sind aussagekräftiger als hundert mittelmäßige oder schlechte.

All das gilt natürlich in gleicher Weise für die kontrollierten Studien mit schulmedizinischen Pharmaka, bei denen es ebenfalls kaum eine gibt, an der nicht einzelne kleinere Mängel zu beanstanden sind. Trotzdem ist ihr Niveau insgesamt meist wesentlich höher als das der homöopathischen Arbeiten, v. a. wenn sie in Zeitschriften mit strengem „peer-review" erscheinen. Wenn dennoch gar nicht selten divergierende Resultate auftreten, so gibt es dafür viele mögliche Gründe in der Anlage und der Durchführung einer Untersuchung, von denen hier nur die bei kleinerer Probandenzahl besonders ins Gewicht fallende Nichtberücksichtigung wichtiger Faktoren bei der Randomisierung genannt sei. „Weiche" Erfolgskriterien bei gleichzeitig hoher Rate von Placeborespondern erfordern meist größere Probandenzahlen; werden andererseits tausende von Probanden benötigt, um einen signifikanten Therapieeffekt überhaupt nachzuweisen (wie in den großen Wirksamkeitsstudien der Schulmedizin), sind manchmal Zweifel angebracht, ob so minimale Wirkungen oder Wirksamkeiten praktisch-klinische Bedeutung haben und eine entsprechende Behandlung rechtfertigen. In der wissenschaftlichen Medizin jedenfalls gilt eine Behandlung erst dann als akzeptiert oder abgelehnt, wenn methodisch einwandfreie Studien ein Urteil erlauben, wobei nicht ihre Anzahl, sondern ihre Qualität entscheiden. Warum sollte das bei Homöopathika anders sein? Die hier besprochene Metaanalyse, bei der sich im übrigen ja nicht ein Medikament, sondern die Homöopathie (wenn auch größtenteils nicht in ihrer klassischen Form) auf dem Prüfstand befand, hat wegen der mangelnden Qualität so gut wie aller Arbeiten letztlich alles offen gelassen. Die Autoren fordern dementsprechend weitere Beweise in Form von wenigen gut kontrollierten Studien mit großen Patientenzahlen und unter rigorosen Doppelblindbedingungen.

Von „bewiesener Homöopathie" kann jedenfalls bis heute nicht die Rede sein. Wohl aber sollte man Gebhardts Buchtitel *Beweisbare Homöopathie* wörtlich nehmen: Es wurde vielfach gezeigt, daß die Verfahren der wissenschaftlichen

Medizin zur Wirksamkeitsprüfung von Arzneimitteln auch auf Homöopathika anwendbar sind. Die Entwicklung „alternativer" Prüfmethoden ist mithin überflüssig.

Die Homöopathen wären gut beraten, wenn sie ihre 200 Jahre alten Dogmen endlich einer kritischen Überprüfung unterziehen würden, statt sich auf „Bewährung" oder „Erfahrung" zu berufen oder sich auf die unbrauchbare „Post-hoc-ergo-propter-hoc"-Methode zu beschränken – nicht anders als die wissenschaftliche Medizin, die ihren „bewährten Erfahrungsschatz" aus früherer Zeit längst überprüft und größtenteils ausgesondert hat. Die Frage, ob Hochpotenzen überhaupt pharmakologische Effekte haben, ist dabei zu trennen von klinisch-therapeutischen Studien am Menschen, die letztlich entscheidend sind. Es wäre verfehlt, die theoretische Basis einer Behandlungsmethode zu untersuchen, von der nicht erwiesen ist, daß sie überhaupt wirkt.

Wenn die Homöopathie Wert darauf legt, nicht nur eine Medizin für funktionelle Störungen oder spontan heilende Krankheiten zu bleiben – zugespitzt: eine „ut aliquid fiat" – oder „Placebomedizin" –, muß sie sich auch bei schwereren Krankheiten auf den Prüfstand des kontrollierten Versuchs begeben. Besteht sie diesen Test, würde sie sofort fester Bestandteil der wissenschaftlichen Medizin. Besteht sie ihn nicht, sollte man sie als obsoletes Relikt der Glaubensgemeinschaft ihrer Anhänger überlassen. Um den wissenschaftlichen Beweis der therapeutischen Wirksamkeit von Homöopathika zu führen, muß man keine Lehrstühle einrichten, wie das populistische Politiker fordern (s. auch [34] und S. 198f.). Sie würden ohnehin nur mit Leuten besetzt, die bisher schon nicht in der Lage waren, diesen Nachweis zu führen oder angeblich bessere Methoden zu entwickeln. Methodisch einwandfreie, kritische Studien unter Mitwirkung von ausgewiesenen Fachleuten von der Planung bis zur Auswertung sind nötig. Das methodische Instrumentarium und eine genügend große Zahl von Klinikern, klinischen Pharmakologen und Biostatistikern sind verfügbar; sie sollten durch Forschungsaufträge veranlaßt werden, derartige Studien vorzunehmen. Erst wenn sie positiv ausfallen, könnte man vielleicht über Grundlagenforschung und Lehrstühle reden.

„Paradigmenpluralismus"?

Ein Arzt, der bei seinen Patienten zugunsten sog. alternativer Heilverfahren auf die Anwendung einer anerkannt wirksamen, u. U. lebensrettenden Therapie verzichtet, handelt fahrlässig oder gewissenlos und kann sich strafbar machen. Das ist rechtlich, auch standesrechtlich unbestritten und wird auch von den alternativ tätigen Ärzten akzeptiert; Grenzfälle und die damit verbundene Problematik sollen hier nicht erörtert werden. In diesem Sachverhalt kommt zum Ausdruck, daß unter ärztlichen wie rechtlichen Gesichtspunkten eine wirksame schulmedizinische Therapie stets Vorrang vor alternativen Verfahren hat. Umgekehrt sind für keine einzige alternative Heilmethode Wirkungen oder Erfolge nachgewiesen, die über das hinausgehen, was die wissenschaftliche Medizin vermag (oder auch nicht vermag). Die Überlegenheit des Paradigmas der wissenschaftlichen Medizin bei der Lösung praktischer medizinischer Probleme ist damit ärztlich und gesellschaftlich akzeptiert, ungeachtet aller – auch berechtigter – Kritik an seiner Umsetzung in alltägliches Handeln. Sachkenntnis, Gewissen und Rechtslage müssen daher den alternativen Arzt veranlassen, bei verschiedenen oder auch im Krankheitsverlauf beim gleichen Patienten das Paradigma zu wechseln oder nach mehreren Paradigmen gleichzeitig zu handeln – vorausgesetzt natürlich, er verfügt überhaupt über ein alternatives Paradigma, wie z. B. die Anthroposophen oder die Homöopathen. Wenn dann noch anthroposophische Ärzte mit Homöopathika behandeln (oder umgekehrt), werden zusammen mit dem der Schulmedizin 3 verschiedene Paradigmen verwendet. Den meisten dieser Ärzte scheint nicht bewußt zu sein, daß diese Paradigmen mit dem der wissenschaftlichen Medizin, aber auch untereinander unvereinbar sind, ja daß sie sich gegenseitig ausschließen. Man spricht gern von einer „Erweiterung" oder „Ergänzung" der Schulmedizin – das ist angesichts der grundlegenden Differenzen unmöglich. Geht man vom strukturalistischen Theorienkonzept von Sneed aus (s. S. 22), betreffen diese Differenzen den „Strukturkern" der Theorie. Die Theorie kann in solch einem Fall daher nicht, wie prinzipiell möglich und wie es z. B. beim Paradigma der wissenschaftlichen Medizin vielfach geschehen ist und weiterhin geschieht – durch Einbringung von Spezialgesetzen oder neue paradigmatische Anwendungsbeispiele erweitert werden. Wenn die Strukturkerne von Theorien nicht vereinbar sind, handelt es sich um verschiedene Paradigmen. Diese Inkommensurabilität verschiedener Paradigmen wird durch die Verwendung einer gleichen oder ähnlichen Terminologie oft verschleiert (s. S. 27).

Paradigmen (im Sinne Kuhns) und ihre Anhänger weisen struktursoziologisch einige Merkmale von Religionsgemeinschaften auf: Das Glaubensbekenntnis (der Strukturkern der Theorie) wird von einer Gemeinde der Gläubigen (Gemeinschaft von Wissenschaftlern) getragen und befolgt; charismatische Leitfiguren (Virchow, Koch etc.; Steiner; Hahnemann) sind ebenso vorhanden wie eine Priesterkaste (Ordinarien, führende Alternativvertreter). Es besteht ein Verhältnis wie „Herr und Jünger". Häretiker, Ketzer und Kritiker werden verfolgt und ausgestoßen (haben keine Karrierechancen). Die Glaubensregeln liefern Handlungsanweisungen (Methodik) für die Gegenwart, die „Heilsversprechung" der Religionen wird jedoch erst in ferner Zukunft eingelöst, ihre Wahrheit ist in der Gegenwart nicht überprüfbar. Hier liegt der wesentliche Unterschied zu den wissenschaftlichen Paradigmen: Die „Erfolgsverheißung" ist in der Gegenwart überprüfbar, der erfahrbare Erfolg oder Mißerfolg ist ein Kriterium für die Annahme oder Ablehnung eines Paradigmas.

Führt man, ohne den Theologen zu nahe treten zu wollen, das Beispiel weiter, könnte man sagen: Der „Strukturkern" des Christentums ist bei allen christlichen Glaubensgemeinschaften gleich, die verschiedenen christlichen Kirchen und Sekten sind „Strukturkernerweiterungen" durch Spezialgesetze und neue Nebenbedingungen; eine „Ökumene" ist ohne weiteres möglich. Der „Strukturkern" z. B. des Islam oder des Buddhismus ist aber von dem des Christentums verschieden; demnach kann ein überzeugter Katholik nicht **gleichzeitig** ein strenggläubiger Moslem sein. Das kommt auch praktisch nicht vor. Ebenso kann ein Christ oder Moslem nicht gleichzeitig Atheist oder Agnostiker sein.

Eine Art „ökumenische Gemeinschaft" von wissenschaftlicher, anthroposophischer und homöopathischer Medizin kann es daher nicht geben, entgegen allen Beschwörungen von „Gemeinsamkeit", „Ergänzung" oder „Erweiterung". Das Streben nach Harmonie mag politisch, auch standespolitisch opportun sein – wissenschaftstheoretisch haltbar ist es nicht. Daran sollten vor allem diejenigen medizinischen Fakultäten denken, die unter politischem Druck ohne Reflexion der Grundlagen ihrer eigenen wissenschaftlichen Existenz die Alternativmedizin institutionalisieren wollen.

Dennoch praktizieren nicht wenige Ärzte, in erster Linie niedergelassene, den erwähnten „Paradigmenpluralismus". Wie ist das zu erklären?

Ärzte sind von Berufs wegen Pragmatiker. Sie handeln und behandeln so, daß ihre Patienten zufrieden sind; u. a. auch deshalb, weil von dieser „Zufriedenheit" der Umfang ihrer Klientel und damit ihre ökonomische Existenz abhängt. Zufrieden ist der Patient in erster Linie, wenn er von seinem Leiden befreit, geheilt wird. Aber selbst wenn das nicht gelingt, ist er mit dem Arzt zufrieden, wenn er sich gut betreut, gut versorgt weiß. Zur „Zufriedenheit" tragen noch weitere Faktoren bei, z. B. die Praxisorganisation, oder die Bereitschaft zu Hausbesuchen, zu Krankschreibungen, Kurverordnungen etc. Gut versorgt und betreut heißt im Verständnis vieler Patienten aber auch, daß sie mit einem Rezept oder einer Verordnung nach Hause gehen, auch wenn es, objektiv betrachtet, gar kein wirksames Mittel gegen ihre Krankheit gibt oder, noch häufiger, aus den verschiedensten Gründen eine Arzneibehandlung überhaupt nicht nötig, sondern statt dessen ein aufklärendes oder stützendes Gespräch angezeigt wäre. Teils aus Zeitmangel, teils aus Überzeugung, teils „ut aliquid fiat" wird dann ein „unreines Placebo" (Präparat mit einem unwirksamen Pharmakon), ein Anthroposophikum oder ein preisgünstiges Homöopathicum verschrieben. Überlegungen zum Thema „Paradigmenpluralismus" werden dabei in der Regel nicht angestellt, abgesehen davon, daß zweifelhaft ist, ob die fundamentalen, sich gegenseitig ausschließenden Differenzen in den theoretischen Grundlagen, der Konzeption der verwendeten Therapien allen Anwendern überhaupt bewußt sind. Man handelt, ohne Theorien oder Paradigmen zu reflektieren mit dem Ziel, dem Patienten zu helfen oder ihn wenigstens zufriedenzustellen – nicht anders als der

Anwalt, der auch einen schuldigen Mandanten ohne Rücksicht auf rechtsphilosophische oder rechtspolitische Gesichtspunkte herauszupauken versucht, wenn auch gelegentlich mit schlechtem Gewissen.

Der Arzt unterscheidet sich vom Heilpraktiker darin, daß sein Handeln nicht nur aus abgeschauten „Berufstricks", sondern auf einer wissenschaftlichen Grundlage beruht („theoriegeleitetes Handeln", s. S. 16). Sie ermöglicht ihm, Wichtiges von Unwichtigem, Typisches von Atypischem zu unterscheiden, durch seine wissenschaftliche Grundausbildung auf ungewöhnliche Situationen zweckentsprechend zu reagieren und neue Entwicklungen kritisch zu bewerten. Der hierzu nötige Fundus an „Theorie" ist leider an der Universität weder Gegenstand der Lehre noch von Prüfungen und wird allenfalls quasi nebenbei vermittelt. Dennoch reicht er bei vielen, vermutlich der Mehrzahl der Ärzte aus, um sie zu überzeugten Anhängern der wissenschaftlichen Medizin zu machen, um so mehr, je erfolgreicher sie damit sind (was auch vom Fachgebiet abhängt). Viele praktizieren ausschließlich nach den Regeln der Schulmedizin, andere verwenden gelegentlich Alternativpräparate „ut aliquid fiat" oder als „unreine" Placebos. Geschieht dies in vollem Bewußtsein der fehlenden pharmakologischen Wirkung dieser Präparate, ist nicht einmal ein schlechtes Gewissen wie bei dem erwähnten Rechtsanwalt nötig.

Denjenigen aber, die **ohne** Reflexion der theoretischen Grundlagen schulmedizinisch und alternativ nebeneinander therapieren, fehlt das entscheidende Kriterium des wissenschaftlich gebildeten Arztes, daß er nämlich aufgrund seines theoretischen Wissens versteht, was er tut. Hier sind gutgläubige und auch engagierte Ärzte vertreten, denen aber wissenschaftliche Kritikfähigkeit einschließlich der Fähigkeit zur Selbstkritik abgeht. In dieser Gruppe finden sich aber auch die Scharlatane und Geschäftemacher, die auf der Naturheilwoge mitschwimmen und davon kräftig profitieren.

Schwierig muß die Situation aber für diejenigen sein, die als Homöopathen oder Anthroposophen von der Richtigkeit ihrer jeweiligen Lehren fest überzeugt sind, und doch zeitweilig schulmedizinisch behandeln. Sie sind sozusagen Christen und Moslems in einer Person. Sie wechseln das Paradigma in Abhängigkeit davon, ob im jeweiligen Fall eine wirksame schulmedizinische Therapie existiert oder nicht. Ob es solche echten Paradigmapluralisten wirklich gibt? Sind sie letztlich vielleicht doch nur „verkappte" Schulmediziner, oder gehören sie zur zweiten Gruppe, die durch unzureichende Vertiefung in die Grundlagen der von ihnen verwendeten Paradigmen deren Inkommensurabilität nicht begriffen hat? Und gibt es vielleicht auch „Atheisten" oder gar „Agnostiker", die an gar kein Paradigma glauben, die überhaupt nicht „theoriegeleitet", sondern einfach darauf los behandeln, Hauptsache, der Patient ist zufrieden? Wenn man das akzeptiert, wäre die wissenschaftliche Ausbildung zum Arzt überflüssig und durch eine etwas verbesserte Ausbildung zum Heilpraktiker zu ersetzen. „Ein Paradigma ablehnen, ohne gleichzeitig ein anderes an seine Stelle zu setzen, heißt die Wissenschaft selbst ablehnen (Kuhn)".

Paradigmawechsel

Nach welchen Kriterien entscheidet man sich für eines von mehreren angebotenen Paradigmen? Es sind die gleichen, die dazu führen, daß ein herrschendes Paradigma abstirbt und durch ein neues abgelöst wird: Es mißlingt immer häufiger, nach den Regeln des gültigen Paradigma Probleme zu lösen, die Zahl der Anwendungen zu vergrößern, durch neue Spezialgesetze den Strukturkern zu erweitern; die Zahl von „Anomalien" nimmt zu. Dies allein genügt aber nicht, einen Paradigmawechsel herbeizuführen. Paradigmen sind in verschiedener Weise „immunisiert": Mißlungene Kernerweiterungsversuche werden nicht der Untauglichkeit des Paradigmas, sondern der Unfähigkeit des experimentierenden Forschers zugerechnet, oder aber der Untauglichkeit der geprüften Anwendung zur Kernerweiterung (mit der Folge des Ausschlusses dieses Bereiches aus der Menge der Anwendungen). Schließlich wird niemand ein Paradigma aufgeben, das lange gute Dienste geleistet hat, sofern nicht ein besseres zur Verfügung steht. Es genügt jedenfalls nicht, mit einem neuen Paradigma einige Probleme zu lösen, an denen die Kernerweiterung des alten gescheitert ist, sondern die Leistungen des alten Paradigma müssen mit dem neuen reproduzierbar sein. Wenn sih schließlich ganze Forschergenerationen vergeblich um eine Strukturkernerweiterung bemühen **und** ein neues, die erwähnten Voraussetzungen erfüllendes Paradigma zur Verfügung steht, kommt es zu einem Paradigmawechsel (Theorienverdrängung). Das ist ein Schritt im Bereich der „außerordentlichen" Wissenschaft, und er erfolgt nicht nach dem Falsifikationsverfahren im Sinne Poppers.

Keines der als Alternative oder heute als „neu" angebotenen Paradigmen erfüllt die Bedingungen, die Anlaß zu einem Paradigmawechsel werden können. Kein Problem, das bis jetzt durch die wissenschaftliche Medizin nicht gelöst werden kann, an dem sie sich die Zähne ausbeißt, ist mit irgendeiner der bisher angebotenen Alternativen zu lösen. Umgekehrt sind diese nicht in der Lage, die ungezählten erfolgreichen Anwendungen des Paradigmas der wissenschaftlichen Medizin auch nur annähernd zu reproduzieren. Die Vorstellung etwa, die gesamte Pharmakotherapie der wissenschaftlichen Medizin würde aufgegeben und ausschließlich nach den Grundsätzen der Homöopathie oder der Anthroposophie behandelt, ist absurd. Umgekehrt wäre die gänzliche Abwesenheit der Homöopathie oder der anthroposophischen Medizin durchaus vorstellbar – und in einer Reihe von Ländern ist dies auch tatsächlich der Fall –, ohne daß dadurch ein Schaden für die medizinische Versorgung der Bevölkerung und deren Gesundheit gegeben wäre.

Das Argument, die „sanfte" Medizin dieser Richtungen sowie der Phytotherapie – ob sie wirklich immer so sanft, d. h. ungefährlich ist, steht auf einem anderen Blatt – erspare in vielen Fällen die Anwendung „schärferer", „giftiger", „chemischer", „synthetischer", „unnatürlicher" Mittel der Schulmedizin, hat durchaus etwas für sich. Sieht man von den denunziatorisch gemeinten, von der Sache her falschen Adjektiven ab, so läuft das Argument letztlich darauf hinaus, daß schulmedizinische Pharmakotherapie oft ohne ausreichende Indikation angewandt wird, bei banalen oder spontan heilenden Krankheiten, oder anstelle von Gesprächstherapie. Das gilt natürlich ebenso für die alternativen Verfahren, aber unter einem pragmatischen Aspekt könnte man sagen: Wenn schon überflüssige Arzneitherapie, dann „sanfte". Mir schiene es richtiger, so zu handeln, wie ich von meinen Lehrern erzogen wurde und wie es an allen gut geführten internistischen Kliniken Brauch ist: Pharmakotherapie nur bei eindeutiger Indikation, nur mit nachweislich wirksamen Mitteln und nicht „ut aliquid fiat". Leider ist die Praxis davon mehr oder weniger weit entfernt, am weitesten diejenige der Alternativmedizin.

Das eigentliche Problem liegt darin, daß die Schulmedizin kaum befriedigende konkrete Behandlungskonzepte und auch nur wenige ausreichend ausgearbeitete nosologische Systeme und diagnostische Kriterien für funktionelle und Befindensstörungen (teilweise als psychosomatisch deklariert), aber auch für sog. „banale", d.h. leichte, nicht gefährliche, spontan heilende) Erkrankungen entwickelt hat. Ein medizinisch/ärztliches Problem ist all dies allerdings nur in den hochentwickelten Industrieländern – um so mehr, je perfekter das System der medizinischen Versorgung ausgebaut ist – d.h. in Gesellschaften, in denen der Kampf um das biologische Überleben, um Nahrung, Obdach und Heizung keine Rolle mehr spielt. Es gibt zwar einzelne Einteilungen und therapeutische Hinweise, aber ebenso trifft zu, daß dieses Gebiet in der akademischen Lehre vernachlässigt und in den Lehrbüchern allenfalls marginal abgehandelt wird. Patienten mit Störungen dieser Art sind in der Praxis der niedergelassenen Ärzte häufig, die Prozentzahlen variieren in einem weiten Bereich und erlauben sämtlich keine Verallgemeinerung.

Die Gründe für das Defizit liegen auf der Hand: Die Hochschullehrer, die in der Regel auch die Autoren der Lehrbücher stellen, sind klinisch überwiegend mit schweren, komplizierten und häufig lebensbedrohlichen Krankheiten befaßt, denen auch ihr forscherisches Interesse gilt. Patienten mit funktionellen Störungen kommen in die großen Kliniken fast nur zum Ausschluß einer organischen Ursache, „banale" Krankheiten treten allenfalls als Nebenbefunde auf, sie werden nicht ernst genommen und erscheinen als Forschungsgebiet wenig attraktiv. Die Zeiten, in denen der Lehrstuhlinhaber der Medizinischen Poliklinik mit den Studenten noch Hausbesuche machte, sind seit dem Zweiten Weltkrieg vorbei – Spezialisten beherrschen, das ist heute unvermeidlich, die universitäre Szene. Die Lehrstühle für Allgemeinmedizin füllen die vorhandene Lücke aus vielerlei Gründen bisher nur unvollkommen (s. auch S. 168).

Die anthroposophische Medizin umgibt, besser: sie hat sich umgeben mit einer Aura besonderer „Menschlichkeit". Das mag stimmen oder nicht, man hört von Patienten, die bei ihr Hilfe gesucht haben – schon eine Selektion! – Widersprüchliches. Und auch die Ärzte, die überzeugte Anthroposophen sind, bilden eine selektierte Gruppe: Menschen, denen die Rationalität der Schulmedizin nicht behagt, die sie nicht befriedigt und die in der mystischen Gedankenwelt Steiners einen Ausgleich oder eine Ergänzung sehen. Es sind oft liebenswerte und ärztlich sehr engagierte Kollegen, was andererseits nicht hindert, daß manche ein durchaus ungestörtes Verhältnis zum Geld haben, ohne darüber zu sprechen, und wieder andere sehr geschickte, um nicht zu sagen raffinierte Propagandisten ihrer Sache sind. Wie dem auch sei, aus dem Paradigma der anthroposophischen Medizin läßt sich eine besondere „Humanität" nicht ableiten.

Aus alldem ergibt sich, daß die Anhänger alternativer Paradigmen und auch alles dessen, was unter „sanfter Medizin" zusammengefaßt wird, eine Lücke ausfüllen, die die wissenschaftliche Medizin offengelassen hat, die sie aber ohne weiteres selbst schließen könnte. Sie handeln „theoriegeleitet" wenn überhaupt, nach Paradigmen, die mit dem der wissenschaftlichen Medizin unvereinbar sind, und soweit Erfolge vorliegen, die wissenschaftliche Kritik standhalten, sind sie nicht auf diese Paradigmen zurückzuführen, sondern ließen sich ebenso mit Handlungsanweisungen erreichen, die aus dem Paradigma der Schulmedizin abgeleitet werden können.

Zusammenfassend läßt sich sagen: Wenn es das Ziel der Medizin ist, Krankheit vorzubeugen, zu bessern oder zu heilen, so steht außer Frage, daß jedenfalls in allen Bereichen von Krankheit, in denen die biologische Existenz des Menschen gefährdet ist, in der ganzen Geschichte der Medizin kein Paradigma so erfolgreich war wie das der wissenschaftlichen Medizin. Weil es so erfolgreich war und immer noch ist, sieht die große Mehrzahl der Schulmediziner bisher keinen Anlaß, dieses Paradigma zugunsten eines anderen aufzugeben, jedenfalls bis heute nicht. Mit keiner Alternativmethode, mit keinem Phytotherapeutikum, Anthroposophikum oder Homöopathikum ist bisher ein Typhus oder eine Meningitis, ein diabetisches Koma, eine perniziöse Anämie, eine schwere Hypertonie, eine Hyper- oder Hypothyreose, eine schwere Herzrhythmusstörung, eine echte Psychose geheilt oder wenigstens unter Kontrolle gebracht worden, keine Seuche läßt sich damit verhindern. Viele andere Beispiele, auch solche aus dem großen Gebiet der symptomatischen Therapie, könnten angeführt werden. Hier gilt der Satz uneingeschränkt: „Wer heilt, hat recht". Und dort, wo auch die wissenschaftliche Medizin Siechtum und tödliche Krankheit nicht verhindern kann, dort können dies auch alle Alternativen nicht. Es genügt eben nicht, daß ein neues oder ein alternatives Paradigma einige Probleme löst, die das alte ungelöst gelassen (oder gar nicht zu lösen versucht) hat, solange es nicht alle erfolgreichen Problemlösungen des bisherigen Paradigmas ebenfalls reproduzieren kann. Schulmedizin kann durchaus auch „sanft" sein, aber die „sanfte Medizin" kann die Schulmedizin nicht ersetzen. Deshalb wundert auch nicht, daß Forderungen nach einem Paradigmawandel nicht von jenen praktizierenden Ärzten kommen, in deren Berufsalltag die potentiell oder tatsächlich gefährdeten Kranken eine wesentliche Rolle spielen, bei deren Behandlung sie oft erfolgreich sind, sondern von Medizinern aus theoretischen Fächern, von theoretisierenden Psychologen oder von Nichtmedizinern.

Nicht nur das Fehlen eines erfolgverheißenden alternativen Paradigmas, auch die Zufriedenheit der meisten Ärzte mit dem herrschenden Paradigma der wissenschaftlichen Medizin machen deutlich, daß ein Paradigmawechsel nicht in Sicht ist. Wer davon spricht oder einen solchen vorschlägt, beruft sich auf Kuhn.

Man mag zwar darüber streiten, ob dessen Vorstellungen über die Natur wissenschaftlichen Fortschritts im Ganzen oder in allen Teilen zutreffen; aber wenn man sich auf ihn bezieht, sollte man auch die von ihm postulierten Regeln, z. B. hinsichtlich der Inkommensurabilität von Paradigmen oder der Bedingungen eines Paradigmawechsels, zur Kenntnis nehmen. Anderenfalls bleibt alle Spekulation über einen Paradigmawechsel modisches Gerede.

Dennoch ist die Tatsache, daß die Wissenschaftler anfangen zu philosophieren, oder daß man beginnt, das Paradigma zu definieren, wie dies hier geschehen ist, nach Kuhn Symptom dafür, daß das herrschende Paradigma in Bedrängnis gerät. Bei oberflächlicher Betrachtung scheint dies tatsächlich der Fall zu sein. Daß die wissenschaftliche Medizin – nicht anders als alle Alternativen – auf verschiedenen Gebieten, etwa dem Krebs, der multiplen Sklerose oder einzelnen Infektionskrankheiten (Viruskrankheiten, z. B. Aids) allenfalls marginale Fortschritte, aber keinen Durchbruch erzielt hat, heißt jedoch nicht, daß der Strukturkern ihres Paradigmas aufgegeben werden müßte. Das Scheitern einer Strukturkernerweiterung durch Auffinden neuer Anwendungsgebiete kann daran liegen, daß die bisherigen Spezialgesetze hierfür untauglich und neue Spezialgesetze noch nicht gefunden sind, oder aber sie liegt an der Unfähigkeit der Wissenschaftler. Die Frage ist, wie lange sich mit solchen Erklärungen das Paradigma „immunisieren" läßt, wann es abgelöst, verdrängt werden wird; die bisherigen Ansätze mit diesem Ziel sind jedenfalls untauglich. Könnte es eine völlig andere, von den heutigen Anschauungen grundlegend verschiedene Konzeption des Leib-Seele-Problems sein, die den bisher unvermeidlichen methodischen Dualismus in Forschung, Diagnostik und Therapie überwindet? Oder betrifft es ein ganz anderes Gebiet? Würden wir die Antwort auch nur ahnen, wäre das neue Paradigma bereits geboren.

Wer heilt, hat recht?!

Im Gegensatz zu den dogmatischen Festlegungen von Phytotherapeuten, Anthroposophen oder Homöopathen in bezug auf die Herkunft, Auswahl, Verarbeitung und Anwendung ihrer jeweiligen Medikamente ist die wissenschaftliche Medizin hinsichtlich der Akzeptanz eines Heilmittels **völlig frei, mit einer Ausnahme: Es muß wirken, und zwar durch seine Wirksubstanz.** „Wir nehmen Hilfe, woher sie auch kommen mag" (v. Krehl). Die Schulmedizin verwendet eine ganze Anzahl von Medikamenten, bei denen der Mechanismus ihrer Wirkung, die Pharmakokinetik, die exakten Dosis-Wirkungsbeziehungen nicht oder nur unvollständig bekannt sind. Und selbst wenn es sich um ein chemisch undefiniertes Gemisch mit unbekannter Wirksubstanz handelt, besagt das zunächst nichts: Kranke mit perniciöser Anämie wurden zuerst dadurch vor dem Tod bewahrt, daß man ihnen kiloweise rohe Leber verordnete, bis durch systematische Analyse gezeigt werden konnte, daß ein Milligramm des darin enthaltenen Vitamin B 12 den therapeutischen Effekt bewirkt. Hier galt und gilt der Satz: „Wer heilt, hat recht".

Das Problem spitzt sich damit auf den **Nachweis der Wirkung oder Wirksamkeit zu.**[4] Tröhler [109] hat kürzlich aus medizin-historischer Sicht den Wandel in der Therapiebewertung seit der Antike dargestellt. Dem antiken theoretisch-dogmatischen Ansatz mit logischer Ableitung des Therapieverfahrens aus pathogenetischen Überlegungen standen die Empiriker gegenüber, die lediglich fragten, ob eine Therapie wirke, wobei freilich schon Hippokrates die Erfahrung für unzuverlässig und täuschend hielt. Nachdem Bacon im 17. Jahrhundert einem neuen Wissenschaftsbegriff mit neuen methodischen Kriterien formuliert und die damit gewonnene Erfahrung als „experientia ordinata", „geregelte" Erfahrung bezeichnete, erkannten bereits im 18. Jahrhundert einzelne englische Ärzte, daß die therapeutische Erfahrung in der Medizin gemessen an den Kriterien Bacons Pseudoerfahrung sei, ein Hereinfallen auf den „Post-hoc-ergo-propter-hoc"-Trugschluß.

Die hier nur in Stichworten zitierte Arbeit von Tröhler enthält am Ende ein Mißverständnis. Der theoretisch-dogmatische Ansatz in der Therapiebewertung ist nicht, wie er meint, dem empirischen gleichgeordnet und sollte auch nicht mit diesem vermischt werden: Die letztlich immer und allein entscheidende Frage ist, ob eine Therapie beim Kranken wirkt oder nicht, und wird beantwortet aufgrund „kontrollierter" oder „geregelter" Erfahrung. Die theoretische, pathophysiologische oder pharmakologische Erklärung für die Wirkung kann zunächst

---

[4] Unter „Wirkung" wird hier der Effekt auf eine Funktion oder ein Symptom (z. B. Blutdrucksenkung, Schmerzbeseitigung), unter „Wirksamkeit" der Einfluß auf den Krankheitsverlauf (z. B. Heilungsrate, Häufigkeit von Komplikationen) verstanden.

fehlen und wird oft nachgeliefert; andererseits ist das schönste theoretische pathophysiologisch-pharmakologische Therapiekonzept, auch wenn es sich auf noch so eindrucksvolle Invitro-Versuche oder Tierexperimente stützt, nutzlos, wenn sich zeigt, daß eine darauf gründende Therapie beim Patienten nicht wirkt.

Der Trugschluß „post hoc ergo propter hoc" war durch die Jahrhunderte der Denkansatz, der die ärztliche therapeutische „Erfahrung" bestimmte: Wenn man ein Arzneimittel gibt und der Kranke wird gesund, hat das Mittel geholfen. Zweifellos sind auf diese Weise schon wirksame Arzneien entdeckt worden, aber ebenso fest steht, daß sehr häufig eben kein Kausalzusammenhang zwischen der Gabe bzw. dem Gehalt des Arzneimittels und der Heilung besteht. Wird der Kranke gesund, kann eine Spontanheilung eingetreten sein – der Sachverhalt ist unübertrefflich formuliert in der Volksweisheit: „Ein Schnupfen dauert mit Arzt 7 Tage, ohne Arzt 1 Woche". Es kann sogar, vermutlich gar nicht so selten, der Fall vorliegen, daß das Arzneimittel nicht nur keine therapeutische Wirkung, sondern lediglich nachteilige oder schädliche Effekte hat; wird der Patient trotzdem gesund, beweist das nicht die Heilkraft des Mittels, sondern höchstens die robuste Natur des Kranken. Man muß annehmen, daß in den vergangenen Jahrhunderten viele Patienten im Gefolge von therapeutischen Maßnahmen (wie z. B. exzessivem Purgieren oder ausgiebigen Aderlässen) gestorben sind, die sich angeblich „bewährt" hatten. Nimmt man noch hinzu, daß die Arzneimittelverabreichung als solche, die Erwartungshaltung von Patient und Arzt, unabhängig von der Wirksubstanz nachweisbare therapeutische Effekte haben kann, so läßt sich ermessen, welche erheblichen methodischen Schwierigkeiten bestehen, wenn man die therapeutische Wirkung einer in einem Arzneimittel enthaltenen Wirksubstanz sicher nachweisen will.

Der größte Teil des alten Arzneischatzes wurde im Gefolge des Wechsels zum Paradigma der wissenschaftlichen Medizin im 19. Jahrhundert ausgesondert, teils wegen erwiesener Wirkungslosigkeit, teils infolge Verdrängung durch weit wirksamerere Mittel, teils wegen Unverträglichkeit oder Giftigkeit. Auch viele der in der Schulmedizin im 19. und 20. Jahrhundert noch gebräuchlichen oder neu eingeführten Arzneimittel wurden wieder verworfen.

Ähnliches gilt auch für nichtmedikamentöse Verfahren. In der Diätetik z. B. sind zahlreiche alte, aber auch neuere, von Schulmedizinern empfohlene Diätverfahren als unwirksam erkannt und eliminiert worden, etwa die vielen, ganz verschiedenen Ulkusdiäten. Andere wurden neu entwickelt und wiederholt modifiziert, z. B. die Diabetesdiät, die kochsalzarme Kost, die purinarme Diät, die kalorienarme Reduktionskost, die cholesterinarme, die glutenfreie Diät oder die hochgradig individualisierte Diät für Nierenkranke, die je nach Art und Stadium der Erkrankung eine diametral entgegengesetzte Zusammensetzung haben kann. Außer dem Namen und der Tatsache, daß die Nahrung nach Menge und Zusammensetzung manipuliert wird, hat die heutige, auf ernährungsphysiologischen und pathophysiologischen Erkenntnissen basierende Ernährungslehre mit der Diätetik der Alten kaum etwas gemeinsam. Die meisten der vielen neu auftauchenden Modediäten haben keine Basis in der heutigen wissenschaftlichen Ernährungslehre. Schriftstellernde Ärzte von fragwürdiger Seriosität oder prominente Heilpraktiker machen ihre Diätkuren in Bestsellern und Regenbogenpresse publik in Entsprechung des Wunsches der Überflußgesellschaft, Übergewicht und andere selbstverantwortete Zivilisationsschäden zu beseitigen. Man kann sich nur wundern über die Unverfrorenheit, mit der hierbei teils Alltagsweisheiten, teils extrem einseitige oder absurd komponierte Diätregime propagiert werden, die auf unbelegten Hypothesen oder auf längst überholten Vorstellungen aus der Ernährungslehre oder über den Säure-Basen-Haushalt beruhen. Einige, aber leider nicht alle, sind wenigstens nicht schädlich, und zum Glück verschwinden viele bald wieder. Die Prüfung von Diätempfehlungen auf Nutzen und möglichen Schaden ist jedenfalls ebenso notwendig wie die von Arzneimitteln. Das gilt in gleicher Weise für alle anderen nichtmedikamentösen Behandlungsverfahren der Schulmedizin wie der Außenseitermedizin.

Die wissenschaftliche Medizin hat in Erkenntnis ihrer eigenen Irrtümer und für ihren eigenen Arzneimittelschatz Verfahren entwickelt, die es erlauben, die Wirkung oder die Wirksamkeit von Arzneimitteln zu objektivieren – zu objektivieren in dem Sinne, daß Einflüsse wie z. B. Alter, Geschlecht, Schwere der Krankheit, spontane Besserungen oder Verschlechterungen erkannt, Nebenbedingungen eliminiert und v. a. suggestive Faktoren und Voreingenommenheiten abgegrenzt werden können von den stofflichen Effekten der verabreichten Wirksubstanz.

Ein früher Ansatz zur kritischen Erfolgsbeurteilung war die in der Mitte des 19. Jahrhunderts von P. Ch. A. Louis [69] verwendete „numerische Methode", die zur Aussonderung mancher unwirksamer oder schädlicher Behandlungsverfahren führte, vor allem aber das 1840 erschienene erste Lehrbuch der medizinischen Statistik von J. Gavarret [43]. Die therapeutischen Erfolge auf vielen Gebieten schärften gleichzeitig den Blick für die Wirkungslosigkeit mancher Therapien in anderen Bereichen, mit der Folge, daß sich dort ein therapeutischer Nihilismus ausbreitete, für den besonders die Wiener Internistenschule berühmt wurde. Ein Meilenstein war dann die 1932 erschienene „Methodenlehre der therapeutischen Untersuchungen" des Bonner Klinikers P. Martini [73]. Durch entsprechende Gestaltung des Prüfplans und Randomisierung (Zufallszuteilung) wurde versucht, Nebenbedingungen und Zufallseinflüsse zu eliminieren, durch Vor- oder Zwischenschaltung von Kontrollperioden Spontanschwankungen des Krankheitsverlaufs zu erkennen und durch Anwendung biostatistischer Verfahren beim Vergleich von behandelten und unbehandelten Patientengruppen oder bei Langzeitbeobachtungen am gleichen Patienten („the patient as his own control") das Therapieergebnis auf einer möglichst sicheren Basis zu beurteilen. Vor allem durch Beecher [9] wurde 20 Jahre später gezeigt, daß der schmerzstillende Effekt selbst starker Analgetika nicht allein von der Wirksubstanz bestimmt wird, sondern auch von der Kenntnis des Patienten darüber, daß er ein schmerzstillendes Mittel erhält. Ebenso hing die Bewertung der analgetischen Wirkung durch den Arzt von dessen Wissen ab, ob die Injektion die Wirksubstanz enthielt oder nicht. Es war der wissenschaftlich, und zwar fast quantitativ geführte Beweis der von gut beobachtenden Ärzten schon immer geahnten **Macht der Wirkung des Placebo**, des Arzneimittels ohne Wirksubstanz, das aber im Aussehen, in Geschmack und Geruch nicht vom wirkstoffhaltigen Präparat zu unterscheiden ist. Es war zugleich die Geburtsstunde des einfachen und des doppelten

Blindversuchs: Entweder nur der Patient oder Patient *und* Arzt sind „blind", d. h. wissen nicht, ob die Wirksubstanz oder ein Placebo verabreicht wird.

Nach Schadewaldt [95] stammt der Ausdruck Placebo (lat. „ich werde gefallen") aus Psalm 116, Vers 9 „Placebo domino in regione vivorum", der Einleitung zu einer Totenmesse, wobei die innerlich unbeteiligten Sänger eine gewisse Emotion heucheln mußten. Danach sei im 14. und 15. Jahrhundert ein unterwürfiger Heuchler oder ein schmeichelnder Höfling als „Placebo" bezeichnet worden. Im 18. und 19. Jahrhundert wurde der Ausdruck Placebo mit der Medizin in Verbindung gebracht, zunächst als Medikament „zum vorübergehenden Gebrauch", später „adopted more to please than to benefit a patient."

Daß die Beurteilung des Behandlungserfolges durch den Arzt von dessen Wissen mitbestimmt wird, was er verabreicht hat, d. h. von seiner Erwartung des Erfolgs oder Mißerfolgs, ist auch aus anderen Bereichen der Medizin bekannt. So wurden, um nur ein Beispiel zu nennen, für die Blutdruckmessung in epidemiologischen oder therapeutischen Studien Manometer entwickelt, bei denen für den Untersucher die Zahlenskala unsichtbar ist oder Skalen mit arbiträren Einheiten und verstellbaren 0-Punkten verwendet werden. All dies sind nur Spezialfälle des alten philosophischen Problems, ob eine „objektive" Beobachtung von Dingen oder Sachverhalten überhaupt möglich ist. Das Ergebnis jeder Beschreibung hängt ab vom Zeitpunkt, vom Standort des Beobachters, der Struktur und Funktion seiner Sinnesorgane (und der entsprechenden Geräte, die deren Wirkungsbereich erweitern), der Interaktion von Beobachter (oder Meßgerät) und Objekt sowie der Bedeutungserkennung und -verwertung von Sinneseindrücken durch Vergleich mit angeborenen und erworbenen Mustern; hier wäre das Phänomen der „Voreingenommenheit" oder „Erwartung" zu lokalisieren.

Es wäre jedoch verfehlt, unter Hinweis auf diese grundsätzlichen Probleme die Möglichkeit der „Objektivierung" von Beobachtungen in einer Anwendungswissenschaft wie der Medizin prinzipiell zu bestreiten. Die große Mehrzahl aller Beobachtungen von Morphe und Funktion des Organismus sowie physikalische und chemische Messungen lassen sich von jedem gleich geschulten Beobachter reproduzieren und sind daher unter pragmatischem Aspekt für eine Handlungswissenschaft ausreichend „objektiv". Besteht die Möglichkeit, daß eine an sich „objektive" Beobachtung durch subjektive, in der Person des Beobachters, in der Person des Untersuchten oder in der Untersuchungssituation liegende Faktoren verfälscht wird, kann und muß dies durch entsprechende Gestaltung der Beobachtungsbedingungen berücksichtigt werden.

Im Unterschied zu den mit empirisch-analytischen Methoden feststellbaren Arzneimittelwirkungen und -nebenwirkungen sind Objektivität, Reproduzierbarkeit, Validität und Reliabilität der mit phänomenologisch-hermeneutischer Methodik erfaßten Effekte deutlich geringer (s. S. 57). Das ist von großer Bedeutung für die Erfassung aller Medikamentenwirkungen und -nebenwirkungen auf die Psyche (vor allem, aber bei weitem nicht allein z. B. durch Psychopharmaka), und es ist doppelt wichtig bei der Evaluierung psychotherapeutischer Behandlungsverfahren, weil hier auch die vorausgehende diagnostische Klassifizierung phänomenologisch-hermeneutisch erfolgt. Trotzdem sind durch eine geeignete „Operationalisierung" der erfaßten Phänomene sowohl in der Psychiatrie wie in der Psychotherapie Wirksamkeitsstudien möglich und wurden und werden, in der Psychiatrie sogar in großem Umfang, vorgenommen. Neben den psychischen gehören in diesem Zusammenhang auch die sonstigen „subjektiven" Wirkungen und Nebenwirkungen (s. S. 57ff.), die in der Arzneimittelprüfung eine große Rolle spielen und z. T. ebenfalls operationalisiert werden können.

Die *Wirkung des Placebo* ist in den vergangenen Jahrzehnten intensiv untersucht worden. Es ist die eindrucksvollste, weil methodisch klarste Demonstration der großen Macht der Seele über den Körper, für die es ja im Alltag, vor allem aber in der ärztlichen Praxis, vielfache Hinweise, selten aber Beweise gibt. Placebos können Schmerzen aller Art, Herzbeschwerden einschließlich der Angina pectoris, Kreislaufstörungen, Asthmaanfälle, Ulkusleiden und andere Magen-Darm-Beschwerden, Schlafstörungen, Schwindel, Befindensstörungen und vieles andere bessern oder beseitigen, auch dann, wenn sie durch organische Prozesse oder eindeutig faßbare Funktionsstörungen bedingt sind. Schmerzzustände der verschiedensten Art sprechen im Durchschnitt zu 35% auf Placebogaben an, oft in einem weit höheren Prozentsatz. Die Placebowirkung auf den Schmerz ist umso besser, je mehr der Patient unter „Streß" steht; das gilt übrigens in gleicher Weise für die analgetische Wirkung von Morphin. Magengeschwüre z. B. heilen unter Placebogaben in 40–70% ab, zwar nicht ganz so schnell wie unter einem H_2-Blocker, aber die subjektiven Beschwerden sprechen ähnlich gut auf H_2-Blocker, Antazida und Placebo an [48].

Auch Operationen, insbesondere solche, durch die organische Ursachen von Schmerzen oder anderen subjektiven Symptomen beseitigt werden sollen, besitzen eine suggestive Komponente, einen unspezifischen Placeboeffekt. Das gilt z. B. für Eingriffe am Sympathikus, an den Herzkranzgefäßen, am Magen oder der Gallenblase. Dabei können die „Erfolge" enthusiastischer Operateure doppelt so hoch sein wie die von Skeptikern (s. [10]). Der Satz „Placebo ist die einzige Wirkung, die alle Medikamente gemeinsam haben", gilt also nicht nur für Medikamente, sondern für alle ärztlichen Handlungen, für Eingriffe und Manipulationen wie Injektionen oder Akupunktur, für Bäder und Massagen, für Diätvorschriften und sogar die Diagnostik: Der Arzt, der gut zuhört und fragt, der gründlich untersucht, der Gewissenhaftigkeit und Zuwendung erkennen läßt, ist auch mit seinen therapeutischen Verordnungen erfolgreicher; dazu kommen dann noch eindrucksvolle Apparate und die Umgebung, in der dies alles stattfindet; die Liste läßt sich fortführen.

Andererseits rufen auch Placebos unerwünschte Wirkungen hervor, z. B. Benommenheit in 50%, Kopfschmerzen in 25%, Müdigkeit in 18% und Übelkeit in 10%, auch Durchfälle, Erbrechen, Verstopfung und Urticaria. Bedenkt man noch, daß bei gesunden Versuchspersonen z. B. Müdigkeit in ca. 40%, Kopfschmerzen in 15%, Hautausschläge und Urtikaria in 3–8% spontan vorkommen (s. [54]), dann demonstriert all dies nicht nur den großen Einfluß psychischer Faktoren auf unseren Körper und unser Befinden, sondern auch die methodischen Schwierigkeiten der Prüfung von Wirkungen und Nebenwirkungen von Arzneimitteln.

Die psychologischen Placebowirkungen können mit somatischen Veränderungen einhergehen, z. B. einer Änderung der Inkretion verschiedener Hormone wie ACTH oder Katecholaminen. Das ist im Prinzip nichts Neues, denn es ist eine alltägliche Beobachtung, daß

Emotionen den Puls und den Blutdruck oder die Hautdurchblutung ebenso wie die Hormonproduktion verändern können. Die Placeboeinnahme ist wie alle therapeutischen Eingriffe eben emotionsbeladen, wenn auch oft unbewußt. Genauso bekannt ist, daß der Schmerz einer Wunde vom Soldaten oder dem raufenden Jungen zunächst nicht gespürt wird, und oben wurde schon erwähnt, daß der Placeboeffekt auf Schmerz umso intensiver ist, je stärker der Stress ist, dem die betroffene Person unterliegt. Von besonderem Interesse ist der Nachweis, daß der Morphinantagonist Naloxon analgetische Placeboeffekte auf den Wundschmerz aufheben kann, woraus auf die Freisetzung von Endorphinen im Zentralnervensystem als Vermittler der Schmerzempfindung geschlossen wird. Es besteht kein Zusammenhang zwischen Größe einer Wunde oder der Zahl der erregten Schmerzrezeptoren und der Intensität des Schmerzes, sondern zwischen Bedeutung einer Wunde und gefühltem Schmerz [10]. Diese und andere Befunde belegen die naheliegende Vermutung, daß Placeboeffekte auf zentraler Ebene zu lokalisieren sind, im Bereich der Bedeutungserkennung und -zuteilung von Sinnesreizen.

Die Prüfung aller Verfahren zur Behandlung kranker Menschen kann letztlich nur am Menschen erfolgen; sie muß so gestaltet sein, daß dabei die Grundsätze der Humanität, der ärztlichen Ethik und des Rechts beachtet werden (Deklaration von Helsinki, Arzneimittelgesetz), aber auch so, daß das Ergebnis ein Urteil ermöglicht, das den Kriterien der „Wissenschaftlichkeit" entspricht. Das klingt selbstverständlich, tatsächlich wurden und werden aber diese Anforderungen oft nicht erfüllt oder in Frage gestellt.

Zum Schutz des Kranken ist es unerläßlich, daß ein neu entwickeltes Medikament zuvor am Tier getestet worden ist, nicht nur wegen seiner Wirkung oder Wirkungsweise, sondern vor allem wegen der Verträglichkeit und der Toxizität. Es wäre unverantwortlich, ja kriminell, ohne solche Voruntersuchung am Tier einem Kranken (oder einer gesunden Versuchsperson) ein neues Medikament zu verabreichen. Aus diesen und einigen anderen Gründen sind Tierversuche leider unerläßlich. Dennoch lehnen z. B. Anthroposophen wie Kienle (in [15]) Tierversuche mit der Begründung mangelnder Übertragbarkeit auf den Menschen ab. Das hindert sie nicht, als Suchtest oder Vorprüfung vor der Anwendung am Menschen z. B. In-vitro-Versuche mit Zellkulturen zu empfehlen, deren Übertragbarkeit auf den Menschen noch wesentlich weniger gegeben ist. Die Prüfung neuer Arzneimittel ausschließlich am Menschen steht aber für Anthroposophen wie für Homöopathen ganz im Vordergrund; letztere behandeln allerdings auch Tiere mit homöopathischen Arzneimitteln unter zwangsläufigem Verzicht auf die sonst als so wesentlich angesehene subtile Erfassung subjektiver Symptome zur Arzneimittelfindung. Es mag ja sein, daß die erstmalige Testung am Menschen ohne Vorprüfung am Tier bei Phytotherapeutika, Homöopathika und Anthroposophika vertretbar ist, vor allem im Selbstversuch der Experimentatoren, und zwar wegen der vermutlich fehlenden Wirkung im akuten Versuch. Was allerdings die chronische Toxizität, die Teratogenität und vor allem die Kanzerogenität einzelner derartiger Präparate angeht, sind Fragezeichen zu setzen; Beispiele gab es und gibt es. Auf die langjährige ärztliche „Erfahrung" kann man sich jedenfalls auch hier nicht verlassen; man „erfährt" auf diesem Gebiet nur das, wonach man gezielt sucht. Ich bin allerdings der Meinung, daß auch heute noch, nach Einführung der neuen Tierschutzbestimmungen, zu viele Tiere, unsere Mitgeschöpfe, zu Versuchszwecken mißbraucht werden, in der Industrie, in Instituten und Kliniken, aus Geschäftsinteresse, aus wissenschaftlichem Ehrgeiz, für marginal oder gänzlich unwichtige Fragestellungen und nicht zuletzt deshalb – das gilt besonders für tierexperimentell arbeitende Kliniker –, weil der Versuch am wehrlosen Tier ungleich einfacher und übersichtlicher zu gestalten ist als experimentelle Untersuchungen am Menschen. Aber wer den Tierversuch grundsätzlich ablehnt, muß sich darüber im klaren sein, daß damit die Entwicklung neuer Medikamente zum Erliegen kommen würde.

Therapiestudien geraten gelegentlich in die Schlagzeilen, zu unrecht und manchmal auch zurecht, weil ethische oder rechtliche Grundsätze verletzt worden sind. Schlagzeilen gibt es auch bei den sog. Arzneimittelskandalen, besser -unglücken, denn es ist keineswegs sicher, ob sie alle hätten verhindert werden können. Leider kann es absolute Sicherheit nicht geben. Das größtmögliche Maß an Arzneimittelsicherheit und -unbedenklichkeit, das jeder Bürger fordert und auf das er auch Anspruch hat, ist aber nur mit gut geplanten und durchgeführten, eben „kontrollierten" Studien zu gewährleisten. Es besteht ja nicht nur ein Anspruch auf möglichst unschädliche, sondern vor allem auch auf **wirksame** Arzneimittel – der Arzt sollte sicher sein, daß er ein Medikament verordnet, das aufgrund seines Wirkstoffgehaltes tatsächlich auch wirkt. Das mag bei harmlosen oder spontan heilenden Krankheiten bedeutungslos sein, aber der Arzt, der am Bett eines ernsthaft erkrankten Patienten zwischen mehreren Arzneimitteln zu wählen hat, deren Wirksamkeit allesamt nicht gesichert ist, führt vielleicht dessen Tod herbei, weil er sich in Ermangelung verläßlicher Daten für das falsche Präparat entscheidet. Das Beispiel ist nicht konstruiert, sondern begegnet uns in Klinik und Praxis keineswegs selten. Jedermann kann der Patient in solcher Situation sein, auch der Tierversuchsgegner und derjenige, der kontrollierte Studien ablehnt. Das Beispiel soll nur zeigen, daß der Wirkungsnachweis für Arzneimittel nicht die Marotte von Theoretikern oder weltfremden Klinikern ist, sondern einschneidende Konsequenzen in der Praxis haben kann.

Um ein möglichst gut fundiertes Urteil über Wirkungen (und Nebenwirkungen) einer Behandlungsmethode zu gewinnen, ist angesichts der geschilderten Schwierigkeit und Notwendigkeit, Placebowirkungen, Spontanschwankungen und Zufallseinflüsse von dem eigentlichen Effekt des Wirkstoffs bzw. Eingriffs abzugrenzen, der **kontrollierte Versuch** die Methode der Wahl, der „Königsweg" (Ueberla, in [15]). „Kontrolliert" meint, daß Wirkungen, Nebenwirkungen sowie Nebenbedingungen und Zufallseinflüsse möglichst genau erkannt, erfaßt und ggf. eliminiert, zumindest berücksichtigt werden können. Die Anwendung biometrischer und biostatistischer Methoden ist dabei unerläßlich. Dazu ist nicht in jedem (s. unten), aber doch in den meisten Fällen eine einfach- oder doppelblinde Versuchsanordnung erforderlich, umso mehr, je „weicher" die Erfolgskriterien sind (wie z. B. subjektive Symptome), je mehr Spontanschwankungen im Krankheitsverlauf oder Spontanheilungen in Betracht kommen, je weniger intensiv der erwartete therapeutische Effekt ist. Die Aufzählung zeigt schon, daß gerade bei den Krankheitsbildern und Befindensstörungen, die die Domäne vieler alternativer Verfahren sind, der Doppelblindversuch zur Urteilsfindung in der Regel unerläßlich ist.

Zu den Voraussetzungen einer kontrollierten Studie gehört, daß vorher die Diagnose gesichert und die Einschluß- und Ausschlußkriterien für die Aufnahme in die Studie festgelegt sind, ferner die Studiendauer und vor allem auch die Zielkriterien (d. h. die objektiven und subjektiven Merkmale und deren Änderung, die das Behandlungsergebnis beschreiben sollen), und zwar wann, wie und von wem sie erfaßt oder gemessen werden sollen.

Manche Studie wird allein dadurch wertlos, daß die Diagnose nicht eindeutig gesichert wird; das gilt u. a. für die Prüfung alternativer Krebsmittel. Bei allen Formen von Krebs ist die histologische Sicherung der Diagnose unerläßlich und manche, wahrscheinlich die meisten Wunder- oder Spontanheilungen haben in fehlender oder falscher Histologie ihre Ursache. Als junger Assistent erlebte ich die Krankengeschichte einer im mittleren Alter stehenden Putzfrau der Klinik mit, die an einem großen Magenulcus erkrankt war. Sie entwickelte eine Bauchwassersucht und wurde laparotomiert. Der Operateur stellte zahlreiche Metastasen im Bereich des gesamten Bauchfells sowie eine mit der Umgebung verbackene Magenwand fest und verschloß den Bauch wieder. – Diagnose: Inoperables metastasierendes Karzinom, wahrscheinlich vom Magen ausgehend. Die Patientin erholte sich überraschend gut, der Aszites verschwand, nach einem halben Jahr arbeitete sie wieder. Der entscheidende Fehler des Operateurs, veranlaßt durch den eindrucksvollen makroskopischen Befund, war die Unterlassung einer Gewebeentnahme zur histologischen Untersuchung, die vermutlich eine Bauchfelltuberkulose – sie heilte auch vor der Ära der Chemotherapie gelegentlich spontan aus, wenn, wie man damals sagte, bei der Laparatomie „einmal die Sonne in den Bauch geschienen hatte" – oder eine andere, nicht bösartige Erkrankung ergeben hätte. Ebenso kommen, wenn auch selten, immer wieder Fälle vor, bei denen selbst erfahrene Pathologen bei der histologischen Unterscheidung gutartig : bösartig verschieden urteilen oder Zweifel haben. Wunderheilungen sind ebenso wie die in der Laienpresse propagierten „neuartigen" Krebsmittel von Außenseitern daher mit größter Skepsis zu betrachten. Diese Verfahren verschwinden wieder spurlos, wenn alle Beteiligten ihr schmutziges Geschäft gemacht haben, auf Kosten von verzweifelten Kranken, die oft ihre letzten Ersparnisse geopfert haben. Ein Lernprozeß findet in den einschlägigen Journalistenkreisen offenbar nicht statt.

Wenn verschiedene Therapieformen untereinander verglichen werden sollen, müssen die Patienten nicht nur in bezug auf die Diagnosen, sondern auch in den wesentlichen demographischen Daten (u. a. Alter, Rasse und Geschlecht) ähnlich sein, hinzu kommen oft zahlreiche weitere Faktoren, die vergleichbar sein müssen und mit der speziellen Fragestellung zusammenhängen (Beispiel s. S. 73f.). Die Zuteilung zu den einzelnen Behandlungsgruppen muß streng nach dem Zufallsprinzip erfolgen (Randomisierung); der Vergleich einer früheren Behandlung mit einer späteren ist, von seltenen Ausnahmen abgesehen (s. unten), nicht erlaubt. Die Mitwirkung eines erfahrenen Biostatistikers bereits bei der Planung einer Studie ist in der Regel unerläßlich. Nur so wird sichergestellt, daß von den vielen verfügbaren Methoden diejenige gewählt wird, die einerseits praktikabel ist und gleichzeitig verwertbare Resultate liefert, und die andererseits mit der kleinstmöglichen Patientenzahl auskommt. Bei Erkrankungen, bei denen es bisher keine wirksame Therapie gibt und vielfach auch bei funktionellen oder Befindensstörungen wird gewöhnlich gegen Placebo getestet; existiert eine nachweislich wirksame „Standardtherapie", werden neue Behandlungsverfahren mit dieser Standardtherapie verglichen.

Es gibt Situationen, wenn auch selten, bei denen ein kontrollierter Versuch nicht erforderlich ist und ethisch auch nicht zulässig wäre. Wenn z. B. bisher alle von einer Krankheit Betroffenen starben und durch eine neue Behandlung erstmals einige überleben, ist, sofern sich diese günstigen Resultate reproduzieren lassen, eine kontrollierte Studie nicht vertretbar. Obwohl nach außen hin keine biostatistischen Rechenoperationen vorgenommen werden, wird dabei bewußt oder unbewußt doch statistisch gedacht und gerechnet: In der Vergangenheit sind alle Patienten ausnahmslos an dieser Krankheit gestorben (Letalität = 100%). Mit der neuen Therapie überleben z. B. 60% oder sogar alle, d. h. die Letalität beträgt jetzt 40% bzw. 0%; die Differenz zu 100% wird schnell statistisch signifikant. Zudem haben wir hier nicht ein „weiches" oder subjektives, sondern ein eindeutiges objektives Erfolgskriterium für die geprüfte Therapie: Tod oder Überleben. Der methodische Schönheitsfehler, daß der Vergleich der mit dem neuen Mittel behandelten Fälle nicht mit gleichzeitig unbehandelt gebliebenen, sondern mit jenen vielen Patienten erfolgt, die in den Jahrzehnten vorher ohne die neue Therapie sämtlich verstarben („historischer Vergleich"), muß in einem solchen Fall aus ethischen und aus sachlichen Gründen hingenommen werden und ist hier meist auch völlig belanglos.

Einige Beispiele für solche Beweise therapeutischer Wirkungen ohne kontrollierten Versuch sind die Lebertherapie der perniciösen Anämie, die Behandlung des diabetischen Koma mit Insulin, der tuberkulösen Meningitis mit Streptomycin oder des malignen Hochdrucks mit Antihypertensiva.

Diese Beispiele zeichnen sich dadurch aus, daß die Letalität zuvor nahezu 100% betrug und die Behandlungserfolge eindeutig waren. Es gibt selten noch andere, nicht ganz so eindeutige Situationen, bei denen meist aus ethischen Gründen nur ein historischer Vergleich möglich ist. In anderen lebensbedrohlichen Situationen, wie z. B. bei Schockzuständen, sind die Umstände der Erkrankung und der Therapie oft so komplex, daß kontrollierte Studien auf große Schwierigkeiten stoßen; freilich wären gerade hier sichere Kenntnisse über die Wirkung der verwendeten Arzneimittel besonders wichtig.

Gegen kontrollierte Versuche werden gelegentlich ethische Bedenken erhoben. So werde der Patient bei einer Blindstudie betrogen oder belogen, weil er in Unwissenheit darüber gehalten werde, welche Behandlung er erhalte. Die obligatorische Aufklärung des Patienten vor seiner Einwilligung in die Mitwirkung bei der Studie beinhaltet jedoch auch die Information über den einfach- oder doppeltblinden Charakter der Prüfung.

Schwerer wiegt der von einzelnen Juristen [36] polemisch breitgewalzte Einwand, bei derartigen Studien würde einem Teil der Patienten eine wirksame (oder wirksamere) Therapie vorenthalten. Die Ausgangssituation für einen kontrollierten Versuch ist durch das Unwissen charakterisiert, ob eine bestimmte neue Behandlung überhaupt wirkt bzw. besser oder gleich gut ist wie eine vorhandene. Gibt es keine wirksame Therapie gegen eine Krankheit, erfolgt der Test gegen Placebo, anderenfalls gegen die bisher übliche, die „Standardtherapie". Vorenthalten wird dem Patienten also zunächst nichts, er erhält mindestens die „Standardtherapie". Erst wenn sich am Ende der Untersuchung herausstellt, daß ein neues Mittel besser wirkt als Placebo oder die Standardtherapie, läßt sich retrospektiv sagen, daß ein Teil der Patienten dieser Studie benachteiligt waren, weil sie Placebo oder die bisherige Standardtherapie statt des neuen Präparats erhielten; von diesem Augenblick an ist die neue Therapie zur Standardtherapie bei künftigen Studien geworden. Umgekehrt können auch diejenigen Patienten benachteiligt sein, denen die Standardtherapie vorenthalten wurde, wenn die neue Substanz weniger wirksam war. All das betrifft immer nur einen Teil der Patienten einer Studie, und glücklicherweise sind in weitaus den meisten Fällen die „Nachteile" oder „Vorteile", die sie erfahren, zeitlich eng begrenzt sowie leicht und vorübergehend. Problematischer kann die Situation allerdings werden, wenn „Tod / Überleben" Zielkriterien sind und der Verdacht entsteht, daß eine der geprüften Therapien überlegen ist. Falls derartige Studien doppelblind angelegt sind, müssen Zwischenanalysen erfolgen, um einen etwaigen Trend frühzeitig zu erkennen und die Studie sofort abzubrechen, sobald das Ergebnis eindeutig ist. Auch sind Vorkehrungen zu treffen, unter welchen Voraussetzungen ein Patient aus einer Studie herausgenommen und individuell weiterbehandelt wird, zum Beispiel beim Überschreiten bestimmter Blutdruck- oder Blutzuckerwerte. Schließlich soll bereits bei der Planung einer Studie festgelegt werden, wieviel Patienten einbezogen werden müssen, um die gestellte Frage zu beantworten; den gleichen Zweck, nämlich die Patientenzahl möglichst klein zu halten, dienen Versuchsanordnungen, die es durch fortlaufende Auswertung erlauben, die Studie sofort zu beenden, wenn ein vorher festgelegtes Signifikanzniveau für einen Unterschied erreicht ist.

Üblicherweise ist heute der Plan für jede Arzneimittelprüfung am Menschen einer Ethikkommission vorzulegen, die ihn unter den dargelegten und weiteren Gesichtspunkten überprüft; die persönliche Verantwortung des ärztlichen Leiters der Studie wird dadurch allerdings nicht berührt. Außerdem besteht gewöhnlich eine Patientenversicherung für den sehr seltenen Fall, daß einmal ein Schaden auftritt. Man muß sich darüber im klaren sein, daß weder bei einer Arzneimittelprüfung noch bei der normalen Behandlung mit zugelassenen Arzneimitteln – einschließlich Phytotherapeutika – absolute Sicherheit besteht; man denke nur an unvorhersehbare schwere allergische Reaktionen, aber auch an extrem seltene Nebenwirkungen, die in einer Häufigkeit von 1 : 1 000 oder noch seltener vorkommen. Letztlich ist jede ärztliche Behandlung auch mit bekannten Pharmaka ein Versuch am Menschen, bei dem individuell, oft eben durch „Probieren", das am besten geeignete Medikament sowie diejenige Dosis ermittelt wird, die einerseits ausreichend wirkt und andererseits die geringsten Nebenwirkungen hervorruft. Gerade das gelingt aber umso leichter, schneller und für den Patienten am wenigsten belastend, je mehr Kenntnisse über die verwendeten Substanzen vorliegen, die wiederum in der Regel in kontrollierten Studien gewonnen werden.

Man hat den kontrollierten Versuch auch unter Hinweis auf den damit zwangsläufig verbundenen „Reduktionismus" infrage gestellt. Selbstverständlich haben die Ein- und Ausschlußkriterien, die demografische Zusammensetzung der Studienpopulation, ja allein schon die Tatsache der Zustimmung zur Teilnahme an einer Untersuchung zur Folge, daß die Teilnehmer nicht unbedingt repräsentativ sind für die Patientenpopulation des behandelnden Arztes oder eines ganzen Landes, so daß die Übernahme des Ergebnisses in ärztliche Praxis immer besonderer Prüfung bedarf. Tatsächlich kann es ja erhebliche Unterschiede in der Arzneimittelwirkung (und den Nebenwirkungen) zwischen jüngeren und alten Patienten, zwischen Männern und Frauen, zwischen Weißen und Farbigen etc. geben.

Beispielsweise hat sich in den großangelegten Studien zur Behandlung der milden Hypertonie gezeigt, daß bei Frauen durch die Therapie die Prognose sehr viel weniger verbessert wird als bei Männern, daß die Behandlung bei sehr alten Patienten kaum Nutzen bringt oder daß bestimmte Pharmaka nur bei Nichtrauchern wirksam sind.

Abgesehen davon, daß die Patientenpopulationen von Allgemeinärzten, den verschiedenen Fachärzten, Klinikärzten, auf dem Land, in der Groß- oder in der Kleinstadt jeweils verschieden sind und schon aus diesem Grunde eine einzelne Studie niemals „repräsentativ" für alle sein kann, ist das Ziel einer kontrollierten Prüfung ja nicht, aus dem Ergebnis eine für alle Fälle geltende Behandlungsanweisung abzuleiten. Ziel ist vielmehr lediglich der Nachweis, daß ein bestimmtes Behandlungsverfahren bei einer gegebenen Indikation eine therapeutische Wirkung besitzt, und zwar im Falle eines Medikaments durch die darin enthaltene Wirksubstanz. Die Randomisierung und andere in der Versuchsanordnung vorgesehene Maßnahmen dienen dazu, deren Effekte möglichst eindeutig von Placebowirkungen, Zufallseinflüssen und sonstigen Faktoren zu trennen. Der Versuch läßt sich zudem oft so gestalten – wie die eben angeführten Beispiele zeigen – daß gleichzeitig zusätzliche Erkenntnisse über die Wirkungen bei Subgruppen der Patienten gewonnen werden, die für die spätere praktische Anwendung von großer Bedeutung sein können. Eine vorher nicht geplante nachträgliche Subgruppenanalyse erlaubt zwar meist keine Schlußfolgerung, aber gibt oft noch Anlaß zur Bildung neuer Hypothesen für weitere Prüfungen.

Das Mißverständnis, allein der kontrollierte Versuch mit biostatistischer Analyse entscheide über eine Arzneimittelzulassung, wurde bewußt oder aus Unkenntnis von interessierter Seite im Zusammenhang mit der Verabschiedung des Arzneimittelgesetzes in die Öffentlichkeit und in das Parlament getragen, mit dem – auch erreichten – Ziel, den im Gesetzentwurf vorgesehenen Wirksamkeitsnachweis im Hinblick auf die Alternativmedizin zu verwässern. Der kontrollierte Versuch ist nur eine, allerdings in den meisten Fällen unerläßliche Methode zum Wirksamkeitsnachweis, aber die Zulassungsentscheidung wird noch von weiteren, andersartigen Gesichtspunkten bestimmt, u. a. von dem Verhältnis zwischen Wirkung, Nebenwirkungen und Toxizität, wobei der vorgesehene Anwendungsbereich eine Rolle spielt.

Erst recht gelten derartige Überlegungen für die Übernahme von Ergebnissen in die praktische Therapie. Hier können marginale Vor- oder Nachteile einzelner Substanzen, die überhaupt nur in derartigen Studien gefunden werden können, von großer, in anderen Fällen ohne Bedeutung sein. Die Behandlungsempfehlungen z. B. für die milde Hypertonie wurden maßgebend von den oben zitierten Großstudien beeinflußt und führten zu größerer Zurückhaltung bei der medikamentösen Therapie gegenüber früher, insbesondere bei Frauen. Kontrollierte Studien können bisherige Therapiekonzepte bestätigen, modifizieren oder verwerfen und neue nahelegen. Selten ist es die Studie allein, die entscheidend ist; oft liefert sie sehr wesentliche, manchmal auch nur marginal bedeutsame Entscheidungsgründe, aber immer spielen noch andere ärztliche, gelegentlich auch ökonomische Gesichtspunkte mit.

Überhaupt muß man sich von dem Gedanken frei machen, daß mit dem kontrollierten Versuch alle Probleme der Therapie gelöst werden könnten und ihr

Fortschritt gewährleistet sei. Am Anfang neuer Therapien steht in zahlreichen Fällen die sorgfältige Beobachtung des Klinikers oder des Experimentators, manchmal ein „Zufall", der aber nur hilft, wenn er auf einen Beobachter trifft, der erstens den entscheidenden Sachverhalt überhaupt bewußt wahrnimmt, zweitens – das ist der kreative Akt – die gedankliche Assoziation zu einer möglichen therapeutischen Wirkung herstellt, und drittens dann weiterführende Untersuchungen einleitet.

Im angelsächsischen Sprachraum werden derartige zufallsbedingte Entdeckungen als „Serendipity" bezeichnet. Der Ausdruck stammt von H. Walpole (1717–1797), der dazu durch ein persisches Märchen „3 Prinzen von Serendip" (Serendip = Ceylon) angeregt wurde; die Prinzen machten auf einer abenteuerlichen Reise eine Reihe zufälliger und unerwarteter Entdeckungen. Serendipity hat der Medizin bedeutende Fortschritte beschert, angefangen mit der Entwicklung der Pockenschutzimpfung durch Jenner. Andere Beispiele sind die Entdeckung des Penicillins, der antidiabetischen Wirkung der Sulfonamide, der antirheumatischen Kortisonwirkung, der blutdrucksenkenden Wirkung von Clonidin, der eisenausscheidenden Wirkung von Desferrioxamin u. a.

Außer diesen Zufallsentdeckungen und den durch wissenschaftliche Analyse komplexer Naturstoffe oder durch synthetische Abwandlung bekannter Wirkstoffe gefundenen Medikamenten spielen in den letzten Jahrzehnten zunehmend planmäßig entwickelte, sozusagen „maßgeschneiderte" Pharmaka eine Rolle, die ihre Entstehung der Grundlagenforschung verdanken, insbesondere der Enzym- und der Rezeptorforschung.

Beispiele sind die verschiedenen Enzymhemmstoffe, wie Allopurinol (gegen Gicht), die ACE-Hemmer (gegen Hochdruck), die Cholesterinsynthesehemmer, ferner die verschiedenen Arten adrenerger Blocker und Stimulatoren sowie die H_2-Blocker oder die Serotoninantagonisten.

Bei der Entwicklung neuer Therapieverfahren hat der kontrollierte therapeutische Versuch seinen Platz zwischen der Hypothesenbildung aufgrund klinischer oder pharmakologischer Beobachtungen auf der einen Seite und der praktisch-ärztlichen Anwendung auf der anderen. Um die Mängel und Schwächen, die sich aus den Erfahrungen im Umgang mit diesem wichtigen Entscheidungsinstrument ergeben haben, zu beseitigen oder zu vermindern, sind in den letzten 30 Jahren große Anstrengungen unternommen worden, die ihren Niederschlag in einer kaum noch übersehbaren Literatur gefunden haben; das betrifft auch die damit zusammenhängenden ethischen und juristischen Probleme. Vollkommenheit hat freilich auch hier nicht erreicht werden können, und es gibt kaum eine größere Studie, die nicht in dem einen oder anderen Punkt kritisiert werden kann. Wer aber alle diese Anstrengungen ignoriert und den kontrollierten therapeutischen Versuch mit prinzipiellen methodischen oder ethischen Argumenten als unbrauchbar hinstellt, ohne gleichzeitig ein besseres Verfahren anzubieten – was bisher noch niemandem möglich war –, muß sich bewußt sein, daß er die Gewinnung solider Kenntnisse über Therapieverfahren, insbesondere über die Wirksubstanzen unserer Arzneimittel, verhindert. Er wird mitschuldig daran, wenn durch Fehlen solcher Kenntnisse Kranke sterben müssen. Auch ist es eine doppelbödige Moral, einerseits kontrollierte Studien zu verteufeln und damit den Arzt am Krankenbett bei seinen Therapieentscheidungen im Stich zu lassen, und andererseits Arzneimittelsicherheit zu verlangen.

Die Macht des Placebos, therapeutische Manipulationen, eindrucksvolle Apparate, das gesamte Ambiente, vor allem aber die Persönlichkeit des Arztes und sein Umgang mit dem Kranken – alle diese Elemente in der hochkomplexen individuellen Patienten/Arztbeziehung, von Martini auch als „magischer" Teil der Therapie bezeichnet, tragen zum Behandlungserfolg bei. Kein Arzt wird darauf verzichten wollen, oft werden diese Elemente sogar bewußt eingesetzt. Doch wer Arzneimittel verabreicht, und das tun nicht nur die Schulmediziner, sondern auch die Anthroposophen, die Phythoterapeuten, die Homöopathen und alle sonstigen Alternativen, setzt auf die **stofflichen** Effekte seiner Arznei. Diese getrennt von allen übrigen Wirkungen zu erfassen, dazu dient der kontrollierte Versuch. Solange es hierzu kein anderes oder besseres Verfahren gibt, müssen sich auch alle nichtschulmedizinischen Therapien diesem Test unterziehen, wenn sie glaubwürdig bleiben wollen. Die Beweispflicht für die Wirksamkeit einer Therapie liegt im übrigen bei dem, der sie empfiehlt.

„Wer heilt, hat recht" – dieser vielzitierte Satz trifft zu, aber nur unter 3 Bedingungen: Zum einen muß die „Heilung" bewiesen sein; schon daran mangelt es nicht selten. Zum anderen muß der Kausalzusammenhang zwischen Therapie und „Heilung" erwiesen sein. Und wenn, drittens, die Heilung mit einem Medikament bewirkt worden ist, so muß feststehen, daß dessen Wirkstoffgehalt hierfür verantwortlich ist. Sinngemäß gilt dies auch für andere Therapieverfahren. Unter diesen 3 Voraussetzungen gilt der Satz „Wer heilt, hat recht" auch dann, wenn die Wirksubstanz nicht genau definiert ist, wenn eine Pharmakokinetik, Dosiswirkungskurven oder eine Pharmakodynamik noch nicht vorliegen. Er gilt aber nicht dort, wo er am häufigsten zitiert wird: Bei Anwendung der „Post-hoc-ergo-propter-hoc"-Methode, d. h. wenn die 3 Bedingungen behauptet oder stillschweigend unterstellt werden, tatsächlich aber nicht erfüllt sind.

Kritische Anmerkungen zur Schulmedizin

Seit sie existiert, ist die wissenschaftliche Medizin aus vielfältigen Gründen kritisiert worden. Immer schon hat es auch neben der „offiziellen", der an den wissenschaftlichen Hochschulen gelehrten Medizin andere, nichtschulmedizinische Therapieverfahren gegeben, ausgeübt und propagiert teils von Ärzten, teils von Heilpraktikern und Kurpfuschern. Ob die Kritik an der Schulmedizin zunimmt, ob die Alternativmedizin immer mehr Anhänger findet, wie ihre Apologeten behaupten, sei dahingestellt; die einschlägige Literatur bis in das vorige Jahrhundert zurück läßt Zweifel aufkommen. Die Jagd der Medien nach der Sensation, die (Schaden)freude am Skandal, Kritik um jeden Preis, missionarischer Eifer bei der Verbreitung von Meinungen angeblich unterdrückter Außenseiter ergeben oft genug ein Zerrbild der Realität, das wiederum auf die Realität zurückwirkt.

Dennoch gibt es ernstzunehmende Kritik an der wissenschaftlichen Medizin, und die andauernde Existenz alternativer Richtungen läßt sich nicht wegleugnen. Es reicht nicht, sie allein mit dem Argument abzutun, es handle sich um ein Phänomen in Wohlstands- und Überflußgesellschaften. Das trifft zwar zu, denn Patienten und Ärzte in Entwicklungsländern wären glücklich, wenn ihnen allein schon die Schulmedizin wenigstens teilweise immer und ausreichend verfügbar wäre. Wenn es um die leibliche Existenz, um das Überleben geht, werden funktionelle und Befindensstörungen belanglos. Tiefsinnige Spekulationen über Paradigmen oder neue Menschenbilder sind hier nicht gefragt; man braucht Ärzte, die pragmatisch handeln, und Medikamente, die hier und jetzt und eindeutig helfen.

Einen Teilaspekt dieses Sachverhalts zeigt ein Vergleich der Liste der „essentiellen" Medikamente der Weltgesundheitsorganisation [118], die wenige hundert Substanzen enthält, mit den ca. 2900 Wirksubstanzen (in 8262 Präparaten) der Roten Liste 1992, dem Arzneimittelverzeichnis der deutschen pharmazeutischen Industrie. Ich bin überzeugt, daß wir mit den essentiellen Medikamenten der WHO (und noch 100–200 mehr, die marginale Vorteile besitzen oder nur in unserer Hochleistungsmedizin benötigt werden) auskommen könnten, ohne meßbaren Nachteil für die Gesundheit unserer Bevölkerung.

Die Technisierung der Medizin

Vielfach wird die Technisierung der Medizin kritisiert („Apparatemedizin"). Diese Kritik hat 2 berechtigte Gründe: Die zweifellos vorkommende überflüssige oder falsche Anwendung von Technik, und die ebenfalls häufige Über- (und damit Fehl)bewertung technisch erhobener Daten gegenüber anamnestischen/klinischen Befunden und allgemein-ärztlichen Gesichtspunkten. Beides betrifft Diagnostik und Therapie. Die überflüssige und damit falsche Anwendung apparativer Diagnostik (einschließlich Laboratoriumsdiagnostik) kann auf einem Ausbildungsmangel des Arztes beruhen: Fehleinschätzung von Aussagemöglichkeiten und Grenzen des gewählten Verfahrens, meist in Verbindung mit Unterschätzung von Anamnese und klinischem Befund (ein Beispiel s. S. 157f.). Dazu können dann noch finanzielle Aspekte treten. Andererseits verlangen auch die Patienten oft technische Untersuchungen, die der Arzt für überflüssig hält.

Was notwendig und was überflüssig ist, darüber läßt sich oft streiten. Die frühere Ablehnung einer ungezielten Laboratoriumsdiagnostik ist heute nur noch teilweise gerechtfertigt, weil durch die Automatisierung die Kosten ganz erheblich gesunken sind. Die „zufällige" Entdeckung eines leicht erhöhten S-Kreatinins, einer erhöhten Gamma-GT (bei verschwiegenem Alkoholabusus), eines erniedrigten S-Kaliums, erst recht natürlich erhöhter Lipid- oder Glucosewerte, einer ganz leichten Anämie etc. etc., all das kann bei „leerer" Anamnese und negativem klinischen Befund wichtige präventive, diagnostische und therapeutische Konsequenzen haben. Die Abdomensonographie z. B. kann ganz wesentlich zur Früherkennung von Tumoren und anderen Erkrankungen von Leber, Gallenblase, Nieren, Pankreas, weiblichen Genitalorganen, Prostata, Blase und von Aortenaneurysmen beitragen. Es ist eine wichtige Aufgabe der Forschung auf dem Gebiet der Allgemeinmedizin, solcherart „Screening"-Programme nicht nur zu entwickeln, sondern vor allem auch zu evaluieren (s. S. 168).

In der Therapie ist die Anwendung von Geräten, z. B. der verschiedenartigen Bestrahlungsgeräte, dann überflüssig, wenn ihre Wirksamkeit, allgemein oder bei der betreffenden Indikation, nicht erwiesen ist – ein häufiger Fall. Aber auch das Medikament gehört zur „techne" des Arztes (s. unten), und jedes wirkungslose oder nicht indizierte Medikament ist überflüssig.

Fast alle sonstigen Einwände gegen die Technisierung beruhen auf mangelnder Reflexion oder sind sogar unehrlich. Da ist einmal die Undurchschaubarkeit der immer komplizierter werdenden Medizintechniken. „Sie passen sich damit aber lediglich der Komplexität natürlicher Vorgänge an. Die Natur arbeitet nämlich keineswegs einfach. Einfach denken nur Naturschwärmer." Zum anderen sind die Kritiker der technomorphen Medizin meist Gesunde, die sich in die Gefühle von Kranken, die bei Versagen eines Organs auf technische Hilfen (z. B. Herzschrittmacher, Dialysegeräte, Prothesen aller Art, Intensivmedizin etc.) oder gar Organersatz durch Transplantation angewiesen sind, nicht hineindenken können oder unbewußt Angst vor späterer eigener Technikabhängigkeit solcher Art haben. Vor allem aber wird vergessen, daß die „techne" des Arztes dreierlei umfaßt: Wort, Medikament und Instrument. „Es ist zu einer ärgerlichen Mode geworden, daß sich manche Ärzte, Psychotherapeuten, Psychologen, Soziologen, Heilkundler aller Herkunft und Art mit sog. alternativen und Ganzheitsmedizinern mit dem Anspruch zusammenfinden, eine nichttechnische Heilkunst und -kunde anzubieten. Sie sind es, die polemisch die Kunstfigur einer auf das Technische im Sinne des Mechanistischen reduzierten Schulmedizin aufbauen, um sich um so strahlender als die eigentlich menschliche Heilkunst darzustellen .... Es gehört zu den einäugigen Nachlässigkeiten oder bewußt demagogischen Unaufrichtigkeiten, wenn Medizinkritik auf Technikkritik im Sinne apparativer Technik eingeengt ... wird. Damit wird nämlich der Sachverhalt unterschlagen, daß alle sog. alternativen Medizinen ihre eigenen Techniken haben." Gemeint sind nicht nur Techniken wie z. B. die Neuraltherapie oder die Akupunktur, auch nicht die – oft völlig sinnlosen – diagnostischen und therapeutischen Apparate der Alternativmedizin und auch nicht nur ihre Medikamente, die ja ebenfalls zur „techne" gehören, sondern auch: „Man braucht sich nur Sprachgebrauch, Behandlungs- und Forschungsweisen von Psychologie und Soziologie in ihrer Anwendung auf Verhaltensstörungen, Neurosen, psychosomatische Syndrome anzusehen ... die psychologische und psychoanalytische Literatur ist voll von Techniken, d. h. von erfahrungsgestützten und theoriegeleiteten Verfahren in Diagnostik und Therapeutik. Wo mag wohl die größere Gefahr der Manipulation stecken – in einem Elektroencephalogramm oder in einem tiefenpsychologischen Gespräch? Sinn dieses Arguments ist ..., die Kritiker einer technomorphen Medizin daran zu erinnern, daß sie ihre eigene Technikverfallenheit oder die Versuchung dazu verdrängen und abblenden. Sofern es sich um Ärzte handelt, bezichtige ich sie einer besonders verblendeten Art von Unkollegialität". (Wesentlicher Inhalt und alle wörtlichen Zitate dieses Absatzes nach F. Hartmann [50]).

Die ärztliche Basisversorgung

Ist unser **System der ärztlichen Versorgung** mitverantwortlich dafür, daß die wissenschaftliche Medizin zur Kritik Anlaß gibt? Träger der Basisversorgung sind in der Bundesrepublik fast hunderttausend niedergelassene Ärzte. Es sind Kleinunternehmer, die investieren, die hohe Betriebs- und Personalkosten haben und ein Ergebnis erwirtschaften müssen, das nicht nur den Lebensunterhalt für die Familie und Schutz vor den Wechselfällen des Lebens, sondern auch die Altersversorgung sicherstellt. Da muß mit spitzem Stift gerechnet werden, die Konkurrenz ist groß und wächst. Den positiven Konsequenzen: Weniger Wartezeiten, mehr Hausbesuche, intensivere Beschäftigung mit dem Kranken, stehen negative gegenüber: Überflüssige Diagnostik und Therapie, erhöhte Bereitschaft zum „Krankschreiben". Inzwischen hat sich sogar ein Fach „Praxismarketing" etabliert, mittels dessen – unter Vermeidung von Konflikten mit dem Werbeverbot für Ärzte – die Klientel erhalten und vermehrt werden soll.

In einem solchen – freilich nur teilweise – marktwirtschaftlich orientierten System der ärztlichen Versorgung werden die hohe und immer noch steigende Arztdichte und der damit einhergehende Existenzkampf der Ärzte nicht zu einer Qualitätsverbesserung, sondern nur noch zur Kostensteigerung durch unnötige Erweiterung des Leistungsangebots führen. Die seit Jahrzehnten vorgebrachten Warnungen von Standespolitikern und Universitätslehrern vor einer Studenten- und Ärzteinflation wurden von Politikern und Ministerialbeamten als nur egoistischen Standesinteressen dienend diffamiert und in den Wind geschlagen. Gemessen an den Ausbildungsmöglichkeiten, die mit einer leicht manipulierbaren Kapazitätsverordnung schöngerechnet wurden, gab und gibt es trotz Numerus clausus viel zu viele Studenten. Deren Ausbildungsqualität hat seit den 70er und 80er Jahren ihren absoluten Tiefstand in der Nachkriegszeit erreicht, wozu die unglückliche neue Approbationsordnung, insbesondere das Prüfsystem, ihren Teil beigetragen hat (vgl. S. 144ff.). Dazu kam noch die Abiturnote als wichtigstes, obwohl unbrauchbares Zulassungskriterium.

Da in einem liberalen Rechtsstaat der Zugang zu den Bildungseinrichtungen nicht ohneweiteres beschränkt werden darf, man andererseits in einem so sensiblen Sektor wie dem Gesundheitswesen auf eine gewisse Steuerung nicht verzichten kann, bietet sich eine andere Lösung an: Großzügige Zulassung zum Studium unter Mitwirkung der Fakultäten, aber durch verschärfte Prüfungen, vor allem im ersten Drittel des Studiums, Reduzierung der Zahl der Studenten um 30–40%. Das hätte nicht nur eine gewisse abschreckende Wirkung, sondern wäre auch gerechter, weil berufsbezogene Leistungen als Qualifikationskriterium dienen. Sicher ist auch das kein ideales, aber das am wenigsten schlechte Verfahren. Es gibt keinen Grund, daß der seit Kaisers Zeiten bis heute zutreffende Satz auch weiter gelten muß: „Wer einmal das Medizinstudium begonnen hat, den kann nur ein vorzeitiger Tod davor bewahren, daß er das Staatsexamen besteht".

Das Arzt-Patienten-Verhältnis wird in Deutschland neben der hohen Arztdichte mit ihren Vor- und Nachteilen außerdem durch die Art der Honorierung beeinflußt. Rund 90% der Patienten gehören der gesetzlichen Krankenversicherung (AOK, Ersatzkassen, Knappschaft) an; bei ihnen erfolgt die Abrechnung und Bezahlung der ärztlichen Leistungen wie der Arzneimittel am Patienten vorbei zwischen Ärzteschaft bzw. Apothekern und den Kassen. Der Patient erfährt im Regelfall nicht, was der Arzt abrechnet und was seine Behandlung kostet. Er nimmt seinen durch monatliche Beiträge erworbenen Anspruch auf freie Behandlung wahr, ein Anreiz zur Sparsamkeit besteht nicht. Damit ist dem Mißbrauch durch einen kleinen Teil der Versicherten Tür und Tor geöffnet, marginale Korrekturen (Rezeptgebühren, geringe Zuzahlung bei Krankenhausaufenthalten, Festbeträge) haben daran nichts geändert. Der Mißbrauch kann darin bestehen, daß bei Minibagatellen oder durch Vortäuschung subjektiver Symptome, die vom Arzt nicht objektiviert werden können, eine Arbeitsunfähigkeitsbescheinigung gefordert wird, um „krank zu feiern", oder daß der Arzt wegen Kleinigkeiten zu jeder Tages- und Nachtzeit verlangt wird – wie es ein befreundeter Kassenarzt einmal ausdrückte: „Manche Patienten meinen, sie haben mich abonniert". Das Patienten-Arzt-Verhältnis ist gestört: Statt Unbefangenheit, Mißtrauen oder zwinkerndes Einverständnis des Arztes – beides ist ungut.

Der seit Jahrzehnten von Zeit zu Zeit aufkommende Vorschlag einer Systemänderung, nämlich der Übergang zum Kostenerstattungssystem (Bezahlung des Arztes und der Arzneimittel direkt durch den Patienten, Rückerstattung durch die Kasse), wie dies bei den 10% Privatversicherten praktiziert wird, wurde von allen Beteiligten, bemerkenswerterweise auch von den offiziellen ärztlichen Gremien, abgelehnt. Das gegen eine Selbstbeteiligung oder Prämienrückgewähr bei Nichtinanspruchnahme vorgebrachte Argument, hierdurch würden Krankheiten verschleppt oder zu spät erkannt, trifft sicher nicht zu. Wer sich ernsthaft krank fühlt, geht trotzdem zum Arzt, und wenn sich hinter einer scheinbaren Bagatelle eine schwere Erkrankung verbirgt, so wird dies bei der heutigen Fülle „banaler" Erkrankungen in der Praxis in aller Regel auch nicht gleich erkannt. Unter dem Gesichtspunkt der Qualität der ärztlichen Arbeit wäre die Entlastung der ärztlichen Praxis von den zahlreichen echten Bagatellen – derentwegen es einem Selbständigen niemals einfallen würde, den Arzt aufzusuchen, während das Sozialversicherungssystem gerade dazu einlädt – sicher ein Gewinn; der Arzt würde frei für intensivere Beschäftigung mit den schwerer Kranken und wirklich Hilfsbedürftigen. Selbstbeteiligungsmodelle müssen allerdings stets so gestaltet werden, daß zwar der Mißbrauch verhindert wird, aber schwer und vor allem chronisch Kranke nicht zusätzlich zu ihrem Leiden noch finanziell benachteiligt werden.

Mangelndes Kostenbewußtsein, fehlende Anreize zur Sparsamkeit belasten das System finanziell in unnötiger Weise und verhindern auch, daß der Patient in seinen Augen vielleicht unnötige diagnostische oder therapeutische Maßnahmen des Arztes ablehnt – im Gegenteil verlangt er oft Maßnahmen oder Medikamente, die der Arzt eigentlich für überflüssig hält, aber dieser gibt nach, um den Patienten nicht zu verlieren. Eine unmittelbare Honorierung des Arztes durch den Patienten würde nicht nur Klarheit über Leistung und Kosten bringen und wäre in der gegebenen Wirtschaftsordnung nur konsequent, sondern würde auch dazu beitragen, die Arzt-Patienten-Beziehung wenigstens von mittelbaren Einflüssen Dritter, wie z. B. der Krankenkassen, freizuhalten.

Das Honorierungssystem bestimmt noch in anderer Weise das Handeln des Arztes. Die Vergütung erfolgt in der Kassenpraxis nach dem „Einheitlichen Bewertungsmaßstab (EBM)" zwar nach Einzelleistungen, aber bei begrenztem („gedeckeltem") Gesamthonorarvolumen, in der Privatpraxis nach der „Gebührenordnung für Ärzte (GOÄ)".

Diese Gebührenordnungen sind groteske Beispiele eines bürokratischen Überperfektionismus. Die GOÄ z. B. enthält auf 226 (!) Seiten mehrere tausend (!) Positionen, dazu in einem verwaltungsjuristischen Kauderwelsch verfaßte Anwendungsvorschriften, die so kompliziert und schwer verständlich sind, daß in besonderen Kursen gelernt werden muß, wie man abrechnet. Fehler sind geradezu vorprogrammiert, von Unsinn und Ungereimtheiten vielfältiger Art ganz zu schweigen. Daß es auch anders geht, zeigt die Schweiz: Der Ärztetarif 1989, ausgehandelt zwischen den Krankenkassen und der Ärztegesellschaft in Basel-Stadt, umfaßt auf ganzen 37 Seiten weniger als 600 Positionen, dazu sparsamste, klar verständliche Anwendungshinweise. Die in unseren Ärzteorganisationen hauptamtlich mit den Gebührenordnungen befaßten Funktionäre haben, wahrscheinlich infolge Gewöhnung nach jahrelanger Bearbeitung der Materie und trotz besten Willens, offensichtlich das Gefühl dafür verloren, was für ein Machwerk ihnen hier vom Ministerium aufgedrückt worden ist; sie bemühen sich redlich um Detailverbesserungen, die oft nur neue Kompliziertheit schaffen.

Der im vorliegenden Zusammenhang wichtigste Nachteil der Gebührenordnungen ist, trotz einiger Verbesserungen in letzter Zeit, die Unterbewertung ärztlicher Leistungen, der „sprechenden Medizin", im Vergleich zu technischen Leistungen in Diagnostik und Therapie. Von den rein ärztlichen Leistungen allein könnte kaum eine Praxis existieren, so daß der Arzt zwangsläufig auf Labor- und technische Leistungen angewiesen ist, um rentabel zu arbeiten. Es wäre ein Wunder, wenn dann nicht selten auch der Rahmen des Erforderlichen überschritten würde, obwohl der „Honorardeckel" in der Kassenpraxis Grenzen setzt. Aber es ist verfehlt, die Schuld an der „Apparatemedizin" allein den Ärzten zuzuschieben. Viele Patienten verlangen, und zwar zu recht, nach dem neuesten Stand der Technik untersucht und behandelt zu werden, oft gerade mit den teuersten Methoden und auch dann, wenn es aus ärztlicher Sicht unnötig wäre. Der Arzt ist gezwungen, in Medizintechnik zu investieren, um konkurrenzfähig zu bleiben. Die oft hohen Investitionen müssen amortisiert, die Apparate daher möglichst viel benutzt werden – ein Teufelskreis. Auch hier macht sich wieder die fehlende Kostentransparenz für den Patienten in der Kassenpraxis und der systemimmanente Mangel an Anreizen zur Sparsamkeit nachteilig bemerkbar.

Die staatlichen Gesundheitsdienste (z. B. in Schweden, Großbritannien, ehemalige DDR) mit festangestellten Ärzten neben einem nur noch unbedeutenden Anteil freier Praxen sind insgesamt wohl kaum billiger als unser System, eher im Gegenteil. Die freie Arztwahl ist begrenzt oder unmöglich. Die festbesoldeten Ärzte können ihr Einkommen nicht durch besonders engagierte oder qualitätsvolle Arbeit steigern – das fehlende Eigeninteresse kann dann zur Bequemlichkeit, zu bürokratischem oder gleichgültigem Umgang mit den Patienten führen; es wird auch von langen Wartezeiten berichtet. Zwar wird das Leistungsangebot nicht aus Eigeninteresse unnötig vergrößert, andererseits fehlt aber auch der Anreiz zur Sparsamkeit. Letztere kann in solchen Systemen allenfalls von oben verordnet oder erzwungen werden, und hier zeigt sich der Pferdefuß: Die Freiheit ärztlichen Handelns kann administrativ eingeschränkt werden, die Ärzte sind nicht mehr freie Bürger, die freie Bürger behandeln, sondern weisungsgebundene Staatsangestellte oder -beamte. Dieser Gesichtspunkt, daß die Weisungsgebundenheit die Freiheit ärztlicher Entscheidungen beeinträchtigen kann, spielt wegen der Gefahr des Mißbrauchs in Diktaturen eine große, in gefestigten Demokratien eine weniger bedeutende Rolle.

Man muß allerdings auch sehen, daß bei uns zumindest für Kassenpatienten, wollen sie nicht zuzahlen, die freie Arztwahl de facto ebenfalls beschränkt ist, nämlich auf Kassenärzte und auch in bezug auf die Krankenhäuser. Der Kassenarzt ist zudem in ein Netz von Vorschriften eingebunden, für deren Verletzung er sogar finanziell bestraft werden kann (z. B. Regreßforderungen). Daß die ständigen Verteilungskonflikte um das limitierte Honorarvolumen nicht direkt zwischen Arzt und Kassen, sondern über die dazwischen geschalteten Kassenärztlichen Vereinigungen ausgetragen werden, ändert nichts an der Tatsache, daß hier ein Stück ärztlicher Autonomie aufgegeben wurde.

Selbst in der Privatpraxis, in der die Arzt-Patienten-Beziehung noch am unmittelbarsten ist, weil die Krankenkassenprobleme herausgehalten und vom Patienten mit seiner Kasse selbst geregelt werden – auch hier ist das alte Privileg der Ärzte, bei Armen überhaupt nicht, dafür bei Wohlhabenden höher zu liquidieren, abgeschafft worden; nach der GOÄ müssen die Vermögensverhältnisse außer Betracht bleiben. Pauschalhonorare sind unzulässig, die detaillierten Vorschriften für die Vereinbarung eines höheren Gebührensatzes („Abdingung") sind bei korrekter Anwendung entweder nicht praktikabel (sie müssen vorher abgeschlossen werden, obwohl man vorher meist nicht weiß, ob eine Behandlung oder Operation sehr schwierig wird) oder sie führen zu Peinlichkeiten – wahrscheinlich ein beabsichtigter Effekt, wie überhaupt die restriktiven Regelungen der GOÄ in bezug auf die Höhe der Gebühren (auch was den Punktwert der Einzelleistungen betrifft, der z. T. unter dem liegt, was Handwerker für eine Gesellenstunde berechnen) nicht nur auf den Einfluß der Lobby der Privatversicherungen, sondern auch auf den des Staates zurückzuführen ist. Seine Beamten erhalten einen Teil der Behandlungskosten vom Staat in Form der „Beihilfe" zurück, für den Rest sind sie privat versichert.

Insgesamt schneidet das bei uns verwirklichte System der ärztlichen Basisversorgung im Vergleich zu den möglichen Alternativen ganz gut ab. Trotz aller Einschränkungen ist der ärztliche Beruf im Bereich der niedergelassenen Ärzte bisher noch ein freier Beruf geblieben. Wie die Umfragen in den letzten Jahrzehnten gezeigt haben, ist die große Mehrheit der Bevölkerung mit der Betreuung durch ihren Hausarzt entweder sehr zufrieden, zufrieden oder zumindest nicht unzufrieden. Hiernach wären das „Unbehagen" an der modernen Medizin, die Verteufelung der Apparatemedizin und die Forderung nach einem Paradigmawechsel wohl mehr eine Angelegenheit theoretisierender Mediziner, gewisser Politiker, der Medien oder von manchen Interessenvertretern der alternativen Medizin. Das heißt aber nicht, daß das System nicht verbesserungsbedürftig wäre, etwa durch Übergang zum Kostenerstattungssystem und damit auch zur Kostentransparenz, durch eingebaute Regelungen, die Mißbrauch verhindern und durch Anreize zur Sparsamkeit (für alle Beteiligten), alles unter voller Beibehaltung des erreichten hohen Grades finanzieller und sozialer Absicherung im wirklichen Krankheitsfall. Ziel sollte auch sein, unbedingt den Arzt als freien Beruf zu erhalten, um auch dadurch die Arzt-Patienten-Beziehung wieder auf die ursprüngliche, uralte Zwei-Personen-Beziehung zurückzuführen. Auch der Modus der Honorierung spielt dabei eine Rolle, besonders für den Therapieerfolg, wie schon Freud erkannt haben soll. Seine Ausklammerung oder Verschleierung durch die Zwischenschaltung von Dritten, z. B. Krankenkassen, hat negative Effekte auf alle Beteiligten und ihr Verhältnis zueinander.

Die ständigen **Kostensteigerungen** im Gesundheitswesen sind z. T. unvermeidlich: Die **Altersstruktur** der Bevölkerung verschiebt sich nach oben, alte Menschen verursachen mehr Arzt-, Medikamenten- und Krankenhauskosten. Das oft vorgebrachte Argument, **Prävention** erspare Kosten, ist auf vielen Gebieten falsch, jedenfalls so gut wie nie durch Berechnungen begründet.

Bei der Prävention von Infektionskrankheiten, z. B. durch Impfungen oder eine wirksame Seuchenbekämpfung, stimmt das Argument fast immer, auch hier mag es einzelne Ausnahmen geben. Ausgerechnet bei der teuersten Infektionskrankheit unserer Zeit, der Aids-Pandemie, werden jedoch effektive seuchenhygienische Maßnahmen bewußt unterlassen, die Seuche breitet sich unaufhaltsam aus. Über die Kosten wird man sich noch wundern, wenn die offizielle Augenwischerei durch die Realität korrigiert werden wird. Nicht einmal die deutsche Seuchenstatistik stimmt, da es keine namentliche Meldepflicht für die Infektion, die Erkrankung, ja nicht einmal für die Todesfälle an Aids gibt.

Auf vielen anderen Gebieten, auf denen heute Pävention betrieben oder empfohlen wird, verschiebt sich, falls die Prävention wirkt, der Erkrankungs- oder Todeszeitpunkt in die höheren Altersklassen; damit verändert sich auch die Verteilung der Todesursachen. Diese Verschiebung ist kostenintensiv – s. oben –, und dazu kommen noch die Kosten der Prävention selbst, nämlich für die Erkennung und Behandlung der Risikopatienten. Bei derartigen Rechnungen muß zudem die gesamtwirtschaftliche Kostenbilanz einbezogen werden, die u. a. wesentlich vom Lebensalter zum Zeitpunkt des Todes beeinflußt wird.

All das darf keineswegs dahin mißverstanden werden, daß Prävention bei negativer Kostenbilanz abzulehnen sei. Sie ist vielmehr unbedingt nötig, und zwar aus ärztlich-humanitären Gründen: Bei gefährlichen Infektionskrankheiten zur Verhinderung von schweren Erkrankungen oder Tod, bei den anderen zur Verlängerung der Lebensdauer und Erreichung eines Lebensabends, der möglichst frei ist von stärkeren Beschwerden, von Krankheit oder Siechtum. Wer aber Prävention mit Kostenargumenten begründet, sollte das genau vorrechnen.

Neben der veränderten Altersstruktur und den Kosten der heute schon angewandten Präventions- und Vorsorgemaßnahmen trägt zur Kostenexplosion auch der **diagnostische und therapeutische Fortschritt** bei, und zwar auch, wenn er restriktiv eingesetzt wird, was ja nicht immer der Fall ist. Alle wollen an diesem Fortschritt teilhaben, aber dafür muß eben auch mehr bezahlt werden. Schließlich steigen die Krankenhauskosten ständig, und zwar in erster Linie durch die **Personalkosten** (s. S. 133): Steigende, wenn auch unzureichende Löhne, immer längerer Urlaub, immer kürzere Arbeitszeiten. All das sind in einem hochentwickelten Industriestaat unvermeidliche und vermutlich auch kaum reduzierbare Kosten.

Wenn man sparen will, muß man dort ansetzen, wo sich „Manövriermasse" findet. Da ist z. B. die Abstellung des Mißbrauchs durch Kostentransparenz und/oder angemessene Selbstbeteiligung – s. oben –, wobei allerdings die Selbstbeteiligung v. a. bei Arzneimitteln so gestaltet werden muß, daß wirklich Kranke, vor allem chronisch Kranke, keinesfalls zusätzlich zu ihrer Krankheit noch finanziell gestraft werden.

Einen Vorschlag hierzu habe ich 1985 [17] vorgelegt: Hiernach wird das Arzneimittelangebot in drei Gruppen eingeteilt: A. „Essentielle" Medikamente (ohne Rezeptgebühr), B. Alle übrigen Medikamente (mit Rezeptgebühr), außer denen der Gruppe C; C. Medikamente zur Selbstbehandlung bzw. von den Kassen nicht erstattete Medikamente (ohne Rezeptgebühr, aber selbst zu bezahlen). Die Medikamente der Gruppe A sind „lebensnotwendig", ohne ihre Anwendung würde die Gesundheit gefährdet oder die Lebensqualität unzumutbar eingeschränkt. Sie werden von akut schwer Erkrankten (z. B. Antibiotika) oder chronisch Kranken benötigt (z. B. Insulin, Kortisonpräparate, bestimmte Asthmamittel, Antihypertensiva, Digitalisreinglykoside, Opiate etc.). Weitere Einzelheiten s. [17]. Es ist ärztliche Pflicht, unsere schwer und chronisch Kranken vor der Bestrafung durch undifferenzierte Sparmaßnahmen zu schützen, die das Solidaritätsprinzip verletzen. Andererseits werden Ärzte und Patienten zurückhaltender sein bei der Verwendung von Medikamenten der Gruppe B, bei denen zugezahlt werden muß (z. B. die meisten Psychopharmaka oder durchblutungsfördernde Mittel mit ungesicherter Wirkung etc.). Keine Lösung ist ideal, auch diese nicht, aber es ist vielleicht die am wenigsten schlechte.

Grundprinzip bei Sparmaßnahmen sollte überhaupt sein, den ungeheuren sozialen Fortschritt, den unsere soziale Krankenversicherung bedeutet, voll zu erhalten; wenn gespart werden muß, dann so, daß ihre Grundidee nicht tangiert wird. Das bedeutet, daß die Basisversorgung aller Bürger durch die wissenschaftliche Medizin einschließlich aller ihrer Fortschritte gewährleistet bleibt, aber alles, was darüber hinausgeht, steht zur Disposition. Dazu gehört, die Ausweitung des Angebots auf alle nichtmedizinischen und alle über die Basisversorgung hinausgehenden medizinischen Leistungen zurückzunehmen. Allein schon die Einschränkung, besser: Beseitigung des in Deutschland einmaligen Kurwesens würde deutliche Spareffekte haben. Gemeint sind nicht die durchaus sinnvollen Rehabilitationsverfahren, sondern die „vorbeugenden" Kuren auf Kosten der Sozialversicherung, die manche Leute regelmäßig alle 2–3 Jahre „nehmen" und deren Nutzen nie überzeugend bewiesen worden ist. Im Grunde handelt es sich um Zusatzurlaub mit etwas medizinischem Beiwerk, wobei nicht nur die unmittelbaren, sondern auch die Folgekosten durch Abwesenheit in Betrieben und Behörden zu Buche schlagen; im öffentlichen Dienst sind Kuren ja besonders beliebt. Wer glaubt, eine solche Kur zu benötigen, sollte dies auf eigene Kosten in seinem Urlaub tun, die Urlaubszeiten sind inzwischen lang genug. Dadurch freiwerdendes medizinisches Personal wird dringend in den Krankenhäusern gebraucht. Auch könnten die öffentlichen und die privaten Krankenkassen zusätzlich zu dem Basistarif für die

Grundversorgung freiwillige Zusatztarife für Kuren oder für alternative Behandlungsverfahren anbieten. Solange die schulmedizinische Grundversorgung sichergestellt ist, ist dem Prinzip der Sozialversicherung und dem Solidaritätsgedanken Genüge getan. Was darüber hinausgeht, ist jedermanns Privatsache. Das gilt z. B. auch für die zahlreichen und kostenträchtigen Sportunfälle, die aus der Grundversorgung herausgenommen und durch sportartspezifische zeitlich begrenzte Sportunfallversicherungen abgedeckt werden könnten. Schließlich ist es für die vielen Bürger, die alternative Behandlungsverfahren ablehnen, keine „präventiven" Kuren wollen oder keinen Sport treiben, nicht zumutbar, derartige Kassenleistungen aus ihren Beiträgen mitzufinanzieren. Mit solchen Zusatztarifen wäre auch der Dauerstreit darüber aus der Welt geschafft, ob und für welche paramedizinischen oder Alternativverfahren die Kassen die Kosten übernehmen sollen, ein Streit, der seit Jahren zahlreiche Gerichte bis in die höchsten Instanzen beschäftigt und zu widersprechenden, teilweise höchst fragwürdigen Urteilen geführt hat [82]. Die schulmedizinische Basisversorgung muß dagegen pflichtversichert sein, denn sie benötigen alle Bürger, auch die Anhänger der Alternativmedizin, spätestens dann, wenn sie ernsthaft krank werden.

Das Argument, hierdurch würde eine Zwei-Klassen-Medizin geschaffen, trägt nicht. Wenn die schulmedizinische Grundversorgung keine „Billigmedizin" ist und auch die kostspieligsten lebenswichtigen Behandlungen (wie Dauerdialysen, Transplantationen etc.) einschließt wie bei uns, dann ist alles, was darüber hinausgeht, nicht notwendige und schon gar nicht lebenswichtige Überversorgung und größtenteils medizinischer Luxus. Daß sich solchen Luxus dann eher „Besserverdienende" leisten können als Schlechterverdienende, ist ebenso sozial oder unsozial wie die Tatsache, daß die einen ein großes und die anderen ein kleines Auto haben. Unsozial ist dann eher, daß z. Z. auch die Schlechterverdienenden mit ihren Beiträgen die von einem Teil der Besserverdienenden in Anspruch genommene Luxusmedizin mitfinanzieren.

Aber in anderer Beziehung besteht tatsächlich eine Zwei-Klassen-Medizin. Die 10% Privatversicherten bringen dem Arzt höhere Honorare und werden deshalb bevorzugt, wenn auch nicht unbedingt besser behandelt als die Sozialversicherten. Die Abschaffung des Kassenarztwesens einschließlich der zugehörigen Bürokratien und der Übergang zum Kostenerstattungs-System für alle Patienten, selbstverständlich mit eingebauten Bremsen gegen Mißbrauch, würde nicht nur die Zwei-Klassen-Medizin beseitigen, sondern auch für Kostentransparenz sorgen und vor allem das Arzt-Patienten-Verhältnis wieder in die ursprüngliche Zwei-Personen-Beziehung ohne Einschaltung von Dritten zurückverwandeln.

Eine solche grundlegende Umstellung des Systems könnte auch stufenweise erfolgen, nicht von einem Tag auf den anderen. Menschliche oder soziale Härten, juristische Probleme, Widerstände, die bei manchen Reformen der 70er Jahre aufgetreten sind, ließen sich vermeiden und erkannte Fehler noch während der Umstellungsphase korrigieren. Das Ziel muß klar sein: Abschaffung des Kassenarztwesens, der Patient bezahlt den Arzt direkt, die Kassen erstatten ihm dies, Pflichtversicherung für alle Bürger für die medizinische Gundversorgung, freiwillige Zusatzversicherung für alles, was darüber hinausgeht, die Privatversicherungen sind verpflichtet, die Basisversicherung ohne Risikoprüfung anzubieten (Risikoausgleich zwischen den Kassen), Arbeitgeberbeiträge für die Basisversicherung werden dem Arbeitnehmer ausgezahlt. In der ersten Stufe werden keine Kassenärzte mehr neu zugelassen, die bisherigen können ihre Zulassung behalten oder abgeben. Die bisherigen Pflichtversicherten können bei ihrer Kasse bleiben und sich wie bisher behandeln lassen, oder bei einer beliebigen Versicherung (einschließlich der AOK) eine Basisversicherung mit oder ohne Zusatztarife abschließen. Die Zahl der Kassenärzte wird schrumpfen, was immer mehr Patienten veranlassen wird, sich nach dem neuen System zu versichern. Je nach Geschwindigkeit des Umstellungsprozesses, der einige Jahre, vielleicht auch ein Jahrzehnt dauern könnte, läßt man das alte System auslaufen oder setzt ein Datum, von dem ab nur noch das neue gilt. Die Doppelgleisigkeit der Abrechnung, die ja seit jeher in allen Arztpraxen geübt wird, würde in diesen entfallen, jedoch würde sie in der Übergangsphase bei Arbeitgebern und den gesetzlichen Kassen eine organisatorische Mehrbelastung bedeuten – im Zeitalter der Datenverarbeitung kein schwerwiegendes Problem. Das vorhandene Personal wird allmählich von dem alten in den neuen Tätigkeitsbereich umgesetzt.

Die Chancen für derartige Verbesserungen sind derzeit noch gering. Sozialpolitiker und Kassenfunktionäre scheuen unpopuläre Maßnahmen, die Ärzte wissen, was sie jetzt haben, aber nicht, was nach einer Reform für sie herauskommt. Alle Beteiligten haben sich in dem bestehenden System eingerichtet. Ein Meinungsumschwung und eine echte Reform könnten allenfalls durch die wachsende Finanzierungsnot bewirkt werden.

Betrachtet man unsere ärztliche Basisversorgung – einschließlich der niedergelassenen Fachärzte – unter dem Gesichtspunkt der Kritik an der Schulmedizin, so sind die Vor- und Nachteile größtenteils systemimmanent und haben mit der Tatsache, daß überwiegend Schulmedizin betrieben wird, wenig zu tun. Mit der steigenden Arztdichte ist die frühere Massenabfertigung in manchen Kassenpraxen verschwunden, der Wettbewerb zwingt zu besserer Organisation und fördert einen menschenfreundlicheren Umgang mit den Patienten. Die Technisierung der Praxen ist unvermeidlich und gewährleistet einen hohen, auch vom Patienten gewünschten Standard der Versorgung. Die Kehrseite ist der Mißbrauch der Technik, ihre übermäßige Anwendung aus finanziellem Eigeninteresse; die Gebührenordnungen benachteiligen die „sprechende" Medizin. Das Arzt-Patienten-Verhältnis wird im Sozialversicherungsbereich beeinträchtigt durch die Entscheidungsbefugnis des Arztes über soziale Leistungen (z. B. Krankschreiben) und die fehlende Kostentransparenz infolge des indirekten Honorierungssystems. In anders konstruierten Versorgungssystemen gibt es andere Vorzüge und Nachteile; von der jeweiligen Struktur hängt auch ab, welche allgemein menschlichen Eigenschaften besonders zum Tragen kommen, z. B. Gewinnstreben oder Gleichgültigkeit und Bequemlichkeit.

Mit dem Paradigma der Schulmedizin hat dies alles aber nichts zu tun. Es kann in ganz verschieden organisierten Versorgungssystemen praktiziert werden, wobei die jeweiligen Rahmenbedingungen modifizierend wirken. Wenn kein Geld für Apparate da ist, gibt es keine „Apparatemedizin". In Kriegsgefangenenlagern hat oft ein Arzt ohne Apparate und fast ohne Medikamente gute Schulmedizin betrieben, wenn auch ohne ihre Möglichkeiten voll nutzen zu können. Die Technisierung der Medizin ist auch nicht auf die Schulmedizin beschränkt, es gibt auch eine sogenannte „naturheilkundliche Technik" (vgl. S. 99f.). Immer ist Mißbrauch möglich, bei den einen durch die Anwendung sinn- und nutzloser Geräte, bei den anderen durch überflüssige Anwendung nützlicher Geräte, bei beiden aus merkantilen Gründen oder infolge Kritiklosigkeit.

Das Krankenhaus

Krankenhäuser, vom Kreisspital bis zur Universitätsklinik, bieten in ganz besonderer Weise Ansatzpunkte für Lob und Kritik an der Medizin. Die Menschen suchen Kliniken meist nur auf, wenn sie selbst, ihre Angehörigen oder Freunde schwer krank sind; Geburt und Tod finden dort statt. Solche Ausnahmesituationen sensibilisieren gegenüber Mißständen und Fehlverhalten. Gleichzeitig fällt die geballte Medizintechnik über den Kranken her, kaum gemildert durch glaubhafte, d. h. mehr als routiniert-höfliche menschliche Zuwendung von ständig wechselndem Personal. Die Erlebnisse im Krankenhaus sind Dauerthema am Stammtisch und in Kaffeekränzchen. Wem am Ansehen der Medizin, wem vor allem an einer qualitativ hochstehenden und zugleich humanen Medizin gelegen ist, hat dem Rechnung zu tragen: Krankenhausträger, Verwaltungen, Ärzte und Pflegepersonal.

Der äußere Eindruck

Wird der Patient nicht gerade bewußtlos eingeliefert, empfängt er den ersten Eindruck von seinem Krankenhaus von außen. Die wechselvolle Geschichte der Krankenhausarchitektur hat einen ihrer Höhepunkte im neuen Universitätsklinikum Aachen erreicht, das den Charme einer Ölraffinerie ausstrahlt. Dieses sicher gut durchdachte und ebenso gut zu nutzende Bauwerk ist der beton- und blechgewordene Alptraum von einer kalten, durchtechnisierten Medizin. Die anderenorts errichteten phantasielosen rechteckigen Betonklötze sind nur wenig besser. Jedenfalls wirken demgegenüber die in der ersten Jahrhunderthälfte entstandenen Klinikbauten, obwohl auch nicht eben Ausbünde an Schönheit, geradezu anheimelnd, von dem alten, freilich höchst unpraktischen Pavillonsystem ganz zu schweigen. Es sollte doch möglich sein, Kliniken ohne Sichtbeton, ohne Versorgungsrohre an den Außenwänden, aber auch ohne nostalgischen Kitsch und ohne postmoderne Mätzchen zu bauen, die einladend und vertrauenerweckend, wenigstens nicht abweisend und kalt wirken – trotz der Schwierigkeiten, die sich vor allem bei großen Objekten aus dem Zwang zur Funktionalität ergeben. Auch die Parkplätze gehören dazu; die für ambulante Patienten und Besucher sind meist am weitesten entfernt, obwohl diese Menschen oft alt oder gehbehindert sind. Wegen der nachlässigen oder jedenfalls nicht auf den ersten Blick eindeutigen Beschilderung findet man sich manchmal erst beim 2. Besuch ohne Komplikationen zurecht.

Tritt man durch den Haupteingang in die Eingangshalle, so ist der erste Eindruck bei neueren Bauten oft einladend: Sitzgruppen, ein Kiosk, eine Cafeteria bilden eine Übergangszone zwischen Alltag und der anderen, fremden Welt der Klinik. Vielleicht hat man auch noch das Glück, einen Pförtner anzutreffen, der freundlich Auskunft gibt, der einen nicht anraunzt oder warten läßt, weil er Kaffee trinkt oder im Hintergrund intensive Gespräche führt. Andere Klinikeingänge erinnern eher an ein Amtsgericht. In jedem Fall aber lassen Pflege und Erhaltungszustand, Sauberkeit und freundliche Atmosphäre Rückschlüsse auf die Zustände im ganzen Haus zu. Irrt dann jemand suchend umher, steht ein Nicht-Intellektueller oder einer, der die deutsche Sprache nur teilweise beherrscht, ratlos vor der Wegweisertafel, so spricht es für den Geist des Hauses, wenn er von der ersten vorbeieilenden Schwester, Verwaltungsangestellten, MTA, Küchenfrau, Arzt oder sogar von dem Herrn Chefarzt persönlich mit der erlösenden Frage „Kann ich Ihnen helfen?" auf den rechten Weg gebracht wird. Dieses in amerikanischen Kliniken und Instituten so verbreitete und angenehm empfundene „May I help you?" sollte dem gesamten Personal jedes Krankenhauses, vom Chef bis zur Putzfrau, wieder und wieder nahegebracht und durch eigenes Beispiel vorgelebt werden – nicht allein wegen des positiven Eindrucks auf die Besucher, sondern auch wegen der darin enthaltenen, leider nur zu oft notwendigen Mahnung an das Personal selbst: Du arbeitest hier nicht nur für Dich und Deine Selbstverwirklichung, Du bist vor allem für andere da!

Das Gegenstück zu der meist annehmbaren Fassade am und um den Haupteingang ist die Rückseite, dort wo die Krankenwagen anfahren und liegende Patienten bringen oder holen. Hier herrschen fast überall traurige, gelegentlich chaotische Zustände. Der Zufahrtsplatz ist gesäumt von Müllkontainern, angeliefertem Material, Gasflaschen, Leergut; der Entladeplatz für den Krankenwagen ist oft nicht regen- oder windgeschützt. Hinter der verbeulten Eingangstür geht es dann erst richtig los: Lange, düstere (oder mit grellen Neonröhren bestückte) Gänge im Keller oder Souterrain, abgebröckelter Putz, zerkratzte Wände, an den Seiten oder an der Decke über dem Patienten Bündel von Röhren, die Hitze abstrahlen, Wassertropfen absondern oder dumpfe Geräusche von sich geben, unebener Fußbodenbelag, dann minutenlanges Warten in diesem Milieu, bis der Bettenlift herunterrumpelt. Dieser ist, ebenso wie die anderen Lifte im Hause, häufig zerkratzt, mit Graffiti beschmiert und schmutzig.

Die bei der Gestaltung der Vorderfront und der Eingangshalle oft noch waltende Phantasie hat die Planer offensichtlich auf der Kehrseite verlassen. Entweder war nicht bekannt, oder es wurde verdrängt, daß die meisten liegend eingeliefert oder abgeholten Patienten keineswegs bewußtlos sind, ebensowenig wie die begleitenden Angehörigen. Nur wenige befinden sich in einem körperlichen Schockzustand, aber alle einschließlich der Angehörigen sind psychisch „geschockt" allein schon durch die Tatsache einer Krankenhauseinweisung im Krankenwagen; dazu kommt dann dieser verheerende erste Eindruck. Eigentlich sollte der erste Eindruck doch ein ganz anderer sein: „Gott sei Dank, hier bin ich jetzt geborgen, hier wird mir geholfen."

Die Warteräume für Ambulanzen oder vor Funktionsabteilungen bieten oft ein trostloses Bild: Ein paar vergilbte Bilder, eine traurige Grünpflanze statt eines frischen Blumenstraußes, unbequeme Stühle, zerfledderte Zeitschriften uralten Datums. Die „Wartezonen" in Großkliniken erinnern an die von Flughäfen, und man fühlt sich auch so: Als belangloses Einzelwesen in einem Massenbetrieb. Gerade dieses Gefühl sollte ein Patient aber nicht haben. Warteräume und -zonen sollten ebenfalls eine gewisse Geborgenheit vermitteln und auch in bezug auf Einrichtung und Pflegezustand mustergültig sein; der wartende Patient hat ja nichts anders zu tun, als sich alle Einzelheiten genau zu betrachten. Wo vor einer

Tür viele Menschen warten, ist das weniger ein Indiz für die Beliebtheit des dort tätigen Arztes als ein ziemlich sicheres Zeichen für schlechte Organisation. Und schließlich können wir zwar inzwischen den Mond anfliegen, aber die Krankenhausbautechnik hat es bis heute nicht geschafft, die Wände von Krankenhausfluren und die Türen so zu konstruieren, daß nicht schon wenige Wochen nach jeder Renovierung wieder der alte Zustand besteht: Flecken, Streifen, Kratzer, abgestoßene Kanten, bröckelnder Putz durch Transport von Betten, Liege-, Sitz-, Küchen- und Gerätewagen aller Art.

Die verwaltungsmäßige Aufnahmeprozedur, und zwar ihr Ort, ihr Ablauf und das dort tätige Personal, war in den Kliniken, in denen ich gearbeitet habe und in allen anderen, mit denen ich in Kontakt kam, erheblich verbesserungsbedürftig, häufig eine Zumutung zumindest für den Patienten, der im Moment seiner Krankenhausaufnahme alles andere im Kopf hat als vor gerade verschlossenen Schaltern oder in einer Schlange zu stehen, ohne Sitzgelegenheit, Formulare zu unterschreiben und bürokratische Fragen von manchmal unhöflichen oder gleichgültigen Personal zu beantworten. Von allen Krankenhäusern akzeptierte Kreditkarten von sämtlichen Krankenkassen könnten manches erleichtern.

Pflegezustand und Sauberkeit sind, mit Ausnahme der Lifte, auf den Verkehrsflächen bei nicht allzu genauem Hinsehen meist befriedigend, verschlechtern sich aber gewöhnlich deutlich in den Bereichen, die ein Arzt fast nie und ein Verwaltungsangestellter allenfalls aus Anlaß von Reparaturen einmal betritt: In den Patiententoiletten, -duschen, -bädern. Da herrschen manchmal Zustände, die in einem Hotel niemand hinnehmen würde, hier aber hinnehmen muß. Daß häufig frequentierte Toiletten zwei- bis dreimal am Tag kontrolliert werden müssen, hat sich offenbar nicht überall herumgesprochen. Ist die eigentlich zuständige Verwaltung säumig, müssen die Ärzte, auf jeden Fall der leitende Arzt in Wahrnehmung seiner Organisationsverantwortung, dafür Sorge tragen, daß mitteleuropäische Hygienestandards eingehalten werden. Die staatlichen Kliniken schneiden auf diesem Gebiet gewöhnlich am schlechtesten ab, am besten konfessionelle Häuser, vor allem wenn Ordensschwestern oder Diakonissen den Pflegedienst beaufsichtigen, und natürlich die Privatkliniken. Sie zeigen, daß es auch anders geht. Es ist am allerwenigsten eine Frage der Kosten, sondern vielmehr der Gleichgültigkeit und der Gedankenlosigkeit.

Krankenpflege

Ist der Patient dann endlich auf die richtige Station gelangt, und das reservierte Bett ist auch tatsächlich frei, so trifft er nicht mehr auf jene berühmt-berüchtigten „Stationsdrachen", jene älteren Schwestern, unter denen die Ärzte, die Jungschwestern und gelegentlich auch die Patienten litten, die aber ihren jungen Schwestern eine erstklassige praktische Krankenpflege beibrachten, auf die sich die Ärzte unbedingt verlassen konnten und bei denen die Patienten aufs beste versorgt waren, um so besser, je schwerer sie krank waren. Die Stationsschwester, so es überhaupt noch eine gibt, die rund um die Uhr (und nicht nur wenn sie gerade Schichtdienst hat) für den gesamten Pflegedienst einer Station die

Verantwortung trägt, ist damit beschäftigt, die Verwaltungsarbeit bei Aufnahmen und Entlassungen zu tun, Laboranforderungszettel auszufüllen, Konsiliar- und Untersuchungstermine zu vereinbaren, die Krankentransporte, die Betten- und Wäscheversorgung zu regeln, die Diäten zu bestellen, die Angehörigen zu benachrichtigen, die Ärzte bei der Visite zu begleiten, eingehende Befunde zu sammeln, die Fieberkurven zu führen, das Telefon zu bedienen und immer freundlich zu sein. Es würde ihr nicht im Traum einfallen, ihren Wohnsitz in einem Zimmer auf der Station zu nehmen, wie noch ihre Vorgängerinnen vor 2 Generationen, und auch nachts zuständig zu sein, wenn sie keinen Dienst hat. Sie tut ihren Job, einen schweren verantwortungsvollen, zu schlecht bezahlten Job, acht, oft auch neun oder zehn Stunden lang. Für viele ihrer Arbeiten wäre die aufwendige Ausbildung als Schwester gar nicht nötig, sie könnten von einer Arzthelferin oder Sekretärin getan werden. Warum stellt man hierfür nicht solche Kräfte ein? Die Schwestern würden wieder frei für das, was den Beruf der Krankenschwester ausmacht: die Krankenpflege. Das gilt vor allem für die arrivierteren, die Leitungsfunktionen inne haben. Die jüngeren, die Zweit- und Drittschwestern, sind häufig noch am Krankenbett zu finden, beim Waschen und Betten, zur Hilfe bei der Notdurft, bei Blutentnahmen, zum Fieber-, Puls- und Blutdruckmessen, bei Anlegung- und Überwachung von Infusionen, und vor allem für ein paar Worte oder gar ein Gespräch. Aber auch sie werden berufsfremd eingesetzt, für Botengänge, zu Reinigungsarbeiten, zum Patiententransport.

Eine schlimme Fehlentwicklung liegt darin, daß ein früherer Schwerpunkt krankenpflegerischer Arbeit, die Krankenernährung, von den Schwestern fast nicht mehr wahrgenommen wird. Die Diäten werden nach Schema bestellt und angeliefert, eine individuelle Korrektur auf der Station findet kaum statt, die Verteilung erfolgt durch die Küchenfrauen, und man ist zufrieden, wenn jeden Patienten die für ihn bestimmte Diät auch tatsächlich erreicht.

Typischer Fall: Die freundliche und gutwillige Küchenfrau, eine Ausländerin, stellt dem bettlägerigen Kranken das Tablett hin, wünscht guten Appetit und verschwindet. Falls der Patient überhaupt aus eigener Kraft an das Menü gelangt, hat er Schwierigkeiten mit dem Besteck und resigniert. Nach einer halben Stunde erscheint das freundliche Wesen wieder, sagt „Sie haben ja nichts gegessen" und verläßt mit dem nicht angerührten Menü wieder den Raum. Derartige Mißstände bei der Krankenernährung sollten beseitigt, die volle Verantwortung der Schwester hierfür wieder hergestellt werden. Die zuständige Schwester sollte bei jeder Hauptmahlzeit die angelieferten Diäten einzeln überprüfen, die gar nicht so seltenen Fehler oder Gedankenlosigkeiten der Küche korrigieren oder beanstanden, und durch persönlichen Augenschein sicherstellen, daß jeder auch nur teilweise hilflose Patient Unterstützung beim Essen bekommt. Jede Krankenhausküche schläft ein und wird phantasielos, wenn sie weder positive noch negative Rückmeldungen bekommt.

Das Krankenhaus sollte ein Ort der Ruhe, der Geborgenheit, der Entspannung sein, auch des Nachdenkens über das eigene Leben, die Krankheit. Das setzt eine entsprechende Atmosphäre voraus, die durch die Baulichkeiten und die Einrichtung, besonders deren Pflegezustand, vor allem aber auch die Art und Weise des Umgangs des gesamten Personals mit den Patienten und untereinander geprägt ist. Viele Unzuträglichkeiten und Mißstände beruhen auf Gedankenlosigkeit und sind den Helfern gar nicht mehr bewußt. Das fängt mit dem Lärm an, der in Spitzenzeiten jahrmarktähnliche Ausmaße erreichen kann: Türen schlagen (wieso werden in Krankenhäusern nicht grundsätzlich geräuschlos schließende Türen eingebaut?), klapperndes Schuhwerk (dem gesamten Personal, auch auf Intensivstationen, sollte das Tragen von Holzpantinen untersagt sein), lautstarke Gespräche und Rufen auf dem Flur, vorbeiratternde Betten und Infusionsständer, Radiomusik.

Es gibt verschiedene Krankenpflegemodelle (besser: Modelle der Pflegeorganisation), die alle ihre Vorzüge und Nachteile haben, aber es darf all das nicht sein, was so häufig vorkommt: Zur Entlastung des Tagesdienstes weckt die Nachtschwester die Patienten um 4.00 oder 5.00 Uhr morgens (selbst beobachteter Extremfall: um 02.00 Uhr nachts!), wäscht und bettet sie frisch, und dann, wenn die Kranken gerade wieder eingeschlafen sind, erscheint in 1/2stündigen Abständen je eine Helferin a) zum Puls- und Blutdruckmessen, b) zum Temperaturmessen, c) zum Wiegen, d) zur Blutabnahme, e) mit den Medikamenten, f) mit dem Frühstück, g) zum Abholen des Frühstücksgeschirrs und f) schließlich die Putzfrau. Das Mittagessen wird oft aus Gründen der Arbeitsökonomie für die Küche und das Stationspersonal schon um 11.00 Uhr, das Abendessen um 16.30 Uhr angeliefert und verteilt. Die Mahlzeiten fallen dann mit Visiten, stationsfernen Untersuchungs- und Konsiliarterminen zusammen. Hofft der erschöpfte Patient endlich auf einen kleinen Mittagsschlaf, erscheinen spätestens um 14.30 Uhr, gelegentlich schon um 13.30 Uhr, wieder die Helferinnen halbstündig zum abendlichen (!) Fiebermessen, Pulsen, Blutdruckmessen, Bettenrichten (für die Nacht!), mit den Medikamenten und dem Nachmittagskaffee, den man eigentlich erst um 16.00 Uhr erwartet hätte, aber da gibt es ja gleich das Abendessen. Dafür hat man dann einen besonders schönen langen Abend im Krankenhaus vor sich.

Tatsächlich ist der Arbeitsrhythmus im Krankenhaus nicht auf die Bedürfnisse des Patienten, sondern hauptsächlich auf die Arbeitszeitregelung des Personals abgestellt. Gewerkschaftsfunktionäre oder Betriebsräte merken das spätestens dann, wenn sie selbst als Patienten betroffen sind; zweifellos sind aber viele der geschilderten Mißstände auch unter den gegebenen Bedingungen vermeidbar, vorausgesetzt, Ärzte und Schwestern nehmen sie überhaupt als Mißstände zur Kenntnis. Auch unter diesem Aspekt wäre die Entlastung gerade der qualifizierten Schwestern von administrativen und organisatorischen Aufgaben und ihre Rückkehr an das Krankenbett, zu ihrer eigentlichen Aufgabe, hilfreich. Aber es ist gar nicht so sicher, ob sie das alle überhaupt wollen.

Anders ist die Situation auf **Intensiv- und Wachstationen**. Hier sind Schwestern und Pfleger noch überwiegend am Krankenbett tätig, administrative Aufgaben treten eher zurück. Dabei zeigen sich aber andere Probleme. Die unvermeidliche Technisierung der Intensivpflege durch Geräte zur Beatmung und zur Kreislaufüberwachung, Sauerstoffzufuhr, Infusionspumpen, eine komplizierte, oft in kurzen Abständen zu verabreichende und häufig zu variierende Pharmakotherapie, regelmäßige Blutentnahmen zur Überwachung der Stoffwechselsituation, Messung der Harnausscheidung in kurzen Abständen, Ermittlung der Flüssigkeitsbilanz, Protokoll führen etc., dazu pflegerische Arbeiten wie Mundpflege, Absaugen und Befeuchtung der Atemwege, Verhinderung von Decubitalgeschwüren und vieles andere – all dies verlangt ständige gewissenhafte Aufmerksamkeit und Sorgfalt bei der Arbeit. Wenn alle Betten belegt sind, kann eine hektische Situation eintreten, und im ständigen Bemühen, bloß keinen Fehler zu machen, keine apparative oder biologische Funktionsstörung zu übersehen, das richtige Medikament zur richtigen Zeit in richtiger Dosis zu geben, kann es leicht geschehen, daß darüber die menschliche Zuwendung zum Kranken, der sich selbst oft auch gar nicht verständlich machen kann, zu kurz kommt – ein gutes Wort, das Erraten eines Wunsches. Das wird zurecht beanstandet, aber keiner, der hier nicht einmal selbst gearbeitet – und nicht nur hereingeschaut – hat, sollte sich zum Kritiker aufschwingen. Natürlich herrscht nicht immer Hektik, und es ist vor allem Sache der Ärzte, auf diesem Gebiet bestehende Defizite zu korrigieren.

Wer Tag für Tag viele Stunden lang Schwer- oder Todkranke versorgt, erträgt das nicht ohne eine gewisse innere „Abschirmung", eine partielle Verdrängung von Mitleid, Mitgefühl, er erträgt es umso weniger, je ausgeprägter seine spontane Empathie, seine Mitleidensfähigkeit ist. Es ist unmöglich, sich ständig in all das menschliche Elend, das da vor einem liegt, hineinzudenken und hineinzufühlen und gleichzeitig rational zu handeln, Geräte zu überwachen, zu messen, Medikamente zu verabreichen und viele kleine, aber wohl zu überlegende Entscheidungen zu treffen. Dazu fallen zwangsläufig – wie auch in der Altenpflege – ekelerregende Tätigkeiten an, die eine gewisse Überwindung erfordern; eine Gewöhnung ist hier nur begrenzt möglich. Folge von alledem ist u. a., daß der Umgangston auf derartigen Stationen oft rauh oder flapsig, die Sprache sogar zynisch werden kann. Wenn man dann aber sieht, wie sich manche dieser saloppen Sprücheklopfer(innen) unermüdlich und mit Hingabe ihrer Kranken annehmen, wird klar, daß es sich auch hier um einen Mechanismus der inneren Abschirmung handelt.

So unvermeidlich die Folgen solch innerer Verdrängungsmechanismen auch sein mögen, keinesfalls dürfen sie das „Klima" bestimmen, dem Patienten zu Gesicht oder zu Ohren kommen, etwa in Gesprächen des Pflegepersonals untereinander oder bei den Visiten.

Auch hier ist meist Gedankenlosigkeit die Ursache unmöglicher Situationen: Bei pflegerischen oder technischen Arbeiten am Krankenbett unterhalten sich die Schwestern über den letzten Abend in der Disco – statt gerade diese Gelegenheiten zu nutzen, sich dem Kranken persönlich zuzuwenden. Oder: Auf der Intensivstation steht eine kleine Gruppe von Pflegern und Ärzten zusammen und erzählt sich Witze, gefolgt von dröhnenden Lachsalven, die an jedes Bett dringen. Oder: Der laute Ruf vom Eingang der Wachstation zur Kollegin am anderen Ende: „Inge, ist der Sektionsbefund von Herrn Meier schon gekommen?"

Der Dienst auf Intensiv- und Wachstationen und in der Altenpflege gehört zu den menschlich am meisten belastenden Tätigkeiten in unserer Gesellschaft. Heute verlassen unzählige Menschen nach intensiv-medizinischer Betreuung zu Fuß die Klinik, die noch vor 35–40 Jahren mit Sicherheit gestorben wären. Insoweit ist die häufig zu hörende Kritik an der Intensivmedizin unberechtigt. Die Technisierung dieser aufwendigsten und am häufigsten unmittelbar lebensrettenden Form ärztlicher Behandlung ist nicht ein notwendiges Übel, sondern war ihre Voraussetzung. Verteufelung dieser Technik wäre daher unsinnig; vielmehr muß sie in einem ständigen Prozeß verbessert, sicherer gemacht und ihre Indikation klar definiert werden. Hier geht es um Leben oder Tod, und wie immer in diesem Fall, ist es ein Gebiet, auf dem allein die wissenschaftliche Medizin erfolgreich (im Sinne der Rettung von Menschenleben) ist, alternative Verfahren leisten keinen Beitrag.

Kritik ist daher nicht an den technischen Verfahren, sondern daran angebracht, daß es bei ihrem massiven Einsatz vielfach nur unvollkommen gelingt, die Behandlung human, menschenwürdig zu gestalten. Da sind einmal die vielen Gedankenlosigkeiten, von denen einige erwähnt wurden, und der Umgangston der Helfer – beides bestimmt die Atmosphäre auf solchen Stationen –, zum anderen die teils wegen Überforderung, teils aber auch aus Gleichgültigkeit oft mangelnde menschliche Zuwendung zu den Kranken. Bei allem Verständnis für die emotionale Last und oft auch den Streß, der auf dem Personal lastet, sollten hier keine Kompromisse gemacht werden. Die Anleitung aller Mitarbeiter, die Wahrnehmung und dann die Beseitigung von Mängeln und Defiziten sind ein ständiger Prozeß, der von den verantwortlichen Ärzten getragen werden muß – wie überall dann am wirksamsten, wenn das eigene Verhalten beispielhaft ist.

Ärztlicher Dienst, Verwaltung, Wirtschaftlichkeit

Die Krankenhausärzte sind verantwortlich für die sachgerechte und humane medizinische Versorgung der Patienten. Diese Verantwortung umfaßt eine Organisationsverantwortung und eine ärztliche Verantwortung.

Organisationsverantwortung tragen nicht nur der Chef- oder leitende Arzt, sondern auch Oberärzte und Stationsärzte für ihre jeweiligen Funktionsbereiche. Sie bedeutet, daß die nachgeordneten Mitarbeiter für die Tätigkeiten, für die sie eingesetzt werden, geeignet und entsprechend ausgebildet sind (was ein maßgebliches Mitspracherecht, d. h. auch ein Vetorecht, der leitenden Ärzte bei Einstellungen und Entlassungen voraussetzt), daß funktionsgerechte Dienst- und Urlaubspläne aufgestellt und eingehalten, die Hygienevorschriften befolgt und manche anderen Angelegenheiten der Krankenhausorganisation, die die medizinische Betreuung berühren, überwacht werden. Der organisationsverantwortliche Arzt muß ggf. auch tätig werden in Angelegenheiten, die nicht primär in seine Zuständigkeit fallen, aber doch die Krankenversorgung tangieren, wie Fragen der Küche, der Apotheke, der Reinigung, des Krankentransports, der Stellen- und Dienstpläne des Pflegepersonals etc. Wenn z. B. Personaldefizite bei Ärzten oder Pflegepersonal die Patientenversorgung beeinträchtigen, ist bei dadurch bedingten Zwischenfällen der organisationsverantwortliche Arzt nur dann juristisch exculpiert, wenn er rechtzeitig und schriftlich die Verwaltung informiert hat. Viel zu oft werden die Krankenhausträger nicht von den Ärzten in ihre Verantwortung gezwungen, wenn für eine geordnete Krankenversorgung die Stellenpläne nicht ausreichen oder die Stellen nicht besetzt sind. Die dann eigentlich notwendigen Schließungen von Stationen sind auch bei Ärzten nicht beliebt, denn sie verlieren ja damit ihre Arbeitsgrundlage. Dann wird lieber improvisiert, zahlreiche Überstunden fallen an, die zur Kostenersparnis durch Freizeit abgegolten werden müssen, wodurch wiederum der Personalmangel verstärkt wird. Das führt gerade in der Hochleistungsmedizin vielfach zu Zuständen, bei denen von einer geordneten, unserem Entwicklungs- und Wohlstand angemessenen Krankenversorgung keine Rede mehr sein kann.

Unbehagen oder Verärgerung vieler Patienten bei Klinikaufenthalten entstehen bei den meisten nicht wegen der ärztlichen Behandlung, sondern aus der Summierung einer Fülle im Grunde unnötiger Unzuträglichkeiten: Lärm, Unruhe, Hektik, ständige Störung durch das Personal (oder aber es kommt kein Helfer, wenn er dringend gebraucht wird), mangelhafte Organisation der Diagnostik mit stundenlangen Wartezeiten auf Fluren, womöglich nüchtern bis zur Untersuchung um 14.00 Uhr, kurz angebundene Ärzte, keine Erklärung, was und warum es geschieht, langes quälendes Warten auf Ergebnisse mit der Folge überflüssig langer Liegezeiten (kostenträchtig für Versicherungen und Kranke, aber von den Krankenhausträgern wegen besserer Auslastung der Bettenkapazität und der Kostenersparnis durch Pflegetage, an denen sonst nichts geschieht, sehr geschätzt!); nicht funktionierende Warmwasserversorgung, verschmutzte Toiletten, Waschtische und Bäder, Telefonanschluß erst nach 3 Tagen, Verwechslung von Diäten, undichte Fenster, klemmende Sonnenrollos etc. All das ist zum allergrößten Teil vermeidbar, sogar ohne zusätzliche Kosten. Viele dieser Mißstände finden sich vor allem in den Univeristätskliniken, etwas besser sind die kommunal getragenen Häuser. Hier erleichtert es oft die räumliche Nähe der Träger, der Stadt- und Kreisräte, besonders wenn diese Patienten sind, Mißstände klein zu halten oder zu beseitigen.

Die Verwaltung eines Universitätsklinikum ist dagegen nichts anderes als die Metastase einer ortsfernen Ministerialbürokratie, die, obwohl sie einen hochdifferenzierten, kostenintensiven Dienstleistungsbetrieb führt, zwar meist gutwillig, aber eben auch oft in bequemer, eingefahrener Beamtenmanier und vor allem ohne nennenswerte betriebswirtschaftliche Ausbildung agiert. Die Universitätskliniken, die ich kennengelernt habe, befanden sich unter betriebswirtschaftlichen Gesichtspunkten in einem archaischen Zustand. Der Übergang von der alten kameralistischen Buchführung in eine moderne Betriebswirtschaft ist allenfalls punktuell gelungen. Ein mutiger Versuch der Verwaltung in Essen, eine Kostenstellenrechnung einzuführen, brachte an den Tag, daß Kostenstellen, die aufwendige Dienstleistungen für die Krankenversorgung erbringen (wie z. B. manche wissenschaftlichen Laboratorien) bei der Verwaltung gar nicht geführt wurden, und zum anderen, daß Personal aufgeführt war, das woanders arbeitete. Die Verwaltung des Millionenetats der Drittmittel oblag jahrelang einem liebenswerten, aber hoffnungslos überforderten Mitarbeiter, mit dem Ergebnis eines totalen Chaos. Zweifellos hemmen haushalts-, verwaltungs- und beamtenrechtliche Zwänge die Effizienz eines solchen Betriebes, und manches würde überhaupt nicht funktionieren, wenn nicht ein mutiger Verwaltungsdirektor gelegentlich Rechtsverstöße auf seine Kappe nähme. Aber was spricht eigentlich dafür, daß eine Klinikverwaltung aus Beamten bestehen muß, statt aus qualifizierten angestellten Betriebswirten, und warum wird ein Großklinikum nicht als zwar staatseigener, aber selbständiger Wirtschaftsbetrieb geführt, auch wenn er vermutlich zumindest zeitweise staatliche Zuschüsse benötigt? Es gäbe dann auch endlich eine Konkurrenzsituation zwischen den verschiedenen Kliniken, die nur gut sein kann. Jede kleine Professorenstelle wird öffentlich ausgeschrieben und in einem aufwendigen Verfahren besetzt. Aber hier kann der Verwaltungsdirektor ein Jurist sein, der über die Parteischiene ins Amt gelangt, oder ein studierter Naturwissenschaftler – so sieht die Besetzung der Chefstellen eines Betriebes mit mehreren tausend Beschäftigten und einem dreistelligen Millionenetat aus; es sind gutwillige, fleißige, honorige Leute, aber oft falsch an diesem Platz. Die von den Politikern der Universität verordnete Demokratisierung und Transparenz aller Entscheidungsprozesse endet schlagartig bei der Verwaltung. Verwaltungsangestellte sitzen in allen möglichen Gremien der akademischen Selbstverwaltung, wo sie sich langweilen, ihre eigentliche Arbeit versäumen und wo sie gar nicht hingehören, denn ihre Interessen werden vom Personalrat vertreten. Aber es stünde der Autonomie der Hochschule gut an, wenn die Stelle des Verwaltungsdirektors und die Spitzenpositionen in der Klinikverwaltung öffentlich ausgeschrieben und von einem Gremium besetzt würden, in dem auch die leitenden Ärzte ein maßgebendes Mitspracherecht haben (s. auch S. 122).

Man mag fragen, was diese hier und an anderen Stellen beschriebenen organisatorischen Probleme und Details aus dem Klinikalltag mit dem Paradigma der wissenschaftlichen Medizin zu tun haben. Die Antwort: Nichts! Aber der Bürger, die öffentliche Meinung, auch die medizinische Fachliteratur setzen eben den „Medizinbetrieb" (und besonders den Klinikbetrieb) mit „wissenschaftlicher Medizin" gleich, und besonders die unkritischen Kritiker aus der theoretischen Medizin rufen angesichts der nicht wegzuleugnenden Mißstände pathetisch nach einem neuen Paradigma, statt sich daranzumachen, die im Grunde ja unsäglich banalen Fehler, Versäumnisse und Unzuträglichkeiten zu beseitigen, die nichts mit dem Paradigma der wissenschaftlichen Medizin zu tun haben. Aber es ist auch und vor allem Sache der Ärzte, in erster Linie der leitenden Ärzte, alle diese Mißstände erst einmal überhaupt wahrzunehmen und dann, in Ausübung ihrer Organisationsverantwortung, die Verwaltung zu veranlassen, sie abzustellen; von manchen dieser Dinge weiß die Verwaltung nichts oder sie hat sich mangels Beanstandungen damit abgefunden. Ist die Verwaltung unwillig oder unfähig zu handeln, sollten die Ärzte den Mut haben, dies öffentlich zu machen.

Die Wahrnehmung der **ärztlichen Verantwortung**, d. h. der Verantwortung für die dem Stand des Wissens entsprechende Diagnostik und Therapie, setzt zweierlei voraus: Zum einen die persönliche Kenntnis des Kranken, eine Urteilsbildung über Diagnose und Therapie aufgrund eigener, ggf. wiederholter Untersuchung, zum anderen ausreichende (Spezial)kenntnisse zur Beurteilung des bei dem Patienten vorhandenen medizinischen Problems. Akzeptiert man das, so erweist sich schnell, daß vieles, was im Krankenhaus unter ärztliche Verantwortung subsumiert wird, in Wirklichkeit Organisationsverantwortung ist: Wenn der Chefarzt die Behandlung bestimmter Patienten dem Oberarzt zuweist oder ganze Spezialgebiete der Diagnostik oder Therapie nachgeordneten Mitarbeitern eigenverantwortlich überträgt, gibt er ärztliche Verantwortung ab. Das ist heute in fast allen Krankenhäusern gang und gäbe, sei es weil der leitende Abteilungsarzt keine Zeit hat, sei es, weil er die betreffenden Spezialtechniken gar nicht (mehr) beherrscht. Sofern die beauftragten Mitarbeiter für ihre Aufgabe gut ausgebildet sind, ist das in Ordnung. Aber die Wahrnehmung der Organisationsverantwortung durch den leitenden Arzt kann problematisch werden, wenn dieser in Ermangelung eigener Kenntnisse oder technischer Fertigkeiten auf dem betreffenden Gebiet die Qualität der Arbeit des beauftragten Mitarbeiters nicht ausreichend beurteilen kann.

Verantwortung, sei es für die Organisation, sei es im rein ärztlichen Bereich, kann nur getragen werden, wenn der, dem sie zugeordnet wird, nicht nur sachkundig ist, sondern die Dinge auch beeinflussen kann, d. h. Weisungsrecht besitzt: Der Chefarzt gegenüber den Oberärzten, diese gegenüber den Assistenten, die Ärzte gegenüber dem Pflegepersonal. Eine Klinik, in der jeder nachgeordnete Arzt, jeder Pfleger oder jede Schwester nach eigenem Gutdünken handelt, Weisungen befolgt oder auch nicht, wäre ein kriminelles Unternehmen, und ebensowenig kann es eine Abstimmung am Krankenbett über den einzuschlagenden Weg geben; die Verantwortung muß ungeteilt und zurechenbar bleiben. Insoweit ist ein hierarchiefreies Krankenhaus eine Utopie weltfremder Ideologen.

Das bedeutet keineswegs, daß Befehlston herrscht, aber wichtiger noch ist, daß bei schwierigen, erst recht bei lebenswichtigen diagnostischen und therapeutischen Entscheidungen ein Gespräch, ein Konsilium mit den beteiligten Ärzten und der Pflegegruppe stattfindet. Dies kann sehr kurz sein, wenn sofort Konsens besteht, aber ist ein solcher nicht ohne weiteres erkennbar, sollten Meinungen, Einwände, Vorschläge angehört und abgewogen werden. Eine erfahrene Schwester, aber auch ein junger Arzt können manchmal wichtige Beobachtungen oder Argumente einbringen, und die Routiniers sind gelegentlich betriebsblind. Das darf natürlich nicht in ein endloses Palaver ausarten; am Schluß wird entschieden, und zwar in einer möglichst alle überzeugenden Weise von einem – von dem die Verantwortung tragenden Arzt.

Solche Gespräche, Konsilien im kleinen Kreis der unmittelbar betreuenden Ärzte und Pflegekräfte mit dem leitenden Arzt haben nicht nur den Sinn, alle von der Richtigkeit des eingeschlagenen Weges zu überzeugen und damit ihre Motivation zu verstärken, sondern fördern auch Selbst- und Verantwortungsbewußtsein der Beteiligten, weil sie sich nicht mehr nur als Befehlsausführer empfinden. Schließlich sind es auch Lernprozesse, und zwar für *alle*, für jeden auf seine Weise. Zeit ist dafür immer vorhanden: Es sind ja meist nur Minuten, und dies auch nicht an jedem Tag. Abgehetzte, rastlose, immer zu spät kommende Kliniker sind nur schlecht organisiert.

Wie schon erwähnt, bedeutet Wahrnehmung der ärztlichen Verantwortung, daß der Arzt persönlich die Behandlung leitet und alle wesentlichen Entscheidungen trifft. Das kann er nur, wenn er den Kranken kennt, selbst untersucht hat und während der Behandlung in angemessenen Abständen sieht. Außerdem kann er die ärztliche Verantwortung nur dann tragen, wenn er die im gegebenen Fall ausreichende fachliche Kompetenz besitzt. Das klingt trivial, und dennoch sind es diese beiden Gesichtspunkte, die, ohne oft klar ausgesprochen worden zu sein, in den letzten Jahrzehnten im Hintergrund der Diskussionen über die Krankenhausstruktur und über die Spezialisierung in der Klinik wie in der freien Praxis gestanden haben. Ein „Ärztlicher Direktor" kann sehr wohl die Organisationsverantwortung für ein Großklinikum mit 1600 Betten oder ein Kreiskrankenhaus tragen, auch wenn er Pathologe oder Labormediziner ist, vorausgesetzt, die Chefs der einzelnen Kliniken oder Abteilungen besitzen die erforderliche Qualifikation. Aber wie groß darf eine Krankenhausabteilung sein, für die ein Chefarzt noch die **ärztliche** Verantwortung im eben definierten Sinne tragen kann, nämlich daß er alle Patienten kennt, sie regelmäßig sieht und dazu noch die nötige Fachkompetenz hat?

Die Antwort auf diese Frage wird bis heute von zwei Motiven beeinflußt, deren Wurzeln teilweise im Prestigedenken, teilweise in finanziellen Interessen liegen; ich habe sie die „Bettengigantomanie" und die „Platzhirschmentalität" genannt: Die Bedeutung eines Chefarztes bemißt sich nach der Zahl der Betten, über die er das Kommando hat, und wenn mehr Betten als vorhanden benötigt werden, erweitert er lieber seine Abteilung, selbst wenn er sie dann wirklich nicht mehr überschauen kann, als daß er einer Teilung oder der Einrichtung einer zweiten Abteilung verwandter Fachrichtung mit einem eigenen Chef zustimmt. Zwangsläufig muß dann von ärztlicher Verantwortung auf Organisationsverantwortung übergegangen werden, d. h. es werden immer mehr Teilbereichsfunktionen an nachgeordnete Mitarbeiter delegiert. Das gilt für Krankenhäuser aller Versorgungsstufen wie für Universitätskliniken.

Die Klinikdirektoren und Chefärzte klagen über Arbeitsüberlastung und jammern über Streß, aber mir ist kein Beispiel bekannt – es mag solche geben –, wo einer freiwillig auch nur ein Bett abgegeben hätte. Bettengigantomanie und Platzhirschmentalität sind nicht nur Prestigefragen, sondern es treten materielle Interessen hinzu: Ein wesentlicher Teil des Einkommens der leitenden Ärzte wird durch die Behandlung von Privatpatienten erzielt. Ein zweiter Chef der gleichen Fachrichtung bedeutet Konkurrenz – die oft dringend nötig wäre –, die Zahl der „Privatbetten" ist, da meist prozentual festgelegt, umso größer, je größer die Gesamtbettenzahl der Abteilung ist.

Die Größe einer selbständigen Abteilung hängt wesentlich von der Art der Kranken ab, die darin betreut werden. Je akuter und je schwerer die Krankheiten, umso kleiner muß, je weniger lebensbedrohlich, je chronischer sie sind, um so größer darf die Abteilung sein, für die ein leitender Arzt die ärztliche Verantwortung noch tragen kann. Ein gutes Beispiel sind die sog. kleinen Fächer, wie z. B. Augenheilkunde oder Hals-Nasen-Ohrenheilkunde, die mit meist weit weniger als 40 Betten vom Chef noch gut übersehen werden können, obwohl er gleichzeitig noch operiert und eine Ambulanz betreibt und mit alledem voll ausgelastet ist. Seltsamerweise gilt das aber nicht bei den „großen" Fächern, wie Chirurgie oder Innere Medizin, bei denen führende Vertreter bis heute fordern, die große Klinik mit 100 oder mehr Betten müsse erhalten bleiben (es gab bis weit in die Nachkriegszeit hinein Universitätskliniken mit über 500 Betten unter Leitung eines Chefs). Die Ziele, die als Begründung angegeben werden, sind zum großen Teil richtig und wichtig, nur sind sie schon seit Jahrzehnten nicht mehr dadurch zu erreichen, daß die Kliniken möglichst groß sind und von einem Chef autokratisch geleitet werden (vgl. S. 133ff.).

Mein erster klinischer Lehrer Richard Siebeck machte noch bis zu seiner Emeritierung 1955 zweimal wöchentlich Visite auf *jeder* Station der 350 Betten großen Heidelberger Universitätsklinik und befaßte sich dabei eingehend zumindest mit allen Problempatienten. Aber auch er erkundigte sich schon häufig vor der Hauptvorlesung, die er noch allein hielt, bei seinen subspezialisierten Mitarbeitern, was es auf dem Gebiet, über das er gerade las, Neues gäbe. Sein Nachfolger kam dann nur noch einmal wöchentlich, später oft nur noch alle paar Wochen zur Visite auf die Allgemeinstationen, nicht etwa weil er faul oder uninteressiert war, sondern weil es aus vielfachen Gründen zeitlich nicht mehr konnte. Noch in den 60er Jahren haben die Chefs großer chirurgischer Kliniken, die noch beinahe alles operierten, auch Herzoperationen vorgenommen, und einzelne haben dabei Pionierarbeit geleistet. Aber sobald diese Eingriffe größer wurden, technisch komplizierter, Herz-Lungen-Maschinen benötigten und viele Stunden dauerten, überließen sie dies subspezialisierten Mitarbeitern und beschränkten sich auf andere, weniger zeitaufwendige und weniger technisierte Eingriffe.

Allen Unkenrufen und Widerständen zum Trotz hat sich, übrigens schon beginnend im 19. Jahrhundert, der Sachzwang zur Spezialisierung in der Medizin, zur Subspezialisierung in der Inneren Medizin und in der Chirurgie durchgesetzt, und er wird anhalten. Ihn aufhalten zu wollen, gleicht einem Kampf gegen Windmühlenflügel; es kann sich nur darum handeln, die Vorteile zu nutzen und die Nachteile möglichst klein zu halten. Noch so gut gemeinte Appelle zur Erhaltung der „Einheit des Fachs" helfen dabei so wenig wie Maßhalteappelle in der Wirtschaft, und ebensowenig ist die vielfach schon rituelle Beschwörung einer Ganzheitsmedizin hilfreich. Notwendig sind strukturell verankerte Kooperationszwänge in den großen Kliniken und bessere, ebenfalls institutionalisierte Ausbildungsformen (s. S. 133ff. und 144ff.).

Nimmt man die ungeteilte ärztliche Verantwortung als Maß, so sollte die Abteilungsgröße in allen „Akutkrankenhäusern" 40–50 Betten nicht überschreiten, besteht größerer Bedarf, wären Parallelabteilungen einzurichten, in den „großen" Fächern mit verschiedenen Schwerpunkten. Das bedeutet vielerorts eine Vermehrung der Stellen für leitende Abteilungsärzte und damit etwas höhere Kosten. Freilich könnte auch die intensivere Beschäftigung des Chefs mit dem einzelnen Kranken kostensparend wirken, denn ältere Ärzte, sofern sie gut ausgebildet sind, neigen zu restriktiverer Diagnostik und Therapie als jüngere, allein schon wegen der größeren Sicherheit ihrer Entscheidungen. Gerade in den „großen" Fächern Chirurgie und Innere Medizin sollte die Patientenversorgung durch den Zugang möglichst vieler Subspezialisten zur stationären Versorgung qualitativ verbessert werden. Wenn das in kleineren Häusern nicht durch Vermehrung der Chefarztstellen möglich ist, könnte auf das im Ausland weit mehr verbreitete Belegarztsystem zurückgegriffen werden.

Belegärzte sollten die gleiche Qualifikation aufweisen wie Chefärzte, und mit beiden sollten nur befristete Verträge abgeschlossen werden, um personelle Fehlentscheidungen korrigieren zu können. Qualitätskontrollen der ärztlichen Leistungen, über die viel geredet wird, aber die bisher so gut wie nicht praktiziert werden, sollten dabei ebenso eine Rolle spielen wie Kollegialität und die Fähigkeit zur Personalführung und Organisation. Streithammel, Chaoten und Pfuscher haben keinen Platz in einer Klinik.

Auch von der Verweildauer der Patienten her, die in Akutkrankenhäusern mit durchschnittlich 12 Tagen immer noch zu hoch liegt, ist eine Bettenzahl von höchstens 40–50 angemessen, wenn bei dem hohen Durchgang von Patienten der leitende Arzt seine ärztliche Verantwortung wirklich wahrnehmen soll und jeden Kranken mehrfach persönlich sieht. Bei längeren Liegezeiten (chronisch Kranke, Rehabilitationseinrichtungen etc.) sind natürlich größere Abteilungen möglich.

Die **Vergütung ärztlicher Leistungen im Krankenhaus** und ihre Verteilung ist ein Dauerthema seit Jahrzehnten. Die früheren Millioneneinkommen einzelner Klinikpotentaten, oft noch durch Ausbeutung von Mitarbeitern erzielt, die mit einem Präsentkorb zu Weihnachten abgespeist wurden, waren nicht nur ein Ärgernis, sondern auch unethisch. So gut kann keiner sein, und so gut war und ist auch keiner, daß es gerechtfertigt wäre, sich in einem Beruf, der ganz wesentlich im Humanitären wurzelt, an der Krankheit der Menschen derart zu bereichern. Das gilt übrigens in gleicher Weise für manche Modeärzte, „Ganzheits-" und sonstige Alternativmediziner, die mit dubiosen Außenseiterverfahren Kranke, womöglich noch hoffnungslos Kranke, schamlos ausnehmen.

Diese Mißstände an den öffentlichen Kliniken wurden beseitigt, und, wie immer in solchen Fällen, ist man ins andere Extrem verfallen. Daß die bei der Behandlung von Privatpatienten anfallenden Sachkosten vom Chefarzt dem Träger erstattet bzw. von den stationär behandelten Patienten mit dem Pflegesatz direkt bezahlt werden, ist selbstverständlich. Daß darüber hinaus z. B. den Direktoren der Universitätskliniken ein „Vorteilsausgleich" in Höhe von 25–30% des Honorars abverlangt wird, ist nicht mehr selbstverständlich, sondern eher eine Art Sondersteuer. Der Vorteil, der damit ausgeglichen werden soll, liegt darin, daß die Kosten für die Vorhaltung einer eigenen Privatpraxis entfallen, wobei sich aber leicht für die meisten Fächer zeigen ließe, daß diese Kosten nur einen Bruchteil des verlangten Vorteilsausgleiches betragen. Häufig wird außerdem den Chefärzten ein mit dem Honorarvolumen steigender Prozentsatz des Honorars, bis zu 50%, abgefordert, der zur Gehaltsaufbesserung anderer oder zu sonstigen Zwecken verwendet wird. Daneben bezahlen wohl alle leitenden Ärzte aus eigener Tasche Zusatzvergütungen an ihre unmittelbaren Mitarbeiter, u. a. auch deshalb, weil z. B. Sekretärinnen mit der notwendigen Qualifikation zu den üblichen Tarifgehältern nicht zu bekommen sind.

Die Abgaben der leitenden Ärzte werden freilich von den Trägern nur soweit hochgetrieben, daß es soeben noch „lohnt", die zusätzliche Last einer Privatpraxis – und sie ist eine beträchtliche Last – auf sich zu nehmen. Den Krankenhausträgern könnte nämlich nichts schlimmeres passieren, als daß die Chefärzte ihre privatärztliche Tätigkeit einstellen. Nicht nur daß der Vorteilsausgleich und die sonstigen Honorarabgaben wegfallen würden, eine voll belegte Privatstation ist für die Träger ein gutes Geschäft (wahrscheinlich das einzige, das sie machen). Den saftigen Zuschlägen für Ein- und Zweibettzimmer stehen auch nicht annähernd in gleichem Maß erhöhte Leistungen in der Krankenversorgung oder im Service gegenüber, meist unterscheiden sich diese überhaupt nicht nennenswert von der allgemeinen Pflegeklasse. Die mancherorts ursprünglich etwas höheren Investitionskosten für die Einrichtung von Privatstationen sind längst aus einem anderen Topf bezahlt.

Das Tarifgehalt der Chefärzte stellt allein ebensowenig eine ausreichende Vergütung für ihre hochqualifizierte Arbeitsleistung und ihre Verantwortung dar wie die Beamtenbesoldung der Direktoren der Univeristätskliniken, die zudem noch für Lehre und Forschung zuständig sind (vgl. S. 138). Das Zusatzeinkommen aus der Privatpraxis, verdient durch zusätzliche Arbeit und basierend auf Können und Ansehen, ist daher ein gewisser Ausgleich. Über Unkostenerstattung hinausgehende Zwangsabgaben sind daher im Grunde unsittlich, erst recht, wenn sie verwendet werden, unzureichende Tarifgehälter anderer aufzubessern, oder wenn sie im allgemeinen Klinikhaushalt verschwinden. Andererseits sollte es selbstverständlich sein, daß der leitende Arzt außer denen, die er ohnehin aus eigener Tasche bezahlt, auch allen denjenigen, die unmittelbar an der Betreuung von Privatpatienten mitwirken, eine Vergütung entrichtet, die ihrer jeweiligen Leistung entspricht. Hier ist völlige Transparenz gefordert, denn keinesfalls darf der Eindruck entstehen, daß der Chef sein Einkommen durch die Arbeit anderer verdient. Daher solle z. B. bei Vertretungen durch den Oberarzt oder bei von ärztlichen Mitarbeitern erbrachten, aber vom Chef liquidierten Leistungen (z. B. Endoskopien) das gesamte berechnete Honorar abzüglich der Unkosten an die betreffenden Mitarbeiter abgegeben werden. Solche Klarheit verhindert Mißstimmung, beugt aber auch unberechtigten Ansprüchen vor, etwa einer Verteilung nach dem Gießkannenprinzip. Ärzte und sonstiges Personal, zu deren normalen Dienstaufgaben auch die Versorgung von Privatpatienten gehört, etwa auf Privatstationen oder in Laboratorien, werden vom Träger bezahlt und dieser erhält auch dafür die Vergütung. Zuwendungen vom Chef sind dann allenfalls als Geschenke zur Verbesserung des Arbeitsklimas anzusehen. Sich Geldvorteile durch Ausnutzung der Arbeit anderer zu verschaffen, ist unsittlich; das gilt für das Verhältnis des Chefs zu seinen Mitarbeitern ebenso wie für das Verhältnis der Krankenhausträger zu ihren Chefärzten.

Die **Wirtschaftlichkeit** unseres Krankenhauswesens ist ein besonderes Problem; die Krankenhauskosten haben einen hohen Anteil an den Gesamtkosten des Gesundheitswesens. Die Kostensteigerungen sind z. T. unvermeidlich, weil bedingt durch den technischen Fortschritt der Medizin, auf den ja niemand verzichten will, und weiter bedingt durch steigende – allerdings immer noch unzureichende – Löhne und kürzere Arbeitszeiten, ebenfalls (sozialpolitisch) gewollt. Dessen ungeachtet gibt es auch hier „Manövriermasse" für Einsparungen. Das jetzige Finanzierungssystem (Pflegesatz = tatsächliche Betriebskosten geteilt durch Pflegetage) bietet nicht nur keinen Anreiz zur Sparsamkeit, sondern lädt zum Mißbrauch geradezu ein; die Investitionskosten bleiben zudem außer Betracht, da größtenteils aus anderen Etats bezahlt. Maßhalteappelle, das wissen wir seit den vergeblichen Bemühungen Ludwig Erhardts, sind sinnlos. Auch Zwangsmaßnahmen, Gebote, Verordnungen etc. haben oft nicht nur unerwünschte Folgen, sondern werden früher oder später wirkungslos oder umgangen. Das System sollte vielmehr so konstruiert sein, im Ganzen wie im Detail, daß wo immer möglich eingebaute Selbstregelungsmechanismen automatisch dafür sorgen, daß Sparsamkeit belohnt und Verschwendung verhindert wird.

Alle Krankenhäuser (einschließlich der Universitätskliniken) sollten **selbständig handelnde Wirtschaftsbetriebe** sein; durch Eingruppierung in Leistungskategorien wird untereinander Vergleichbarkeit hergestellt. Der **Verwaltungschef** darf kein über die Parteischiene oder aus der sonstigen Verwaltung in sein Amt gelangender betriebswirtschaftlicher Amateur und auch kein unkündbarer Beamter sein, sondern ein ausgewiesener Betriebswirtschaftler, dessen Angestelltengehalt von der Größe des Betriebs abhängt und erfolgsabhängige Anteile enthält: Tarifzwänge sollte es auf dieser Ebene nicht geben. Erfolgreich wirtschaftende Verwaltungschefs kleiner oder konfessioneller Häuser werden sich dann um die ausgeschriebenen besser dotierten Stellen an großen Kliniken bewerben – das kommt heute praktisch nicht vor. Eine lange **Verweildauer** der Patienten darf nicht mehr dadurch belohnt werden, daß sie den Pflegekostensatz senkt (die Kosten für die Kassen aber durch mehr Pflegetage erhöht) und daß die durchschnittliche Bettenbelegung nicht unter 75-80% sinkt, weil das Diskussionen über die Existenzberechtigung des Krankenhauses auslöst. Die „Mitternachtsstatistik" hat zur Folge, daß ein Bett, das ein Patient am Abend frei macht und das am nächsten Morgen neu belegt wird, als unbelegt gezählt wird – mit dem Ergebnis, daß die Kliniken vormittags entlassen und nachmittags aufnehmen, die Kassen müssen für diesen Tag zwei Pflegesätze bezahlen. Die Hauptarbeit in einer Klinik fällt von Montag bis Freitag an; an Wochenenden und Feiertagen werden eine durch Sondervergütungen sehr teure Grundversorgung und Notfalldienste vorgehalten. Es wäre daher nicht nur normal, sondern erwünscht, wenn die Kliniken an solchen Tagen möglichst wenig Patienten hätten, was aber aufgrund der oben genannten Systemzwänge gerade zu vermeiden versucht wird. Einbestellungen am Freitag nachmittag – 2 Tage lang geschieht dann fast nichts – und Entlassungen am Montag morgen, die auch schon Freitag hätten erfolgen können, werden mit vorgeschobenen Gründen ebenso praktiziert wie die „Beurlaubung" von Patienten ohne Abmeldung an Feiertagen. Die

Betriebsorganisation muß einmal durch Erfassung aller Kostenstellen transparent machen, wohin das Geld verschwindet und wer wieviel einbringt, zum anderen den administrativen Aufwand möglichst verringern und vor allem von Ärzten, Pflege- und technischem Personal weg zu Hilfskräften hin verlagern. Die **Kosten der Medikamente** lassen sich auf zweifache Weise verringern. Einmal werden – das zeigen auch die Entlassungsberichte – zu viele und z. T. wirkunglose Medikamente verordnet. Eine der wichtigsten Aufgaben der Chefärzte und gut ausgebildeter Oberärzte ist das Absetzen einer überflüssigen Medikation bei den Visiten. Zum anderen darf nicht jeder Assistent nach dem Besuch eines Pharmavertreters das jeweils neueste Medikament von der Apotheke anfordern. Eine „Arzneimittelkommission" an jedem Krankenhaus sollte das Sortiment der Apotheke bereinigen, indem unwirksame Präparate ausgesondert und von jeder Wirksubstanz nur ein Handelspräparat vorgehalten wird; der Apotheker hat Vollmacht, das jeweils billigste auszuwählen. Besonders teure Präparate dürfen nur nach Gegenzeichnung der Anforderung durch den Chefarzt abgegeben werden. Neueinführungen sollten in der Regel nur erfolgen, wenn der Antragsteller gleichzeitig die Eliminierung eines bisherigen Präparates vorschlägt. Sehr informativ für die Chefs und die Stationsärzte ist es, wenn der Apotheker monatlich eine Übersicht über die Medikamentenkosten pro Pflegetag für jede Station vorlegt; die Differenzen zwischen den Stationen betrugen z. B. an der Medizinischen Klinik Essen DM 3, bis DM 100, pro Tag, wobei natürlich fachspezifische Besonderheiten eine Rolle spielten.

Wenn die Belegungsquote für die Höhe der Pflegesätze keine Rolle mehr spielt und es nur noch auf Qualität und Wirtschaftlichkeit ankommt, werden die selbständig wirtschaftenden Krankenhäuser von sich aus dafür sorgen, daß innerbetriebliche Sparmaßnahmen, von denen einige erwähnt wurden, wirklich greifen. In Großstädten mit mehreren Krankenhäusern der gleichen Kategorie entsteht dann eine Konkurrenzsituation. Die Ärzte werden die preisgünstigsten Häuser bevorzugen, aber auch der Patient sollte ein Mitspracherecht haben und sich für das nach seiner Meinung qualifizierteste Haus entscheiden können, selbst wenn es nicht das billigste ist. Auf dem flachen Land ist eine solche Wahl nur selten möglich, aber hier kann der regionale oder überregionale Vergleich der Pflegesätze der Krankenhäuser gleicher Kategorie wenigstens dazu führen, daß unwirtschaftlich arbeitende Häuser geschlossen oder mit Sanktionen belegt werden, z. B. über die Zuteilung von Mitteln für Investitionen, falls das „duale" Finanzierungssystem beibehalten wird. Ob solche auf den Kriterien Wirtschaftlichkeit und Qualität beruhende Konkurrenz den Kostenanstieg auf die Dauer bremst, ist freilich eine offene Frage; wenn z. B. alle Krankenhäuser voll ausgelastet sind, ist keine Konkurrenzsituation mehr gegeben. Vor allem müßten noch automatisch wirkende Regelungen gefunden werden, die die Verweildauer klein halten. Die ersten Krankenhaustage verursachen die höchsten Kosten, Häuser mit der erwünschten kurzen Verweildauer benötigen damit zwangsläufig höhere Pflegesätze. Einer der möglichen Wege wäre vielleicht die Vorgabe degressiver Pflegesätze, die schnell so niedrig werden, daß sie unrentabel sind. Auch der eigenbeteiligte Patient wird auf schnelle Entlassung drängen, aber auch hier darf keinesfalls der ernsthaft oder langfristig Kranke zusätzlich ökonomisch bestraft werden.

Einige Probleme der Intensivmedizin

Auf den Intensivstationen werden die am schwersten, meist lebensgefährlich erkrankten Menschen versorgt, mit aufwendigen pharmakologischen und apparativen Verfahren und dem geballten Einsatz von Medizintechnik. Wie in einem Fokus konzentrieren sich hier Siege und Niederlagen, Fortschritte und Fehlentwicklungen, aber auch ethische und manch andere Probleme der heutigen wissenschaftlichen Medizin. Wer, wie ich, als unmittelbar Beteiligter oder als „sachverständiger Zeuge" fast ein halbes Jahrhundert Medizingeschichte, besonders Therapiegeschichte, erlebt hat, weiß, wieviele Leben heute gerettet werden, die früher verloren waren. Es wurde schon darauf hingewiesen, wie verfehlt es ist, die hierzu benötigte Technik zu verteufeln. Auch wurde erwähnt, daß die hier arbeitenden Menschen wohl mit die schwersten, am meisten belastenden Tätigkeiten in unserer Gesellschaft ausüben (s. S. 113f.).

Das gilt natürlich auch für die Ärzte, und auch bei ihnen gibt es gelegentlich die von den Psychologen neudeutsch als „Burn-out-Syndrom" bezeichnete Reaktions- und Verhaltensweise[5]. Davon soll hier nicht die Rede sein, sondern von der **ärztlichen Verantwortung auf Intensivstationen**. Besonders jüngere Ärzte und manche Oberärzte sind oft technisch interessiert und befassen sich engagiert mit der Funktionsweise der zahlreichen Geräte auf Intensivstationen, den Beatmungsapparaturen, Dialysatoren, Infusionspumpen, der monitorisierten Funktionsüberwachung von Herz, Kreislauf und Atmung sowie den hier betriebenen Analysegeräten zur laufenden Überprüfung der Blutgerinnung, des Elektrolyt- und des Säure-Basen-Haushalts. Ähnliches gilt für manche Pfleger. Derart nicht nur gut geschultes, sondern auch technisch interessiertes und versiertes Personal ist unentbehrlich in der Intensivmedizin; kleinste technische Fehler können unabsehbare Folgen haben. Die Kehrseite ist, daß die von solcher Technik ausgehende Faszination, oft freilich auch die verantwortungsbewußt empfundene Pflicht, all das ständig zu beobachten, „im Griff zu haben", vergessen lassen kann, daß da ein Mensch behandelt wird, zu dessen Überleben zwar seine biologischen Funktionen erhalten werden müssen, der aber auch emotionale Bedürfnisse hat. Sie bleiben oft unbefriedigt, selten wegen Überforderung des Personals, weit öfter wegen der genannten Faszination durch die Technik oder einfach aus Gedankenlosigkeit (vgl. auch S. 114).

Diesen humanen Aspekt der unmittelbaren intensiv-medizinischen Behandlung zu gewährleisten, ist eine ständige Aufgabe der Ärzte, insbesondere des leitenden Arztes, und am wirksamsten durch Vorbild zu erfüllen.

Das Gespräch mit dem schwer, vor allem mit dem infaust Kranken bedeutet für jeden Arzt, der nicht ein abgebrühter Medizintechnokrat ist, eine erhebliche emotionale Anstrengung, die oft ein unbewußtes Vermeidungsverhalten auslöst. Messungen der Visitendauer haben gezeigt, daß sie bei diesen Schwerkranken oft besonders kurz ist, statt umgekehrt. Hand aufs Herz: Wer von uns war nicht schon erleichtert, wenn er bei der Visite vor Betreten des Zimmers eines

---

[5] Nicht zu verwechseln mit dem „Helfersyndrom", für das Schmidbauer [98] eine interessante psychoanalytische Interpretation vorgelegt hat.

todkranken Patienten erfuhr, daß dieser wegen irgendeiner Untersuchung gerade abwesend sei? Gedanken, Erwartungen oder Hoffnungen konzentrieren sich gerade bei diesen Kranken den ganzen Tag über auf den Moment der Visite des Chefs – umso größer die Enttäuschung, wenn er nicht kommt. Es genügt auch nicht, ins Zimmer zu treten, einen Blick auf die Fieberkurve zu werfen, einige freundliche Worte zu sagen – diese Patienten haben ein feines Gefühl für den Unterschied zwischen Phrasen und echter Anteilnahme –, wieder hinauszurauschen und den Rest den Assistenten zu überlassen.

Gezielte Fragen in täglich wechselnder Form nach Befinden, Schmerzen, Schlaf, Körperfunktionen, persönlichen Dingen, jeden Tag eine andere kurze körperliche Untersuchung, auch wenn davon keine neuen Erkenntnisse zu erwarten sind; man setzt sich gelegentlich auf die Bettkante, Symbol dafür, daß man Zeit für den Kranken hat, nimmt beiläufig seine Hand, um den Puls zu fühlen – der Körperkontakt schafft Vertrauen, er ist „Behandlung". Täglich wird die Medikation überprüft, überflüssiges abgesetzt, kleine symptomatische Hilfen eingesetzt, vielleicht irgendeine physikalische Therapie versucht. Bei diesen kleinen Hilfen und oft nur symbolischen Handlungen – es ist bewußt eingesetzte psychologische Therapie, oft auch mit Placebos, die ja am unerbittlich tödlichen Ablauf einer Krankheit nichts ändert – bei alldem zeigt sich erst der wahrhaft meisterliche Arzt, der Einfühlungsvermögen mit Phantasie und Kreativität verbindet. Nie darf der Kranke das Gefühl haben, er sei aufgegeben, abgeschrieben und werde nur noch routinemäßig zu Tode gepflegt.

Das Vorbild des Chefarztes, des älteren Kollegen beim menschlichen, ärztlichen Umgang mit Schwerkranken ist auch ein ganz wichtiger Teil der Ausbildung junger Ärzte, der sich, wenn überhaupt, nur sehr begrenzt im Studium oder durch Psychologiekurse vermitteln läßt. Das gilt übrigens auch für sonstige ärztliche Gespräche in schwieriger Situation mit Schwerkranken oder ihren Angehörigen; auch diesen Gesprächen sollten die Assistenten beiwohnen, wenn die Umstände es zulassen.

Die schwerste ärztliche Aufgabe auf Intensivstationen ist die Entscheidung, ob eine wahrscheinlich aussichtslose Intensivtherapie abgebrochen werden soll. Theoretisierende Laien oder Mediziner, die Intensivstationen flüchtig oder überhaupt nicht kennen, aber auch Angehörige, die ihren lieben Verwandten entstellt, intubiert, mit Schläuchen und Infusionen von oben bis unten versehen halb nackt dort liegen sehen, tendieren oft zu einer baldigen Beendigung der Therapie. Sofern hier das Recht jedes Menschen auf einen würdigen Tod hineinspielt, ist das ein wesentlicher Gesichtspunkt, der bei allen ärztlichen Überlegungen berücksichtigt werden muß. Jüngeren Mitarbeitern, Ärzten wie Pflegepersonal, widerstrebt es dagegen oft, die Intensivtherapie zu beenden, ob sie es aussprechen oder nicht. Die Befriedigung über die seit Tagen oder Wochen gut funktionierende medizintechnische Maschinerie mag dabei mitwirken, auch der Gedanke, daß diese lange Mühsal nun umsonst gewesen sein soll. Ich glaube aber auch, daß ein unbewußtes Ausweichen, ein Zurückschrecken vor der Entscheidung über Leben und Tod, die wir uns mit der Beendigung der Therapie anmaßen, eine Rolle spielt. Denn alle moraltheologische, medizin-ethische und juristische Argumentation ändert nichts daran, daß der – auch nur teilweise – Abbruch einer lebensverlängernden Therapie ebenso wie die Nichtvornahme von Wiederbelebungsmaßnahmen eine Tötung durch Unterlassen darstellt. Das spürt jeder, der vor Ort eine solche Entscheidung trifft, und erst recht derjenige, der die lebenserhaltende Infusion zudreht oder eine Maschine abstellt. Er spürt nicht nur, daß er tötet, er sieht es unmittelbar vor sich mit eigenen Augen. Die alleinige Weiterführung der Flüssigkeitszufuhr oder der Beatmung bis zum definitiven Herzstillstand kann eine barmherzige Täuschung der Angehörigen sein, aber wenn Helfer oder Theoretiker glauben sollten, damit sei der Sachverhalt der Tötung durch Unterlassen aus der Welt geschafft und es handele sich jetzt um Euthanasie (in der klassischen Definition als Hilfe zur Erleichterung des Sterbens), so belügen sie sich selbst. Immerhin hilft diese barmherzige Lüge auch manchem Helfer, die Situation zu bewältigen.

Während früher Euthanasie tatsächlich das war, was die obige Definition aussagt – lediglich die Nationalsozialisten mißbrauchten die Bezeichnung zur Kaschierung von Mord –, hat die Hybris des heutigen Menschen und seiner Wissenschaft, die den Tod nicht mehr als unvermeidliches, schicksalhaftes Ereignis akzeptieren, sondern das Leben mit allen Mitteln verlängern wollen, uns die Situation des Zauberlehrlings beschert: Dank der ausgeklügelten Methoden der Intensivmedizin können wir zwar oft das Leben verlängern, aber wir haben uns das Dilemma eingehandelt, in anderen Fällen die Entscheidung zum Töten (durch Unterlassen) treffen zu müssen. Das Ausweichen vor dieser Entscheidung kann bedeuten, daß das Recht des Menschen auf ein Sterben in Würde verletzt wird – gerade das ist es aber, was vielfach der Intensivmedizin, obwohl nur selten zurecht, vorgeworfen wird.

Nebenbei: Zwar wurde die Todesstrafe abgeschafft, aber daß Tötung aus verschiedenen Gründen von der Gesellschaft akzeptiert wird, zeigt sich auch in anderen Bereichen. Man nimmt in Kauf, daß sich derzeit in der Bundesrepublik pro Monat über 600 meist jüngere Menschen neu mit Aids infizieren – nach heutigem Kenntnisstand sichere Todeskandidaten – weil keine der bewährten klassischen Seuchenbekämpfungsmaßnahmen (unter Anpassung an die Besonderheiten von Aids) mit dem Instrumentarium des Bundesseuchengesetzes angewendet wird. Das Ergebnis war vorhersehbar: Ausbreitung der Seuche, Tausende von Toten um den Preis von Datenschutz und Selbstbestimmungsrecht. – 8000–10000 Verkehrstote jährlich werden hingenommen, aber ein Tempolimit wurde nicht durchgesetzt. – Drogentote werden akzeptiert, aber keine Fahndungsmethoden, die in die Privatsphäre der Ganoven eingreifen. – In der Reproduktionsmedizin werden überzählige Foeten durch gezielte Injektion in das schlagende Herz getötet. – Auch ist jede Abtreibung zu jedem Zeitpunkt und aus jedem Grunde Tötung.

Diese unvollständige Auflistung zeigt, daß Tötung menschlichen Lebens, ob man es nun nicht wahrhaben will oder es noch gar nicht bemerkt hat, in Kauf genommen, gesellschaftlich akzeptiert wird, Tötung durch aktives Handeln bei der Abtreibung und in der Reproduktionsmedizin, Tötung durch Unterlassen in der Bekämpfung von Aids und der Drogen- und Schwerkriminalität sowie in der Verkehrspolitik. Begründet werden diese Tötungen mit vorrangigen Rechten oder Ansprüchen der Betroffenen oder Dritter: Selbstbestimmung, Selbstverwirklichung, Schutz der Privatsphäre, Datenschutz, Arbeitsplätze in der Autoindustrie, Leben und Gesundheit der Mutter (bei der sog. medizinischen Indikation), Überlebenschancen anderer Foeten (in der Reproduktionsmedizin). Mit Ausnahme der Erhaltung von Leben und Gesundheit der Mutter (bzw. anderer Foeten in der Reproduktionsmedizin), d. h. bei der Entscheidung zwischen zwei Leben, würde an sich keiner dieser Begründungen eine Tötung rechtfertigen, auch nicht die Wahrung bestimmter in der Verfassung garantierter Grundrechte.

Der hier diskutierte Fall der Tötung durch Unterlassen in aussichtslosen Fällen auf Intensivstationen ist also nur ein weiteres Beispiel gesellschaftlich akzeptierter Tötung. Die Auffassung, daß hier ein ohnehin zu Ende gehendes Leben nur um eine kurze Spanne verkürzt wird, ist ein Scheinargument, denn der Begriff Tötung impliziert die Verkürzung des Lebens ungeachtet des Zeitmaßes. Die Begründung ist vielmehr, daß die Menschenwürde, die auch den Anspruch auf ein würdiges Sterben einschließt, durch die zahlreichen und oft schwerwiegenden, letztlich aber aussichtslosen Eingriffe in die körperliche Integrität durch intensivmedizinische Maßnahmen verletzt wird, selbst wenn der Betroffene nichts mehr davon wahrnimmt.

Die Entscheidung zum Abbruch oder zur Unterlassung einer intensivmedizinischen Therapie kann vergleichsweise unproblematisch sein, wenn eindeutig (d. h. eindeutig nachgewiesen!) das Endstadium einer mit Sicherheit tödlichen Krankheit ohne Therapiechancen vorliegt, etwa eine ausgedehnte finale Krebserkrankung. Aber es gibt schwierig zu beurteilende Grenzfälle, besonders, aber nicht nur bei alten Menschen. Um nur einige Beispiele zu nennen: Schwerste therapieresistente Allgemein-Infektionen oder massive Intoxikationen mit Multi-Organversagen, schwere Unfälle mit irreversiblen Zerstörungen lebenswichtiger Organe, ausgedehnte Hirnblutungen. **In allen Fällen aber hat die Entscheidung stets der älteste, der erfahrenste Arzt zu treffen,** im allgemeinen also der Chefarzt. Sie wird ihm besonders schwer dadurch, daß er im Laufe seines Berufslebens einzelne scheinbar hoffnungslose Fälle gesehen hat, bei denen eine wochen- oder monatelange Intensivbehandlung schließlich doch noch erfolgreich war, und ganz vereinzelt sogar Patienten, die noch nach Abbruch der Intensivtherapie überraschend genasen (hier könnten manchmal Diagnose oder Therapie oder beides falsch gewesen sein). Solche Beobachtungen lassen gerade den erfahrenen Intensivmediziner in Grenzfällen öfter zögern, die Therapie abzubrechen, während die durch die Situation bedrückten und erschreckten Angehörigen eher dazu tendieren, sie zu beenden.

Voraussetzung jeder Entscheidung ist Klarheit über die Diagnose und die wahrscheinliche Prognose. Gerade bei malignen Erkrankungen ist eine kompetente (!) histologische Diagnosesicherung stets anzustreben, auch bei scheinbar eindeutigen und eindrucksvollen klinischen Befunden. Nicht nur einmal habe ich erlebt, daß infektiöse oder andere gutartige Prozesse verschiedenster Art mit Herden in Lunge, Leber, Knochen oder Lymphknoten fälschlich als (metastasierendes) Karzinom interpretiert wurden (vgl. auch den auf S. 92 beschriebenen Fall), und die angeblichen Wunderheilungen von Krebsen dürften wohl immer auf fehlender oder falscher Histologie beruhen. Kommen differentialdiagnostisch mehrere Möglichkeiten in Betracht, behandelt man die wahrscheinlichste und wechselt die Therapie erst, wenn sich nach einigen Tagen kein Erfolg einstellt oder neue Gesichtspunkte auftreten. Eine ungezielte Polypragmasie, z. B. „breite Abdeckung" mit Antibiotika („Schrotschußtherapie") sollte jenen völlig unklaren Fällen vorbehalten werden, die präfinal eingeliefert werden und bei denen es zunächst nur darum geht, sie überhaupt am Leben zu erhalten. Generell sollte auch auf Intensivstationen die Pharmakotherapie übersichtlich bleiben und sich auf die „Arbeitsdiagnose" beschränken: So wenig wie möglich, soviel wie nötig. Das gilt auch für zusätzliche präventive Maßnahmen wie Infektions-, Thrombose- oder Ulkusprophylaxe, die, wie auch die maschinelle Beatmung oder die Infusionstherapie, oft aus Gedankenlosigkeit wochenlang weiter geschleppt werden, obwohl sie gar nicht mehr erforderlich sind. Man handelt sich mit jeder derartigen Polypragmasie unübersehbare Arzneimittelinteraktionen und -intoxikationen, allergische Phänomene usw. ein, mit Symptomen wie Fieber, Erbrechen, Durchfällen oder Exanthemen, bei denen oft unsicher ist, ob sie mit der Grundkrankheit zusammenhängen oder eben Arzneimittelnebenwirkungen sind, durch die die Grundkrankheit aber auf jeden Fall kompliziert wird.

Ein sogenanntes **Patiententestament** sollte man in jedem Fall beachten. Es ist das Wesen eines Testaments, daß es den Willen des Verfassers für die Zeit nach seinem Tod, aber auch für die Phase vor Eintritt des Todes, wenn ihm keine freie Willensäußerung mehr möglich ist, zum Ausdruck bringt. Wenn darin festgelegt ist, daß in medizinisch aussichtsloser (!) Situation keine intensivmedizinische Lebensverlängerung gewünscht wird, sollte dem gefolgt und nicht mit spitzfindigen Argumenten trotzdem behandelt werden, etwa wenn bei fortgeschrittener Krebserkrankung die fragliche (!) Aussicht besteht, durch massive Chemotherapie oder Bestrahlung das Ende noch um ein paar Tage oder Wochen hinauszuzögern. Der Arzt ist freilich nicht unbedingt an das Testament gebunden. Allein schon die Antwort auf die Frage, ob eine aussichtslose Situation (oder wie immer dies formuliert ist) vorliegt, ist oft nicht ganz eindeutig zu beantworten. Der mutmaßliche Wille des Patienten ist maßgebend, und der ergibt sich in erster Linie aus dem Testament, und nur in Zweifelsfällen ist die Berücksichtigung weiterer Umstände erlaubt und notwendig.

Grundsätzliche das gleiche, aber mit Modifikationen, gilt für die Behandlung von **Suizid-Versuchen**. Zwar ist ein Selbstmordversuch fast stets Ausdruck des Willens, seinem Leben ein Ende zu setzen. Aber wir wissen aus vielfach belegter Erfahrung, daß weitaus die meisten Selbstmordversuche, vor allem (aber nicht nur) bei jüngeren Menschen, Kurzschlußreaktionen sind, aus unglücklicher Liebe, bei Verlust eines geliebten Menschen, aus Scham nach einer ehrenrührigen Handlung oder bei sonstigen Lebenskrisen. Es ist dann meist der erste und einzige Suizidversuch, die Betroffenen bereuen ihn schon in der Rekonvaleszenz und wiederholen ihn fast nie. Auch gibt es demonstrative Suizidversuche als hysteriforme Reaktion, etwa aus Eifersucht oder nach Ehestreit, die oft auch nicht wirklich ernst gemeint sind und dann mit untauglichen oder bewußt zu schwach dosierten Mitteln erfolgen, nicht selten auch wiederholt.

Bei einer Vertretung in einem Kreiskrankenhaus brachten mir die Rettungssanitäter eine solche Patientin mit den Worten: „Wir bringen Frau XY, es ist das vierte Mal; machen Sie sich keine Sorgen, Herr Doktor, die kennt ihre Dosis!"

In allen diesen Fällen wird man natürlich das Leben mit allen Mitteln zu erhalten versuchen. Ähnliches gilt für Patienten mit echten Geisteskrankheiten, bei denen anzunehmen ist, daß durch die Krankheit zeitweise eine freie Willensbildung nicht gegeben ist. Aber es gibt auch die Entscheidung zum Selbstmord bei klarem Bewußtsein und nach reiflicher Überlegung, den Bilanzselbstmord. Grund ist gewöhnlich eine aussichtslose Situation, ein aus der Sicht des Betroffenen nicht mehr lebenswertes Leben, der Zusammenbruch eines Lebenswerkes, eine ausweglos zerrüttete soziale oder persönliche Lage, die Aussicht auf langes Siechtum.

Ist eine Kurzschlußreaktion sicher ausgeschlossen, liegt ein Patiententestament oder ein Abschiedsbrief mit plausibler Begründung vor, sollten wir uns sehr hüten, die subjektive Sicht der Dinge durch den Betroffenen durch unsere eigenen Auffassungen über seine Situation oder gar durch allgemeine „objektive" Gesichtspunkte zu ersetzen. Dazu haben wir kein Recht. Selbstmord und Beihilfe zum Selbstmord sind nicht strafbar. Trotzdem sollten wir als Ärzte, die zur Erhaltung des Lebens verpflichtet sind, aktive Beihilfe, z. B. durch Verordnung von Medikamenten oder technische Ratschläge, nicht leisten, vielmehr einfühlsam beraten und dem aussichtslos Kranken versprechen, daß wir, wenn es soweit ist, dafür sorgen wollen, daß er ruhig einschläft. Es mag Situationen geben, wo hiervon abzuweichen ist; sie sind sicher sehr selten, ich habe keine erlebt. Aber wenn alles eindeutig dafür spricht, daß ein wohlüberlegter und subjektiv gut begründeter Bilanzselbstmord vorliegt, ist es nicht nur erlaubt, sondern nach meiner Auffassung sogar geboten, „Beihilfe durch Unterlassen" lebensrettender Maßnahmen zu leisten und dem selbstgewählten Schicksal seinen Lauf zu lassen. Das sonst mit Recht so hoch eingestufte Selbstbestimmungsrecht sollte man nicht zur eigenen Gewissensberuhigung mit Hilfe juristischer Konstruktionen wie „Geschäftsführung ohne Auftrag" außer Kraft setzen.

Jedenfalls wird die Entscheidung über Fortsetzung oder Abbruch der Therapie um so leichter sein, je sicherer die Diagnose ist. Ist sie nur wahrscheinlich und besteht auch keine Aussicht auf weitergehende Klärung, muß von Fall zu Fall abgewogen werden. Wenn das Krankheitsbild aber völlig unklar ist – und solche Fälle gibt es auch in Universitätskliniken mit dem gesamten intellektuellen und technischen Know-how der heutigen Medizin –, kann ein Abbruch der Therapie nur ausnahmsweise in Betracht kommen.

Die Auffassungen des australischen Sozialphilosophen P. Singer zur Euthanasie kenne ich nur aus zweiter Hand [55]. Danach lassen sie sich in folgenden Thesen zusammenfassen: 1. Menschliches Leben ist nicht „heilig" und nicht unter allen Umständen unantastbar. 2. Nicht allen Angehörigen der menschlichen Spezies, sondern nur aktuell personalen Wesen steht ein eigenständiges Recht auf Leben zu. Insbesondere Foeten und Neugeborene bleiben deshalb vom Lebensrecht ausgeschlossen. 3. Ein Leben, das infolge einer unheilbaren Krankheit für den Betroffenen keinen Wert mehr besitzt, darf mit seiner Zustimmung aktiv oder passiv beendet werden. – Wenn gesagt wird, daß Singers Thesen sicher nicht nationalsozialistisch seien, weil ihnen nicht rassistische oder völkische Erwägungen sozialer Nützlichkeit zugrundeliegen und er nie behauptet habe, das Leben geistig oder körperlich Behinderter sei „lebensunwert", so ist das allenfalls die halbe Wahrheit. Die These 1 hatten sich die Nationalsozialisten zu eigen gemacht, und These 3 diente ihnen dazu, die Bevölkerung auf den Mord an Geisteskranken und Behinderten einzustimmen; der eigens zu diesem Zweck produzierte Film „Ich klage an" hatte die Tötung einer Behinderten zum Gegenstand. Singer hat sicher recht, wenn er Regelungen und Diskussionen um Sterbehilfe und Abtreibung für widersprüchlich und, das wäre hinzuzufügen, auch manchmal für verlogen hält (s. hierzu S. 126 zur Akzeptanz der Tötung). Auch wird der Begriff der Menschenwürde benutzt oder vorgeschoben, wenn es opportun erscheint, aber wegen solcherart „Menschenwürderhetorik" überhaupt darauf zu verzichten, geht zu weit.

Sicher ist es, wie Hoerster [55] schreibt, ein großes Problem, Singers Thesen in praktikable Rechtsvorschriften umzusetzen, aber das ist nicht das Hauptproblem. Man sollte nie vergessen, daß der kriminellen sog. „Euthanasie" im Dritten Reich eine akademische Diskussion vorausging, die von zwei hochangesehenen Freiburger Gelehrten, dem Juristen

Binding und dem Psychiater Hoche mit ihrer 1920 verfaßten Schrift „Über die Freigabe der Vernichtung lebensunwerten Lebens" wenn schon nicht eröffnet, so doch wesentlich getragen wurde. Darin wurden zwar ärztliche, juristische und ethische Sicherungen gefordert, aber das Ende ist bekannt. Diese Lektion sollten alle, nicht nur, aber besonders die Deutschen, beherzigen. Ob ein menschliches Leben „lebenswert" ist, kann – wenn überhaupt – nur ein Mensch in Vollbesitz seiner geistigen Kraft und nur für sich selbst entscheiden; sogar dann gibt es noch genügend oft Situationen, in denen die in einer Zwangslage oder in einer Kurzschlußreaktion getroffene Entscheidung zum Freitod vor ihrem Vollzug oder nach ihrem Mißlingen zurückgenommen und bereut wird. Keinesfalls darf sich der Arzt aber das Richteramt über Leben und Tod von Foeten, Neugeborenen oder von geistig oder körperlich Behinderten anmaßen. Die jahrtausendalte ärztliche Ethik setzt hier eine Grenze, die ungestraft auch nicht mit juristischen, philosophischen, sozialen oder Nützlichkeitsargumenten überschritten werden darf. Der Arzt kommt dennoch ohne sein Zutun oft genug in die Zwangslage, über eine Tötung entscheiden zu **müssen** und sie sogar selbst (durch Unterlassen) vorzunehmen, Beispiele wurden oben aufgeführt. Immer ist es in **diesen** Fällen aber eine ärztliche Gewissensentscheidung, die prinzipiell nicht justitiabel ist. Die Verrechtlichung derart „sensibler" Tatbestände, das haben viele andere Beispiele gezeigt, führt allenfalls zu punktuellen Verbesserungen, meist überwiegen die Nachteile, es ergeben sich unüberwindbare Schwierigkeiten bei der Tatbestandsdefinition, -aufklärung und -würdigung, endlose Gutachterprozesse und letztlich unbefriedigende formalistische oder Ermessensentscheidungen sind die Folge. Aktive Euthanasie, die im übrigen ja auch unter das gesetzliche Tötungsverbot fällt, sollte ein Tabu bleiben. Menschenwürde und Achtung vor dem Leben sind keine leeren Floskeln, schon gar nicht für den Arzt.

Wie schon erwähnt, sollten alle derartigen schwerwiegenden Entscheidungen stets vom erfahrensten Arzt, in der Regel also vom Chefarzt persönlich, getroffen und verantwortet werden. Sie sollten mit den beteiligten Ärzten und der Pflegegruppe diskutiert, begründet und dann von allen mitgetragen werden. Gelingt das nicht, stimmt das „Betriebsklima" nicht. Auch vernachlässigt ein Chef, der nur ein- oder zweimal in der Woche durch die Intensivstation läuft, nicht nur seine Dienstaufgaben, sondern wirkt auch wenig überzeugend auf das Personal. Dieses hat, nicht weniger als der Patient, ein feines Gefühl für die medizinische Kompetenz und vor allem für das ärztliche Engagement des Chefs. Ein leitender Arzt, der für eine Intensivstation verantwortlich ist, sollte dort wenigstens ein- bis zweimal täglich Visite machen. Bloße Pflichtübungen sind nicht gefragt.

Durch den 8stündigen Personalwechsel und den meist schnelle Entscheidungen verlangenden wechselnden Zustand der Patienten auf Intensiv- und chirurgischen Wachstationen ergibt sich hier besonders das Problem der **Informationsübermittlung**. Bei den oft zu hunderten anfallenden biochemischen und biophysikalischen Daten ist dies meist einigermaßen durch gut geführte Protokolle gelöst, ebenso bei der vielfach komplizierten und zu definierten Zeiten zu verabreichenden Pharmako- und Infusionstherapie, obwohl auch hier immer wieder Pannen vorkommen. Hauptprobleme sind jedoch einmal die Übermittlung der (gesicherten oder wahrscheinlichen) Haupt- und Nebendiagnosen bzw. der jeweiligen „Arbeitsdiagnose" einschließlich der bereits erfolgten oder vorgesehenen diagnostischen Maßnahmen, zum anderen des gesamten vorgesehenen Behandlungskonzepts; natürlich auch im gegebenen Fall zwar in Betracht kommende, aber abgelehnte oder kontraindizierte Eingriffe und Pharmaka (z. B. wegen Allergien). Die den Dienst übernehmenden Ärzte müssen bei unzureichender Information nicht nur den gesamten Diagnosefindungsprozeß ihrer Vorgänger nachvollziehen (was freilich gelegentlich nützlich ist), sondern veranlassen u. U. Maßnahmen, die diese aus gutem Grund nicht vorgesehen haben.

Auf chirurgischen Wachstationen ist nicht einmal immer geklärt, ob Operateur oder Anästhesist die „Federführung" haben, die letzte Verantwortung tragen. Kommt dann noch ein Internist dazu, z. B. weil Komplikationen auftreten oder weil der Patient herz-, nieren- oder hochdruckkrank ist, Diabetes oder eine komplizierte Blutgerinnungsstörung hat, kann die gegenseitige Information und Abstimmung besonders schwierig werden. Wegen der verschiedenartigen Arbeitsabläufe der Beteiligten gelingt es nur ausnahmsweise, daß sie sich alle zu einer gemeinsamen Visite zusammenfinden. Hinzu kommen die Schichtwechsel der diensthabenden Ärzte und des Pflegepersonals. Hier sind gute Organisation, genaue schriftliche Festlegungen und notfalls telefonische Rücksprachen nötig, um widersprüchliche Anordnungen zu vermeiden. Ich kenne viele Wachstationen als internistischer Konsiliarius und als Besucher in auswärtigen Kliniken und weiß daher, daß diese so wichtigen Dinge selten perfekt, meistens sehr bemüht, aber unvollkommen, gelegentlich aber auch chaotisch ablaufen. Der Internist gewinnt manchmal den Eindruck, daß die Chirurgen zwar auch die größten Eingriffe hervorragend ausführen, daß aber die wirklichen Gefahren dem Patienten erst in der postoperativen Phase drohen.

Die Universitätskliniken

Die medizinischen Fakultäten sind die Medizinschulen unserer Zeit. Hier wird die „Schulmedizin" gelehrt, nach ihren Regeln wird geforscht und werden Kranke behandelt. Sie sind der Ort des wissenschaftlichen Fortschritts in der theoretischen und klinischen Forschung, in ihnen konzentrieren sich auf engem Raum die wichtigsten Probleme, Glanz und Elend der Schulmedizin. Jeder, der Arzt werden will, muß das in der Approbationsordnung festgelegte Curriculum an einer medizinischen Fakultät durchlaufen. In den Universitätskliniken hat er die ersten Kontakte mit Patienten und lernt, wenngleich sehr unvollkommen, den Umgang mit ihnen. Diese Kliniken bilden Assistenten weiter und stellen zu einem beträchtlichen Teil den Nachwuchs für die Chefärzte der großen und mittleren kommunalen und sonstigen Krankenhäuser, wo sie wiederum für die Weiterbildung ihrer Assistenten verantwortlich sind. Das, was an den medizinischen Fakultäten, insbesondere in ihren Kliniken geschieht, und wie es geschieht, hat daher weitreichende Auswirkungen auf die Qualität der ärztlichen Versorgung der Bevölkerung. Das ist der Grund, warum hier den Universitätskliniken ein eigenes Kapitel gewidmet wird. Für sie gilt außerdem das, und zwar ganz besonders, was im vorausgehenden Abschnitt über das Krankenhaus im allgemeinen und den ärztlichen Dienst im speziellen gesagt wurde.

Wenn man sein Leben lang an Universitätskliniken gearbeitet hat, nach der Emeritierung aus der Universitätsstadt wegzieht und stadtfern noch eine Praxis betreibt, wird einem in kurzer Zeit bewußt, daß die medizinischen Fakultäten mit ihren Kliniken und Instituten in sich, und landesweit unter sich, beinahe ein geschlossenes System, eine geschlossene Gesellschaft, bilden. Das ist nicht äußerlich gemeint; Patienten und Personal stammen ja aus der umgebenden Wohnbevölkerung, der Informationsfluß ist frei. Es ist vielmehr ihr geistiges Klima, welches gekennzeichnet ist durch die gemeinsame Überzeugung, das herrschende Paradigma der wissenschaftlichen Medizin sei das einzig richtige und brauchbare, man wendet es schließlich tagtäglich erfolgreich an, der Patientenzulauf bestätigt es. Man diskutiert fast nur mit Leuten, die die gleichen medizinischen Grundüberzeugungen haben, erkennt sogar Mängel und Fehler und stellt sie manchmal ab, und auch bei Kongressen und bei den außeruniversitären Fortbildungsveranstaltungen, die von Universitätslehrern bestritten werden, trifft man überwiegend wieder auf Kollegen mit gleichen Auffassungen, andere gehen meist gar nicht dorthin. Verständlich, daß man sich so gut wie nie aus den Fakultäten heraus, sondern immer erst auf politischen Druck hin oder durch Aktionen von Studenten, die von interessierter Seite angestiftet wurden, mit der Alternativmedizin in ihren verschiedenen Varianten befaßt. Man bietet die eine oder andere Unterrichtsveranstaltung an und wehrt sich von Ort zu Ort verschieden stark und mit wechselndem Erfolg gegen den politischen Oktroy entsprechender Lehrstühle. In jeder Fakultät finden sich einzelne, die es für fortschrittlich halten, derartige Anliegen zu fördern, die meisten finden sie überflüssig und stimmen zu, damit es Ruhe gibt. Eine echte inhaltliche Auseinandersetzung findet nur selten statt. Man redet von Methoden- oder Paradigmen-Pluralismus, von einer „Ergänzung" oder „Erweiterung" der Schulmedizin, ohne sich bei derartigen Harmonisierungsbestrebungen darüber klar zu sein, daß es sich um unvereinbare Paradigmen handelt.

Dort, wo eine Universität weit weg ist, sieht die medizinische Welt anders aus. Immer noch arbeitet zwar die Mehrzahl der Ärzte schulmedizinisch, einige von ihnen verordnen aber zusätzlich auch Präparate alternativer Richtungen, aus sehr verschiedenen Gründen (s. S. 78f.), aber es gibt auch nicht wenige reine Alternativmediziner, viele Heilpraktiker und Scharlatane mit und ohne Approbation. Und es gibt Regionen, besonders in den bevorzugten Urlaubsgebieten, in denen sich neben dem Kreiskrankenhaus und einzelnen seriösen Rehabilitationskliniken eine Fülle von Privatkliniken und Sanatorien angesiedelt hat, von denen nur ein Bruchteil ausschließlich wissenschaftliche Medizin betreibt. Es ist ein Tummelplatz der alternativen Medizin jeglicher Richtung, eine Subkultur von Modeärzten und der medizinischen „demi-monde" aller Schattierungen. Glücklicherweise wird hier überwiegend das Geld einer wohlhabenden Privatklientel und nicht das der Sozialversicherung abgeschöpft, aber aufgrund ihrer sozialen Stellung und ihrer Präsenz in der Regenbogenpresse trägt diese Klientel beträchtlich zur öffentlichen Meinungsbildung bei.

Im Elfenbeinturm der Universitätsmedizin ist diese andere Welt zwar im Prinzip bekannt, aber kaum einer hat eine zutreffende Vorstellung von ihrem Umfang und ihrer Bedeutung für die öffentliche Meinung und das Ansehen der Schulmedizin. Auch dieses Stück der Realität muß von den medizinischen Fakultäten wahrgenommen werden, im eigenen Interesse und dem der Bevölkerung, um diese nämlich vor wirtschaftlicher Ausbeutung unter medizinischem Vorwand und teilweise auch vor Körperschäden zu schützen. Dazu gehört, daß die Fakultäten das Haus der Schulmedizin durch Vorbild und schonungslose interne Selbstkritik in Ordnung halten, daß sie wirklich gebildete, kritische und verantwortungsbewußte Ärzte aus- und weiterbilden, und daß sie sich viel mehr als bisher an der Aufklärung der Bevölkerung beteiligen.

Spezialisierung und Struktur

Die klassische Form der deutschen Universitätsklinik ist die von einem Direktor, der gleichzeitig Ordinarius und (der) Vertreter des betreffenden Fachgebietes ist, autokratisch geführte Fachklinik. In den „großen" Fächern, wie der Chirurgie oder der Inneren Medizin, war dies eine Großklinik mit 300 bis über 500 Betten, mit mehreren Oberärzten, zahlreichen Assistenten und einer dreistelligen Zahl sonstiger Mitarbeiter, Schwestern, Pfleger, MTA, Schreibkräfte usw.

In dem von mir übersehenen Zeitraum ab 1950 hat sich, bei insgesamt etwa gleicher Bettenzahl, die Anzahl der Ärzte und nichtärztlichen Mitarbeiter vervielfacht. Das hat mehrere Gründe. Die Ärzte hatten zwar früher Aufgaben, von denen sie heute entlastet sind, z. B. die Vornahme einfacher Laboruntersuchungen, aber inzwischen sind zahlreiche neue ärztliche Funktionsstellen hinzugetreten. Aus dem gleichen Grunde wurde das medizinisch-technische Personal vermehrt, insbesondere im Zentrallabor, man brauchte mehr Schwestern und Pfleger in den Funktionsbereichen, in der Intensivpflege, auf Wachstationen, in Dialyseabteilungen etc. Was sich kaum vermehrt hat, ist die Zahl der Ärzte, die auf „Normalstationen" ärztliche Arbeit im engeren Sinne tun, und die Zahl der dort tätigen Schwestern und Pfleger ist eher weniger geworden – und dies, obwohl auf den Normalstationen die Arbeit des Pflegepersonals zugenommen hat durch Funktionsteste, Vorbereitung auf Eingriffe, Flüssigkeitsbilanzen, Blutdruckmessung, viel häufigere Blutentnahmen etc., aber auch durch die viel kürzere Verweildauer und die damit zusammenhängende Konzentration vieler Maßnahmen auf wenige Tage. Der zweite Grund für die Personalvermehrung liegt im arbeitsrechtlich-sozialen Bereich. Eine Arbeitszeitregelung für Ärzte an den Universitätskliniken gab es früher nicht, was eine 50–70-Stundenwoche bedeutete, Überstunden, Nacht- und Feiertagsdienste wurden weder durch Freizeit noch durch Geld abgegolten, der Urlaub betrug 2–3 Wochen. Heute haben wir eine 40-Stunden-Woche, Freizeitausgleich für Mehrarbeit, 6 Wochen Urlaub, Ausfälle durch Mutterschaftsurlaub und aus anderen Gründen, die wieder durch Überstunden anderer mit Freizeitausgleich kompensiert werden müssen – oder durch zusätzliches Personal, das entweder nicht zu bekommen ist oder für das keine Stellen genehmigt werden. Da die Personalkosten rund 70% des Krankenhausetats ausmachen, sollte sich niemand über die Kostenexplosion im Krankenhaus wundern; sie ist zum großen Teil Folge sozialpolitischer Maßnahmen.

Diese Struktur der deutschen Universitätskliniken hat sich seit der 2. Hälfte des vorigen Jahrhunderts aus örtlich verschiedenen Situationen heraus entwickelt. Aus den „großen" Fächern Innere Medizin und Chirurgie wurden im Laufe der Jahre Teilgebiete ausgegliedert, z. B. die Neurologie, die Pädiatrie, die Dermatologie, die Neurochirurgie, die Urologie, die Augen-, die Hals-Nasen-Ohrenheilkunde, andere wie z. B. die Psychiatrischen oder Frauenkliniken entstanden aus den Irrenanstalten oder den Gebäranstalten. Dieser Differenzierungs- und Spezialisierungsprozeß schreitet bis heute fort. An allen Universitäten gibt es in den „großen" Fächern nicht mehr einen, sondern 4–8 Fachvertreter, oft noch mit halbselbständigen „Untervertretern", und viele der übrigen Fächer sind bereits 2- oder 3fach „vertreten".

Die Spezialisierung ist nicht aufgrund theoretischer Überlegungen entstanden, sondern durch ganz vordergründige Sachzwänge. Einmal führten spezielle diagnostische und therapeutische (vor allem operative) Techniken, die besonders erlernt werden müssen und nur durch ständige Anwendung perfekt ausgeführt werden können, zur Abspaltung von Teilgebieten (z. B. HNO-Heilkunde, Ophthalmologie, zahlreiche jüngere Teilgebiete der Chirurgie, in der Inneren Medizin die Kardiologie, die Nephrologie mit Dialyse, die Endoskopien in der Gastroenterologie und Pneumologie, die Laboratoriumsmedizin, ferner Neurologie und Psychiatrie und andere). Zum zweiten war es der ungeheure Zuwachs an Wissen, der schon 1882, vor über 100 Jahren, beim ersten Kongreß der Deutschen Gesellschaft für Innere Medizin Frerichs veranlaßte, zu „... fragen, ob noch einer von uns im Stande sei, auch nur die Hälfte der ärztlichen Weltliteratur zu lesen und in sich zu verarbeiten?" [39]. Der Wissenszuwachs, insbesondere auch in den für die klinische Medizin so wichtigen Basiswissenschaften, oft mit der folgenden Entwicklung hochdifferenzierter Funktionsteste, hat neben den neuen zeitaufwendigen Techniken vor allem in der Inneren Medizin die Abspaltung von Subspezialitäten bewirkt. Heute ist es soweit, daß oft schon deren Vertreter nicht mehr die ganze Literatur ihres Teilgebietes übersehen. Mangelnde technische Beherrschung, vor allem aber der Zeitaufwand spezieller Eingriffe führten dazu, daß diese darauf spezialisierten Oberärzten übertragen wurden, und entsprechend waren in der Inneren Medizin stets einzelne Oberärzte oder gar Assistenten auf Teilgebieten besser informiert, kompetenter als der Chef. Dieser zog sich wissenschaftlich und manchmal auch klinisch auf sein Teilgebiet zurück (das hieß dann „der Schwerpunkt" der Klinik) und, was den ganzen Rest der Inneren Medizin anlangt, entwickelte er sich allmählich in seinem Wissensstand in Richtung auf einen (meist) hochqualifizierten Allgemeininternisten hin. Wenn der Chef nicht mehr besser ist als seine Mitarbeiter, oder nicht mindestens ebenso kompetent, führt das zwangsläufig zu einem Autoritätsverlust. Viele Chefs haben das erkannt und kollegiale Umgangsformen entwickelt, einzelne haben den omnipotenten Alleinherrscher herausgekehrt. Obwohl sie die **ärztliche** Verantwortung für ihre Kliniken beanspruchten, konnten sie diese allenfalls für Teile tragen, in anderen Bereichen behielten sie lediglich die Organisationsverantwortung.

Eine schlimme Nebenfolge dieses Systems war es, daß nur ganz vereinzelte Oberärzte das Glück hatten, auf eines der wenigen Ordinariate zu kommen (wo sie dann in spätem Gehorsam das gleiche System praktizierten, das sie selbst jahrelang erlebt und erlitten hatten), während die meisten anderen als hochqualifizierte Spezialisten in die Chefarztposition eines nicht-universitären Krankenhauses wechselten, in der andere Qualitäten gefordert waren und ihr Spezialwissen oft ungenutzt blieb und verloren ging.

Die Nachkriegsgeneration der deutschen Ordinarien der klinischen Medizin hat zwar, ebenso wie ihre Vorgänger seit der Jahrhundertwende, die großen Probleme der unaufhaltsamen Spezialisierung erkannt. Aber es ist ihr historisches Versäumnis, daß sie den Neuanfang nach 1945 nicht nutzte, neue, z. T. in den angloamerikanischen Ländern bereits praktizierte Wege zu gehen. Es war (und ist) der Grundwiderspruch zu lösen zwischen hochspezialisierter ärztlicher Tätigkeit auf der einen Seite und allgemeinärztlicher Bildung und Ausbildung auf der anderen. Das eine ist Voraussetzung für die bestmögliche Diagnostik und Therapie in vielen Fällen und für den wissenschaftlichen Fortschritt, das andere muß gewährleisten, daß der Kranke nicht nur als ein an einer Stelle defektes System, sondern als ganzer Mensch gesehen wird.

Man hat in der Nachkriegszeit da weiter gemacht, wo man in den 30er Jahren stehen geblieben war. Unausgesprochen stand das Vorbild des legendären Geheimrats der Kaiserzeit, der großen Zeit der deutschen Medizin, im Hintergrund. Nicht nur, daß dieser Anzug für viele zu groß war, auch sein Schnitt war nicht mehr zeitgemäß. Man kämpfte gegen die Spezialisierung mit fast gebetsmühlenartiger Beschwörung der Einheit der Inneren Medizin (bzw. Chirurgie), obwohl sie schon damals vielfach nur noch auf dem Papier stand – siehe oben – und die Spezialisierung zwangsläufig fortschritt. Die Erhaltung der Einheit des Fachs wurde gleichgesetzt mit der Erhaltung der großen Klinik mit einem autokratisch regierenden Chef – wobei die Glaubwürdigkeit dieser Argumentation u. a. auch durch die Tatsache beeinträchtigt war, daß gleichzeitig dessen alleiniges Liquidationsrecht verbissen verteidigt wurde. Qualifizierte Mitarbeiter waren natürlich nicht bereit, lebenslang in abhängiger Stellung zu bleiben, selbst wenn sie, was durchaus vorkam, aus der Privatschatulle des Chefs großzügig alimentiert wurden. Denn welche selbstbewußte Persönlichkeit nimmt auf Dauer hin, daß statt seiner der Chef die Rechnung schreibt – was auch heute noch vorkommt – und er sich für den von ihm verdienten Honoraranteil noch bedanken muß? Noch dazu, wenn alle getroffenen Regelungen, nicht nur die finanziellen, sondern auch die Zuteilung von Raum und Personal für klinische und wissenschaftliche Arbeit, von einem Tag auf den anderen Makulatur werden, wenn der Chef wechselt?

Anstelle der Entwicklung neuer Organisationsmodelle für die großen Kliniken kam es unter dem Druck der Sachzwänge, aber auch durch einen in Ermangelung eigener Vorstellungen ausgelösten, leider oft ideologisch beeinflußten politischen Druck, zu Kompromissen und lokalen Ad-hoc-Improvisationen. Einzelne Subspezialitäten wurden Abteilungen, oft aber nur halb selbständig, der Leiter zwar durch Verbeamtung existentiell gesichert, aber mit einer niedrigeren Professorenstufe (C 3 statt C 4, wie der Ordinarius) abgefunden, mit begrenztem oder keinem Verfügungsrecht über Personal und Mittel, mit oder ohne eigenes Liquidationsrecht. Häufig entstanden sogenannte Parallelkliniken, z. B. eine 1., 2., 3. usw. Medizinische Klinik mit jeweils eigenen Schwerpunkten, wobei als Dogma in die Welt gesetzt wurde, eine solche Klinik müsse mindestens 100 Betten haben – wie oben (S. 118 f.) dargelegt wurde, ist das in diesem Bereich zuviel, als daß noch ein Chef die **ärztliche** Verantwortung tragen könnte. Die Idee war, in jeder dieser Parallelkliniken könne noch die gesamte Innere Medizin betrieben, mithin das Postulat von der Einheit des Fachs verwirklicht werden. Gerade das war der fundamentale Irrtum. Neben dem einen (oder zwei) Schwerpunkten einer solchen Klinik, die klinisch und wissenschaftlich hervorragend betreut werden, bewegt sich die ganze übrige innere Medizin, und damit der größere Teil, zwangsläufig auf einem niedrigerem, auf das notwendigste beschränktem Niveau. Der Patient, der unter einer „falschen" Diagnose oder mit mehreren Erkrankungen in eine solche Schwerpunktklinik gerät, ist dort nicht besser versorgt als in einer Spezialabteilung, sofern diese nicht gerade von einem „Fachidioten" geleitet wird. Teilweise sind Mehrfachinvestitionen nötig, denn z. B. die EKG- und Ultraschalldiagnostik sowie einfachere Laboruntersuchungen, die nicht im Zentrallabor erfolgen, werden in allen Parallelkliniken benötigt, ebenso Einrichtungen zur Intensivpflege. Auch das Argument, daß in diesen parallelen Schwerpunktkliniken eine umfassende Weiterbildung zum Internisten möglich sei, stimmt eben nicht; davon können die Facharztprüfungsausschüsse bei der Ärztekammer ein Lied singen.

Tatsächlich sind diese Parallelkliniken oft noch gegeneinander abgeschottet und wachen eifersüchtig über ihre jeweilige Zuständigkeit. Ein fortlaufendes institutionalisiertes Assistenten- oder gar Oberarztrotating findet nicht statt, keine oder nur wenige gemeinsame, teilgebietsübergreifende Fortbildungsseminare für die Ärzte. Die Hemmschwelle für Konsilien ist hoch. Letzteres ist vielfach in der deutschen Universitätsmedizin der Fall: Die Zuziehung eines Spezialisten aus einer Parallelklinik oder einer Spezialabteilung wird für den selbsternannten Allgemeininternisten beinahe zur Prestigefrage, gibt man doch damit zu, eben doch nicht alles zu wissen; meist erfolgt das Konsilium erst, wenn nicht selbst beherrschte Spezialtechniken benötigt werden: Endoskopien, kardiologische Spezialuntersuchungen, Dialysen, Biopsien etc.

Eine andere Variante mit dem Ziel der Rettung der Einheit der inneren Medizin, die auch vereinzelt im benachbarten Ausland praktiziert wird, besteht darin, den gesamten Bettenbestand der Medizinischen Klinik (oder Kliniken) gemischt zu belegen und von „allgemeininternistischen" Oberärzten und Assistenten versorgen zu lassen, während die Spezialfächer keine eigenen Betten führen und die Spezialisten in der Klinik nur noch konsiliarisch tätig werden dürfen, allenfalls noch mit einer Fachambulanz und Funktionseinheiten ausgestattet; ein Modell, das z. B. auch Kochsiek noch kürzlich nachdrücklich empfahl [62]. Zugunsten dieses Modells läßt sich anführen, daß multimorbide Patienten vielleicht besser als sonst betreut werden, und daß die Weiterbildung zum Allgemeininternisten gut gelingt – wobei freilich sehr die Frage ist, ob es eine primäre Aufgabe von Universitätskliniken ist, niedergelassene Allgemeininternisten auszubilden anstelle von Chefs für die heute meist subspezialisierten medizinischen Abteilungen von außeruniversitären Kliniken und Schwerpunktkrankenhäusern. Die Spezialisten in diesem Modell sind gewöhnlich frustriert: Werden sie überhaupt zugezogen, können sie nur beraten und haben kein Weisungsrecht (s. auch Kochsiek [62]), um sicherzustellen, daß das, was sie empfehlen, tatsächlich geschieht und vor allem wie es geschieht. Dem Patienten bleiben divergierende Ansichten von Allgemeininternisten und Spezialisten meist nicht verborgen, das Vertrauensverhältnis ist gestört. Vor allem aber züchtet man mit diesem Modell geradezu jene „Fachidioten", deren Existenz man sonst so heftig beklagt. Spezialisten sollten gleichzeitig „Vollblutkliniker" sein, spezialistische Fachkompetenz schließt das nicht aus, sondern erfordert es sogar, und kein Vollblutkliniker wird auf eigene Betten verzichten wollen. Die eigene Bettenabteilung, nur so groß, daß die volle ärztliche Verantwortung getragen werden kann, ist auch und gerade für jeden spezialisierten Kliniker die entscheidende Quelle von Anstößen für seine klinische Forschung und auch der Möglichkeit selbstgestalteter Projekte hierzu.

Es ist z. B. eine schlimme Fehlentwicklung, die Nephrologie auf die Dienstleistungsfunktion für Dialyse und Nierentransplantation zu reduzieren. Das ganze übrige große Gebiet der Nierenkrankheiten, dessen wissenschaftlicher Fortschritt es ja ermöglichen sollte, in Zukunft Dialyse und Transplantation überflüssig zu machen, fällt dabei unter den Tisch. Da traditionsgemäß seit fast 100 Jahren Nierenerkrankungen und arterieller Hochdruck wegen ihrer pathogenetischen Zusammenhänge und ihres gemeinsamen Auftretens fast stets von den gleichen Klinikern wissenschaftlich bearbeitet werden und zudem die Hypertonie bei den reinen Kardiologen ein Stiefkind ist, haben wir schon vor 30 Jahren die Schaffung von Abteilungen für Nieren- und Hochdruckkranke vorgeschlagen und realisiert [13; 20].

Schließlich ist der Patient, auf den es ja vor allem ankommt, mit einer einigermaßen schweren Herz-, Nieren-, Lungen-, gastroenterologischen oder Stoffwechselerkrankung auf einer Spezialabteilung zweifellos besser aufgehoben als auf einer Allgemeinstation. Ärzte und vor allem auch spezialisiertes Personal gewährleisten eine weitaus qualifiziertere Betreuung und Spezialpflege, auch diätetischer Art, sowie eine korrektere Vornahme der heute oft komplizierten Funktionsdiagnostik und von Spezialbehandlungen. Die von sog. Allgemeininternisten aus den nichtspezialisierten Universitätskliniken ohne Mitwirkung von Fachleuten verfaßten Arztberichte lösen dementsprechend bei den niedergelassenen Spezialärzten nicht selten Heiterkeit aus.

Diese Erörterungen zeigen: Für das durch viele sachlich begründete gegensätzliche Argumente gekennzeichnete Problem „Einheit der Erhaltung des Gesamtfachs Innere Medizin (oder Chirurgie)" versus „Spezialisierung" kann es keine einfache und in jeder Hinsicht voll befriedigende Lösung geben. Hier ist noch anzumerken, daß das seit 100 Jahren [67] von den führenden Internisten vehement verfochtene Ziel der Einheit ihres Faches als solches natürlich keinen besonderen Wert darstellt; man könnte dieses Ziel, für sich genommen, als reine Zunftpolitik abtun. Gemeint war und ist aber mehr und anderes: Man betrachtet – mit vollem Recht – die Innere Medizin als ein Kernfach, die „Mutter" der gesamten Medizin, das in alle, aber auch alle übrigen Fächer hineinwirkt; diese würden ohne die Innere Medizin wesentliche Teile ihrer klinischen und wissenschaftlichen Existenzgrundlage einbüßen (wie umgekehrt natürlich auch die Innere Medizin aus vielerlei Spezialwissen der übrigen Gebiete Nutzen zieht). Wesentlicher Gegenstand der Inneren Medizin sind die Erkrankungen der inneren Organe und Organsysteme, und die betreffen fast stets den ganzen Menschen. Daß dies die großen Internisten seit jeher gesehen haben, widerlegt nicht nur den stereotypen Vorwurf, die Medizin habe ein rein mechanistisches Menschenbild, sondern begründet auch ihr hartnäckiges Streben, die Innere Medizin als einziges Fach, das noch den ganzen Menschen zum Gegenstand hat, in seiner Einheit zu erhalten und nicht in immer noch weitere Spezialfächer zerfallen zu lassen. Hier wurde die letzte Bastion vor der definitiven Atomisierung der Medizin gesehen – zu Recht. Und noch etwas stand dabei im Hintergrund, und das ist eigentlich das Wichtigste: Es sollte noch einen Ort im Curriculum des Studenten und des jungen Arztes geben, an dem er zum **Arzt**, nicht zum Spezialisten, erzogen und gebildet wird. Dieser für die Zukunft der Medizin so entscheidend wichtige Gesichtspunkt ist auch der Grund, weshalb ein scheinbar nebensächlicher Gegenstand wie die Strukturprobleme der Universitätskliniken für Innere Medizin in diesem Rahmen relativ breit besprochen werden.

Leider wurden bei den meisten Strukturveränderungen in den Kliniken in der Nachkriegszeit immer nur diejenigen Argumente als Begründung verwendet, die zu der von den Lehrstuhlinhabern jeweils bevorzugten Lösung am besten paßten, und die Glaubwürdigkeit litt durch im Hintergrund wirkende menschliche, nur allzu menschliche Motivationen.

Ärzte sind Teil der Gesellschaft, der sie zugehören, und es gibt unter ihnen vermutlich relativ genau so viel honorige, pflichtbewußte, selbstlose und bescheidene Charaktere wie in jedem anderen Berufsstand. Ebenso findet man jedoch unter den Ärzten das Streben nach Macht und Einfluß, oft kombiniert mit Eitelkeit. Oben wurde schon auf die „Platzhirschmentalität" und die „Bettengigantomanie" hingewiesen (s. S. 118f.), vergleichsweise harmlos ist das Profilierungsstreben in Vorstandsfunktionen in Berufsorganisationen, in akademischen Gremien und im Bereich der wissenschaftlichen Vereinsmeierei. Und es gibt, wie könnte es in einem marktwirtschaftlichen System anders sein, das Streben nach Besitz, nach Geld, manchmal mehr, als dem ärztlichen Stand angemessen wäre. Die Universitätsprofessoren sind im Positiven wie im Negativen in allen diesen Eigenschaften nicht anders als die übrigen Ärzte. Ihre Karriere bot – und bietet teilweise immer noch – besonders gute Voraussetzungen für die Entwicklung von Macht- und Besitzstreben, gelegentlich sogar Geldgier: Jahrzehntelange, bis in die reifen Mannesjahre reichende Arbeit in unselbständiger Stellung und Abhängigkeit, unter, jedenfalls im Vergleich zu ihrem gesellschaftlichen Umfeld, bescheidenen materiellen Bedingungen. Kein Wunder, wenn derjenige, der – endlich! – nach hartem Konkurrenzkampf „an die Macht" gekommen ist, seine Position mit Klauen und Zähnen verteidigt, ebenso wie die damit verbundene Geldquelle, die er ausschöpft, so weit es geht. Nicht ohne Grund wurde zuvor immer wieder das Liquidationsrecht erwähnt, öfter vielleicht als es einem Außenstehenden angemessen erscheinen könnte. Dieser Hintergrund erklärt nicht nur, daß sich die Strukturprobleme sozusagen „vererben" und sich verfestigt haben, sondern auch den vielfach hartnäckigen Widerstand selbst gegen vernünftige Reformansätze.

Nach dieser Kritik könnte man meinen, viele Probleme wären gelöst, würde man das private Liquidationsrecht der Chefärzte, Abteilungs- und Klinikdirektoren abschaffen. Als einer, der dieses Liquidationsrecht besessen hat, jetzt aber, nach seiner Emeritierung, keiner irgendwie gearteten Zunft oder Interessengruppe mehr verpflichtet ist, meine ich: Die Privatpraxis und das damit verbundene Liquidationsrecht der leitenden Klinikärzte sollten beibehalten werden.

Dafür gibt es 2 Gründe: Einmal entspricht die Vergütung nach einem Angestelltentarif oder nach Beamtenrecht überhaupt nicht der auf jahrzehntelanger Qualifikation und Berufserfahrung gründenden Leistung und Verantwortung bei der Leitung einer Krankenhausabteilung oder Klinik. An den Universitäten ist die Vergütung nach der C-Besoldungsordnung für alle Lehrstuhlinhaber gleich, ungeachtet dessen, ob dem Lehrstuhl einige wenige Assistenten, ein großes, personell aufwendiges Forschungsinstitut oder gar eine Klinik zugeordnet sind. Die Vergütung erfolgt nur für Lehre und Forschung mit allen damit zusammenhängenden Aufgaben. Die Leitung und die ärztliche Tätigkeit in der Klinik, die in der Regel den überwiegenden Teil von Arbeitszeit und -kraft der Direktoren beanspruchen, werden durch das Beamtengehalt nicht abgedeckt; das private Liquidationsrecht ist hierfür ein Ersatz (so ist es auch historisch entstanden). Der mancherorts im kommunalen Bereich versuchte Ausweg, ein hohes Fixum zu zahlen und die Privathonorare dem Krankenhausträger zufließen zu lassen, hat den Nachteil, daß die Motivation des leitenden Arztes zum Betrieb einer Privatpraxis erstirbt – eine Privatpraxis will gepflegt werden, und Privatpatienten sind oft anspruchsvoll.

Der 2. Grund ist ebenso wichtig. Jeder Klinikchef (und besonders die Direktoren der Universitätskliniken) würde ohne Privatpraxis auf Dauer eine Art Entfremdung von der eigentlichen, der primären ärztlichen Tätigkeit erleiden. Die Patienten werden ihm bei den Visiten auf den Stationen und in der Ambulanz vorgestellt, mit vorgefertigten Diagnosen und Therapien, der Chef überprüft, fragt zurück, entscheidet, bestätigt, korrigiert – aber in jene „Ursituation", in der der Patient seinem Arzt gegenüber sitzt, dieser fragt und zuhört,

Anamnese, Untersuchung und Therapie selbst vornimmt, die Hilfen bei persönlichen oder auch ganz banalen Problemen, Schlafstörungen, Verstopfung, Diät, Lebensführung selbst überlegt und empfiehlt – in diese Ursituation käme der leitende Arzt ohne Privatpraxis kaum noch. Nur hier ist er Arzt im eigentlichen Sinne, erlebt unmittelbar das Beglückende und Enttäuschende, die Probleme, die Schwierigkeiten und Banalitäten der alltäglichen ärztlichen Praxis. Für einen akademischen Lehrer, der Studenten zu Ärzten weiterbildet, ist das eine unerläßliche Erfahrung, nicht anders als beim Architekturprofessor, der, um praxisnahe zu bleiben, immer wieder selbst Häuser bauen sollte.

Soviel ich sehe, hat es in der späteren Nachkriegszeit nur 3 wirklich durchdachte und durchgeplante Versuche zu einer Neustrukturierung der Hochschulmedizin gegeben: In Hannover durch F. Hartmann, hier auch mit einer Neugestaltung der Unterrichtsform verbunden; in Ulm durch L. Heilmeyer (leider erst nach seiner Emeritierung), und in Essen durch O. H. Arnold. In allen 3 Fällen handelt es sich um neu gegründete medizinische Fakultäten. Um es vorwegzunehmen: Alle 3 Neugründungen haben sich trotz Anlaufschwierigkeiten in kurzer Zeit einen guten Ruf erworben und brauchen insbesondere in wissenschaftlicher Hinsicht einen Vergleich mit manch altehrwürdiger Fakultät herkömmlicher Art nicht zu scheuen, im Gegenteil.

Auf Grundzüge, Vorteile oder Nachteile des Hannoveraner und Ulmer Modells kann in Ermangelung von Detailinformationen nicht eingegangen werden. Die dem Essener Modell zugrundeliegenden Überlegungen und die sich daraus ergebende Struktur sind in 2 Publikationen ausführlich dargestellt worden [5; 20], das Modell betraf im Gegensatz zu den anderen nur die Medizinische Klinik, nicht die ganze medizinische Fakultät. Ausgangspunkt und oberster Grundsatz war **die Erhaltung der Einheit der Inneren Medizin,** und angesichts der oben dargelegten Unvermeidlichkeit der Spezialisierung folgte daraus der zweite Grundsatz: **Jeder Schritt zur Spezialisierung muß von Maßnahmen zur Integration begleitet sein.**

- Die Klinik ist **untergliedert in Abteilungen**: In eine **allgemeine innere Abteilung** einschließlich Aufnahmestation, Intensivstation und Infektionsstation, in 5 **Fachabteilungen** (Kardiologie, Gastroenterologie, Endokrinologie und Stoffwechsel, Nieren- und Hochdruckkranke, Hämatologie), jede einschließlich Funktionseinheiten, einer Fachambulanz und wissenschaftlichen Laboratorien und mit einer Bettenzahl von 25 bis 50; in das **klinisch-chemische Zentrallaboratorium**, die Abteilung für **interne Röntgendiagnostik** sowie in die **Abteilung für experimentelle innere Medizin** (Pathophysiologie). Die beiden Privatstationen werden von den Abteilungsleitern gemeinsam belegt. Die Kranken werden entweder den Fachabteilungen direkt zugewiesen oder nach Vorabklärung aus der Aufnahmestation verlegt. Die allgemeine innere Abteilung dient in erster Linie der Betreuung multimorbider Patienten. In Essen konnten wegen der sehr begrenzten Raum- und Bettenkapazität nicht für alle Subspezialitäten eigene Abteilungen eingerichtet werden, so daß die entsprechenden Patienten ebenfalls in die allgemeine innere Abteilung aufgenommen werden (z. B. Pneumologie, Rheumatologie, Angiologie).
- Die **Abteilungsleiter** tragen die alleinige **ärztliche** Verantwortung für ihre Abteilung, selbstverständlich sind sie auch frei in Forschung und Lehre. Sie sind alle in gleicher akademischer Position (C 4-Professoren); hier waren in der Übergangsphase einzelne Zwischenlösungen nötig. Dessen ungeachtet waren sie in ihrer Funktion alle gleichberechtigt.
- Die Abteilungsleiter sind liquidationsberechtigt und bilden eine Honorargemeinschaft. Nach Abzug aller Abgaben und Vergütungen an die Mitarbeiter werden die Honorare nach einem System verteilt, das aus einer Basisausschüttung und einem leistungsbezoge-

nen Anteil (Zahl der behandelten Patienten) besteht. Damit wird sowohl einer Vernachlässigung der Privatpraxis als auch ihrem Überhandnehmen gesteuert (Einzelheiten in [20]). Jeder Patient erhält nur eine Rechnung, unabhängig davon, wieviele Abteilungsleiter an seiner Behandlung mitgewirkt haben. Über die Grundsätze der Vergütung mitwirkender Mitarbeiter s. S. 121.

Die **Integration** der Abteilungen in **eine** Klinik (bzw. in ein „Zentrum für Innere Medizin") wurde nicht der zufällig vorhandenen (oder auch fehlenden) Bereitschaft zur Kooperation überlassen, sondern durch feste Regeln, die in einer Kliniksatzung fixiert wurden, institutionalisiert. Hierzu gehören:

- Die Klinik wird von einem **Direktorium** geleitet, das aus seiner Mitte den **geschäftsführenden Direktor** auf Zeit (1 Jahr) wählt. Letzterer führt die Beschlüsse des Direktoriums aus und vertritt die Klinik nach außen. Geschäftsführender Direktor und Direktorium tragen die **organisatorische Verantwortung** für die Klinik. Dem Direktorium gehören stimmberechtigt alle Abteilungsleiter sowie je 2 Vertreter der Oberärzte und Assistenten an; die leitende Pflegekraft wird in einschlägigen Angelegenheiten zugezogen.
- Das Direktorium beschließt über Einstellung, Verlängerung des Dienstverhältnisses und Einsatz der **Assistenten** in den Abteilungen und Funktionsstellen der Klinik.
- In 1/2jährigem Turnus erfolgt ein **Rotating**, durch das im Verlauf von 3–5 Jahren jeder Assistent (damit auch jeder spätere Oberarzt und jeder Habilitand) einmal in jeder klinischen Abteilung sowie auf der Aufnahme- und Intensivstation und auf der Privatstation arbeitet. Ungeachtet dessen kann sich jeder Assistent zur wissenschaftlichen Arbeit einer Abteilung anschließen und dort auch nach oder neben der Erfüllung der Rotations-Pflicht seinen klinischen Schwerpunkt in einer Subspezialität finden. – Der Rotating-Plan wird von den Assistentenvertretern aufgestellt und wird vom Direktorium genehmigt. Dabei wird jeweils ein Interessenausgleich hergestellt zwischen den Rotatingwünschen der Assistenten und – wegen der Organisationsverantwortung des Direktoriums – den Bedürfnissen der Krankenversorgung.
- Die **Bereitschaftsdienste** in der Klinik und die **Konsiliardienste** werden durch alle Oberärzte und Assistenten der Klinik wahrgenommen, unabhängig von ihrer Abteilungszugehörigkeit. Die Abteilungsleiter haben abwechselnd im wöchentlichen Turnus Rufbereitschaftsdienst und machen in diesem Fall auch 1- bis 2mal täglich Visite auf der Aufnahme- und Intensivstation, auch an Sonn- und Feiertagen.
- Täglich findet morgens eine **gemeinsame Klinikkonferenz** mit dem gesamten Ärztestab statt, auf der über alle Neuaufnahmen und sonstige Probleme berichtet wird. Zweimal wöchentlich erfolgt im Anschluß daran eine kurze **Falldemonstration** aus einer der Abteilungen mit anschließender Diskussion. In regelmäßigen Abständen werden wissenschaftliche Nachmittage veranstaltet, bei denen die Abteilungen ihre Forschungsprojekte vorstellen.
- Der **Studentenunterricht** wird vom Direktorium koordiniert. Die Hauptvorlesung Medizinische Klinik wird von allen Abteilungsleitern gelesen, mit fester Stundenzahl, in der das Teilgebiet vollständig abzuhandeln ist. Damit wird eine zu weitgehende Spezialisierung vermieden. Außerdem ist die kompetent(!) verkürzte und vereinfachte Darstellung eines Teilgebiets nur dem möglich, der es im Einzelnen beherrscht.

Diese kursorische Darstellung des Essener Modells soll zeigen, daß es jenseits von Absichts- und Good-will-Erklärungen möglich ist, durch institutionelle Vorgaben die Einheit der inneren Medizin zu erhalten und trotzdem der Spezialisierung den für den wissenschaftlichen Fortschritt und in vielen Fällen auch für eine qualifizierte Krankenversorgung unerläßlichen Freiraum zu geben.

Die Abteilungsleiter sind alle akademisch und ökonomisch gleichberechtigt, wissenschaftlich und in der ärztlichen Verantwortung für ihre Abteilung selbständig. Solche Gleichberechtigung, die auch in der Besoldungsgruppe (C 4) zum

Ausdruck kommen muß, ist für das Selbstverständnis und das Selbstbewußtsein der Abteilungsleiter ganz wesentlich. Sie sind ärztlich voll und allein für ihren noch überschaubaren Bereich verantwortlich und tragen gemeinsam mit dem von ihnen auf Zeit gewählten geschäftsführenden Direktor die Organisationsverantwortung für die gesamte Klinik. Da wird kein „besonders Gleicher" benötigt, der über „weniger Gleiche" verfügt (ein C 4-Professor als Klinikchef über eine Anzahl von C 3-Professoren). Das ist nichts als eine verschleierte Renaissance der alten Klinikstrukturen, schmackhaft gemacht mit Lebenszeitverbeamtung, vielleicht etwas Privatpraxis und feineren Umgangsformen. Die institutionelle Verzahnung, die abteilungsübergreifenden Dienste und die täglichen gemeinsamen Konferenzen bewirken, daß die Abteilungsleiter stets Allgemeininternisten bleiben, wohlinformiert über den neuesten Stand auf den anderen Teilgebieten, und zwar nicht durch einen angelernten nachgeordneten Mitarbeiter, sondern unmittelbar durch die qualifizierten Spezialisten in der gleichen Klinik.

Die Oberärzte und Assistenten, die dieses System durchlaufen haben, sind alle ausgezeichnete Allgemeininternisten geworden, unabhängig davon, ob sie sich auf einem (oder 2) Gebieten weiter subspezialisiert haben – eine gute Grundlage für die Übernahme von Chefarztpositionen oder die Niederlassung in einer Praxis. Im Gegensatz zur Heranbildung des universitären wissenschaftlichen Nachwuchses und von Chefärzten für außeruniversitäre Krankenhäuser ist die Ausbildung von niedergelassenen Internisten zwar nicht die Hauptaufgabe von Universitätskliniken, aber auch diese Kliniken brauchen für die Krankenversorgung neben den wissenschaftlich tätigen rein klinisch arbeitende qualifizierte Ärzte.

Kochsiek [62] hat recht mit der Feststellung, daß bei den Facharztprüfungen die allgemeininternistischen Kenntnisse und Fähigkeiten des Arztes aus Universitätskliniken nicht selten Wünsche offen lassen – genau das habe ich bei meiner langjährigen Tätigkeit in einem Facharztprüfungsausschuß der Ärztekammer von den allgemeininternistischen Prüfern auch erfahren, aber es bezog sich auf Universitätskliniken, die in klassischer Form oder nach dem Parallelklinikmodell strukturiert waren, gerade nicht auf die aus unserer Klinik kommenden Ärzte.

Zu den überraschend positiven Erfahrungen zählt die Mitarbeit der von ihren Gruppen geheim gewählten Vertreter der Oberärzte und Assistenten im Direktorium. Dessen Organisationsverantwortung entsprechend stehen auf der Tagesordnung der Sitzungen nur ausnahmsweise fachübergreifende medizinische Probleme, sondern weit überwiegend Personal- und organisatorische Fragen, z. B. halbjährlich der Rotatingplan. Bei den Entscheidungen über die Einstellung von Bewerbern, den oft heiklen Fragen der Vertragsverlängerung oder der Zustimmung zur Ernennung von Oberärzten ergaben sich in der offen geführten Diskussion häufiger Meinungsunterschiede zwischen einzelnen Abteilungsleitern als zwischen diesen und den Assistenten- und Oberarztvertretern. Diese müssen ja mit ihren Kollegen zusammenarbeiten und sind an qualifizierten Mitarbeitern interessiert. Diese Einbindung in die Mitverantwortung für eine Klinik und die dabei diskutierten Gesichtspunkte sind zugleich eine gute Schule für künftige Klinikchefs.

Daß sich der rotierende Assistent „fremd in der fremden Abteilung" fühle, wie Kochsiek [62] behauptet, trifft nicht zu; man sollte einmal die Betroffenen fragen. Schließlich kennen sich die Kollegen alle aus den täglichen gemeinsamen Veranstaltungen und aus den gemeinsamen Bereitschaftsdiensten, und daß man sich in das Teilgebiet einarbeiten muß, ist ja gerade Sinn des Rotatings. Das Erlernen von Spezialtechniken, z. B. Endoskopien, ist in allen Kliniken durch die Zahl der Patienten mit entsprechenden Indikationen limitiert, und dies hat zu Diskussionen über den Inhalt der Weiterbildungsordnung für Allgemeininternisten geführt. Gewöhnlich haben diejenigen Vorrang, bei denen die Weiterbildungsordnung für eine Subspezialität eine bestimmte Zahl von Untersuchungen, z. B. Endoskopien, vorschreibt.

Der Konsiliardienst zwischen den Abteilungen, in der Satzung als Konsiliar*pflicht* verankert, wurde besonders gepflegt und von den Abteilungsleitern, die ihre Sprechzimmer beinahe Tür an Tür hatten und deren Privatpatienten in benachbarten Betten oder Zimmern lagen, täglich praktisch vorgeführt. Das Konsilium verliert damit jeden Anschein einer Prestigeangelegenheit und ist willkommen zur Erweiterung des eigenen Wissens, zum Nutzen des Kranken. Natürlich wandert der Patient nicht, wie z. B. Kochsiek [62] unterstellt, von Spezialist zu Spezialist und von Fachabteilung zu Fachabteilung, sondern er bleibt an seinem Platz und die notwendigen Konsilien mit Spezialisten finden dort statt.

Selbstverständlich gab und gibt es auch in einem auf Konfliktvermeidung hin organisierten System Reibungen und Interessenkollisionen – dann ist eine Satzung, die für solche Fälle Verfahrensregeln vorschreibt, unerläßlich. Der geschäftsführende Direktor wurde von allen Abteilungsleitern unterstützt – wegen des turnusmäßigen Wechsels kommt ja jeder immer wieder in die Situation, auf die Unterstützung der anderen angewiesen zu sein. Die Regelung des Liquidationsrechtes befriedigte die meisten, aber einzelne waren aufgrund von Besonderheiten ihrer Klientel beim leistungsbezogenen Anteil benachteiligt, so daß hier mehrfach kleinere Änderungen vorgenommen wurden. Vor allem aber kam es immer wieder wegen der sehr begrenzten Raumverhältnisse und des für eine Universitätsklinik völlig ungenügenden Stellenplans bei der Verteilung von Raum oder Personal – z. B. im Rahmen des Rotatings – zu Interessenkollisionen zwischen den Abteilungen. Sie wurden alle einvernehmlich gelöst, nicht zuletzt deshalb, weil sich die Abteilungsleiter ungeachtet der Verschiedenheiten ihrer Persönlichkeiten gegenseitig schätzten und achteten, aber auch weil sich alle im Grundkonsens über die Zweckmäßigkeit der Klinikstruktur einig waren.

Dieser Grundkonsens ist die Basis der Funktionsfähigkeit dieses Modells. Die Abteilungsleiter, alle aus großen, von einem Chef geführten Kliniken stammend und durch die dort erlebten Konkurrenzkämpfe geprägt, müssen von dem Gedanken einer autokratischen Einmannherrschaft über eine 100- oder 200-Bettenklinik und von ihrer uneingeschränkten Personalhoheit Abschied nehmen.

In Essen wurde die neue Struktur von dem seinerzeitigen Klinikchef O. H. Arnold nach intensiven internen Diskussionen durch Bildung zunächst unselbständiger Spezialabteilungen vorbereitet. Mit Unterstützung des Wissenschaftsministeriums (Min.-Rat. Dr. Mondry) wurde dann wenige Jahre vor der Emeritierung von Arnold das Modell definitiv institutionalisiert, wobei – das dürfte ein einmaliger Fall sein – Arnold von sich aus von der Leitung der Klinik zurücktrat und als Abteilungsleiter die Allgemeine innere Abteilung übernahm. In den wenigen Jahren bis zu seinem Ausscheiden wurde er in geheimer Wahl jeweils einstimmig vom Direktorium zum geschäftsführenden Direktor gewählt; dann erfolgte turnusmäßig der Wechsel im Amt. Arnold hat in dieser Zeit, gestützt auf seine natürliche Autorität, in geradezu mustergültiger Weise stilbildend gewirkt: Er ordnete sich ein, folgte allen Beschlüssen ohne den geringsten Anspruch auf Sonderrechte, nahm am Rufbereitschaftsdienst der Abteilungsleiter teil und war selbstverständlich auch gleichberechtigtes Mitglied der Honorargemeinschaft. Vor allem prägte er Umgangston und Diskussionsstil: Offen, kollegial und nicht autoritär, auf Konsens abzielend und dennoch nicht ohne klare Linie, in Zweifelsfällen selbst unbefangen kollegialen Rat suchend und gebend, frei von jeglichem Prestigedenken. All das hat den Übergang in die neue Struktur entscheidend erleichtert – im Gegensatz zur Situation anderenorts, wo gelegentlich der ausscheidende Chef reformunwillig und verbittert sein Erbe den Diadochenkämpfen seiner Nachfolger überließ.

Die von außen berufenen neuen Abteilungsleiter haben nach anfänglicher Unsicherheit sehr schnell die Vorzüge des Modells schätzen gelernt; sie haben gemerkt, daß für die klinisch-wissenschaftliche Arbeit eine entsprechend belegte Abteilung mit 25–50 Betten völlig ausreichend ist und sie damit mehr als genug zu tun haben; sie haben begriffen, daß für das Ansehen der Gesamtklinik der Erfolg der anderen Abteilungen ebenso wichtig ist wie der ihrer eigenen, und daß Versuche, sich auf Kosten der anderen zu profilieren oder Vorteile zu verschaffen (wobei sich die Vorteile nur auf Raum und Personal beziehen konnten) wegen der Infragestellung des Grundkonsensus letztlich nicht lohnen. Es hat sich freilich auch gezeigt, daß einer, der das nicht begriffen hatte, erhebliche atmosphärische Störungen bewirken kann; der Fall löste sich glücklicherweise durch Wegberufung von selbst. Deutlich wurde hier wie auch sonst in der Universität der Nachteil der frühzeitigen Verbeamtung auf Lebenszeit sichtbar. Die Fähigkeit zur kollegialen Zusammenarbeit gehört zu den Ausbildungsaufgaben der Universität für künftige Chefärzte und muß daher eingeübt und vorgelebt werden. Daß durch die Eliminierung von Querulantentum oder egozentrischer Machtbesessenheit auch hervorragende Wissenschaftler betroffen würden, stimmt nur ausnahmsweise, und in der klinischen Medizin überhaupt nicht.

Schwierig erwies sich die Neubesetzung der allgemeinen inneren Abteilung. Nahezu alle qualifizierten Bewerber hatten wissenschaftliche Schwerpunkte, die bereits vertreten waren, denn ohne solchen Schwerpunkt kann sich ja keiner qualifizieren. Ein junger, neuberufener Allgemeininternist, so er denn gefunden würde, hätte wohl auch keinen ganz leichten Stand, denn die Leiter der Fachabteilungen sind ja systembedingt alle Allgemeininternisten geblieben. Der von der Klinik vorgeschlagene Weg, von den jeweils ältesten Abteilungsleitern einen – mit seinem Einverständnis natürlich – unter Verzicht auf sein (neuzubesetzendes) Fachgebiet zum Leiter der allgemeinen inneren Abteilung zu machen, wurde von Fakultät und Ministerium nicht mitgegangen. Die Klinik hat daher inzwischen die ohnehin geschrumpfte allgemeine innere Abteilung nicht neu besetzt und deren Leitung dem geschäftsführenden Direktor übertragen. Man kann geteilter Meinung sein, ob dieser oder der andere vorgeschlagene Weg der bessere ist.

Diese ausführliche Besprechung soll nicht bedeuten, daß die in Essen gefundene Lösung zur Erhaltung der Einheit der Inneren Medizin durch volle Integration der Teilgebiete die einzig mögliche ist, wenngleich ich nicht sehe, daß bis jetzt eine bessere vorgeschlagen worden ist. Das Modell ist zudem flexibel und durch Neugründung oder Auflösung von Abteilungen anpassungsfähig an künftige Entwicklungen. Die laut gewordene Kritik war teilweise unsachlich oder beruhte auf persönlichen Motiven – etwa wenn von „Zaunkönigreichen" gesprochen wurde, was ja nur verriet, daß sich die Betreffenden eine Klinik nur als großes Königreich mit einem Monarchen an der Spitze vorstellen können. Andere Kritik beruht schlicht auf Unkenntnis, insbesondere der im Essener Modell in erheblichem Umfang institutionalisierten integrativen Elemente.

Die berechtigte Forderung nach Erhaltung der Einheit der Inneren Medizin bleibt eine zunftpolitische Leerformel, wenn dreierlei nicht berücksichtigt wird: 1) Die Innere Medizin muß das zentrale, alle übrigen Gebiete der klinischen Medizin mittragende und beeinflussende Fach bleiben und damit auch im Curriculum jedes Arztes jeder Fachrichtung der Ort, an dem noch die Behandlung des ganzen Menschen gelehrt wird. 2) Die Integration der Teilgebiete der Inneren Medizin, die ganz wesentlich zum wissenschaftlichen Fortschritt beitragen, muß in einer Form erfolgen, die den Spezialisten selbständige wissenschaftliche und – auch zum Nutzen der betroffenen Kranken – klinische Arbeit ermöglicht, ohne sie zu diskriminieren oder zu Dienstleistungsfunktionären herabzustufen. 3) Reden und gut gemeinte Absichtserklärungen nützen nichts, sondern nur wohldurchdachte Vorschläge für eine den voranstehenden Zielen nahekommende Klinikstruktur, die **in die Tat umgesetzt** werden.

Unterricht und Weiterbildung[6]

Das Ausbildungsziel, maßgebend für den Inhalt des Unterrichts an der Universität, wurde in § 3 der bis 1970 geltenden Bestallungsordnung für Ärzte wie folgt definiert: „Das Ziel der ärztlichen Ausbildung ist die Heranbildung eines zur Erfüllung seiner Aufgaben befähigten Arztes" – eine Leerformel. In der seitdem geltenden Approbationsordnung (AO) hat man auf eine Definition des Ausbildungsziels ganz verzichtet. Einer der Gründe dafür war möglicherweise der in der Standesorganisation ausgetragene heftige Streit darüber, ob sich der Arzt unmittelbar nach der Approbation als selbständiger Arzt niederlassen darf (z. B. als praktischer Arzt), oder ob zunächst eine Weiterbildung, sei es zum Allgemeinarzt, sei es zum Facharzt, erfolgen müsse. Daß der mit bestandener ärztlicher Prüfung die Universität verlassende Student nicht sofort selbständig als Arzt tätig werden dürfe, darüber war man sich seit jeher einig; deshalb wurde früher eine 1–2jährige „Pflicht-" oder „Medizinalassistenten"-Zeit der Erteilung der definitiven Approbation vorgeschaltet. Mit der neuen AO wurde statt dessen in den letzten Abschnitt des Studiums ein „Praktisches Jahr" eingefügt, und 1989 schloß man zusätzlich eine 18 Monate dauernde Phase als „Arzt im Praktikum" (AiP) an, bevor die Approbation erteilt wird. Der frühere Medizinal- oder Pflichtassistent ist also wieder da.

Dieses Hin und Her, Korrekturen eines der vielen Fehler der in der Euphorie der 70er Jahre beschlossenen ungenügend durchdachten „Reformen", wurde in seiner letzten Etappe beeinflußt durch eine EG-Richtlinie, welche die oben

---

[6] Teile dieses Abschnitts wurden schon an anderer Stelle [14] publiziert

erwähnte Weiterbildungslösung (einschließlich der zum Allgemeinarzt) vorschreibt. Gerade das aber war 1979 vom 82. Deutschen Ärztetag mit überwältigender Mehrheit gegen das Votum von Professor Häußler als Vertreter der Allgemeinmedizin abgelehnt worden. Zum anderen „wirkte es wie ein politischer Knall" (Hoppe, in [71]), als 1978 bei der Anhörung eines Bundestagsausschusses die Frage des Vorsitzenden, ob denn das Ergebnis der ärztlichen Ausbildung in der Bundesrepublik so schlecht sei, daß der Staat die mit der Approbation erteilte Zulassung zur unbeschränkten Ausübung der Heilkunde nicht mehr verantworten könne, von allen sachverständigen Teilnehmern rundum mit „Ja" beantwortet wurde.

Diese nach Einführung der neuen AO sich entwickelnde drastische Verschlechterung der Ausbildung zum Arzt hat mehrere Gründe, von denen einzelne so schwer wiegen, daß nicht Detailkorrekturen, sondern nur eine völlige Neufassung Abhilfe schaffen kann. Einer, aber nicht der allein entscheidende Grund ist, daß die AO für wesentlich kleinere als die jetzigen Studentenzahlen konzipiert worden sein soll. Die Unterrichtskapazität für die praktische Ausbildung der Studenten am Krankenbett, die ganz im Vordergrund stehen sollte, ist limitiert durch die Zahl hierfür geeigneter Patienten und durch die Zahl qualifizierter Lehrpersonen. Gruppenunterricht am Krankenbett mit 6–10 Studenten pro Gruppe ist für den jeweiligen Patienten sehr belastend, läßt den einzelnen Studenten viel zuwenig Möglichkeiten für eigene Aktivität und scheitert oft genug noch daran, daß die hierzu eingeteilten Assistenten in Ermangelung didaktischer Vorgaben und Kenntnisse selber mehr reden als praktisches Handeln vermitteln. Die als Alibi für die Ministerien und als Prozeßgrundlage bei der Einklagung von Studienplätzen dienenden Kapazitätsverordnungen sind völlig unrealistisch. Der Numerus clausus, allerdings nicht auf der Abiturnote als wesentlichen Kriterium basierend, müßte daher entweder wesentlich verschärft werden, oder man muß andere, bessere Wege gehen (vgl. S. 102), um die Studentenflut einzudämmen, unter Mitwirkung der Universitäten.

Eine wohl ebenso große Studentenlawine wie heute gab es in den ersten 8–10 Nachkriegsjahren; die Hörsäle und Kurse quollen über. Die Motivation der entlassenen Soldaten zum Lernen war zwar ungewöhnlich groß, aber daß unsere Ausbildung und unser Wissensstand am Ende des Studiums ungleich besser waren als bei den heutigen Studenten, lag am System der Ausbildung, vor allem am Prüfungsmodus.

Dieser Prüfungsmodus und als Folge davon die mangelnde Motivation der Studenten, die wichtigsten Vorlesungen zu besuchen, ist einer der wichtigsten Gründe für das Scheitern der AO. Mit einer Ausnahme erfolgen alle Prüfungen schriftlich nach dem Frage-Antwort-System in seinen verschiedenen Variationen, sie werden vor dem Landesprüfungsamt abgelegt, die Dozenten haben auf den Inhalt der Fragen keinen direkten Einfluß und erfahren den Prüfungserfolg ihrer Studenten allenfalls zufällig oder auf Umwegen, meistens gar nicht; dementsprechend wissen sie auch nichts darüber, warum ein Teil der Studenten versagt hat. Es fehlt die Rückkopplung. Über die Probleme der schriftlichen Prüfung in dieser Form ist viel geschrieben worden. Mir scheint jedenfalls, daß es große Bereiche in der Vorklinik und vor allem in der Klinik gibt, bei denen auch eine noch so raffiniert erdachte schriftliche Prüfung kein zutreffendes Bild über Wissen und Verständnis liefert. Dazu kommt der Modus der Festlegung der viel zu großzügigen Bestehensquoten und die Möglichkeit der Ausklammerung von Teilgebieten. Vor allem aber erlaubt es dieses System, alle Examina zu bestehen, ohne je die Hauptvorlesungen in den einzelnen Fächern besucht zu haben. Die Prüfungsfragen werden aufgrund der Lernzielkataloge ausgewählt, und mittels der eigens hierzu verfaßten Kurzlehrbücher oder Kompendien läßt sich das für die Prüfung nötige Wissen erlernen. Die Hauptvorlesung, von den Didaktikern verdammt – obwohl der „Frontalunterricht" gerade bei großen Studentenzahlen die rationellste Methode der kompetenten Vermittlung von Wissen durch den jeweilig besten Kenner des Fachs ist –, wurde an den Rand gedrängt und findet oft vor halbleeren Hörsälen statt. Gerade in der Medizin hat die Hauptvorlesung eine große Tradition und wurde für viele Ärzte ein prägendes Erlebnis. Sie war meist überfüllt, und zwar nicht nur deshalb, weil einzelne hervorragende Persönlichkeiten ein großes Publikum anlockten; es gab immer schon gute und weniger gute Lehrer. Vielmehr wollten die Studenten ihre Lehrer auch kennenlernen, die ja später ihre Prüfer waren; sie interessierten sich deshalb natürlich für deren persönliche Präferenzen, aber dabei bekamen sie zwangsläufig auch den gesamten Stoff mit.

Das frühere medizinische Staatsexamen wurde im Gegensatz zu heute als geschlossener Block innerhalb von 2-3 Monaten abgelegt, in 12 Fächern mit insgesamt 15 Prüfern. In den 3 Hauptfächern mit jeweils 2 Prüfern dauerte die Prüfung z. B. jeweils 6-10 Stunden, verteilt auf 4 Tage. Jeder Kandidat mußte dabei jeweils auch 2 „große" und 2 „kleine" Fälle untersuchen und Krankengeschichten anlegen. Der Kandidat gewann bei diesem Verfahren noch einmal – wohl zum letzten Mal – einen Überblick über die gesamte Medizin. Die Behauptung, daß dabei Ungerechtigkeit oder Willkür herrschte, kann ich aus eigener Erfahrung als Prüfling und als Prüfer keinesfalls bestätigen. Im übrigen war die Prüfung fakultätsöffentlich, ohne daß davon nennenswert Gebrauch gemacht wurde; Wiederholungsprüfungen waren Kollegialprüfungen. Heute betrifft die **einzige** mündliche Prüfung lediglich 2 Hauptfächer und ein Wahlfach, wobei vorwiegend praktisch (!) geprüft werden soll. Sie dauert für 4 Kandidaten in Gegenwart von 3 Prüfern insgesamt 3 (drei!) Stunden. Das kann man dann auch ganz lassen. Die „menschliche" Komponente beim früheren Staatsexamen wirkte sich allenfalls zugunsten des Prüflings aus. Die Möglichkeit, über die Verschärfung der Prüfungsanforderungen den Zugang zum Arztberuf zu drosseln, wäre wegen der „menschlichen Komponente" schwierig zu realisieren gewesen. Beim heutigen Prüfungsmodus ist sie vorhanden, wird aber ebenfalls nicht genutzt – obwohl dies unter allen in Betracht kommenden Verfahren noch das am wenigsten ungerechte und das relativ sachgerechteste wäre.

Da die meisten Studenten nur das lernen, was geprüft wird, muß all das, was die Studenten wissen und können sollen, auch geprüft werden, und zwar hauptsächlich von denen, die es gelehrt haben; dabei erfahren die Lehrer, wo die Schwachpunkte ihres Unterrichts liegen.

Eine Folge der fehlenden Definition des Ausbildungsziels ist, daß die in der AO festgelegten Lernziele eine Summierung des gesamten Wissens der theoretischen und klinischen Medizin darstellen, oft vage formuliert, und ohne Schwerpunkte zu setzen. Im Hintergrund stand unausgesprochen eben wohl doch das Ausbildungsziel „praktischer Arzt", was auch darin zum Ausdruck kommt, daß sich jeder nach Erhalt der definitiven Approbation in freier Praxis niederlassen kann, und ohne Weiterbildung kann er das nur als praktischer Arzt.

Um das Ausbildungsziel definieren zu können, muß man zunächst einmal wissen, wie häufig in welcher Form der ärztliche Beruf später ausgeübt wird. Nach den letzten Veröffentlichungen sind in der Bundesrepublik nur rund 15% aller berufstätigen Ärzte als praktische Ärzte bzw. als Ärzte für Allgemeinmedizin tätig, die übrigen als Fachärzte (einschließlich der Krankenhausärzte in Dauerposition oder in Weiterbildung), oder in der Forschung, im Gesundheitsdienst, als hauptamtliche Betriebsärzte, in der Verwaltung, im Sanitätsdienst, in der Pharmazeutischen Industrie, in der Medizinpublizistik usw. Das heißt, daß man bei einem Ausbildungsziel „praktischer Arzt" über 80% der Studenten an ihrem definitiven Berufsziel vorbei ausbilden würde.

Hinzu kommt der Wandel im Berufsbild des praktischen Arztes. Sicher ist es nicht mehr das des Hausarztes der Jahrhundertwende. Dieser bewältigte früher einen beträchtlichen Teil der Medizin diagnostisch und therapeutisch allein, einschließlich vieler kleiner Operationen, und mußte nur ausnahmsweise einen Konsiliarius zuziehen. Hilfe bei der Geburt und beim Sterben, früher seine Domäne, findet jetzt weitgehend hinter Kliniktüren statt. Statt dessen hat er wichtige neue Funktionen: Er muß entscheiden, ob sich hinter den zahlreichen leichten Erkrankungen und Befindlichkeitsstörungen, die er zu Gesicht bekommt, eine ernste Erkrankung verbergen könnte, und wenn, ob ein Spezialist und welcher zugezogen werden muß; er wird gelegentlich zum Helfer des Spezialisten, indem er eine von diesem verordnete differente Therapie leitet und überwacht. Er hat Aufgaben in der Prophylaxe und Gesundheitserziehung, er ist Familienberater in medizinischen Fragen, und schließlich entscheidet er mittels der Ausstellung von Bescheinigungen und Zeugnissen wesentlich über die Zuteilung von Sozialleistungen.

Die Verlagerung mancher, besonders die vitale Sphäre des Patienten tangierenden Aufgaben der hausärztlichen Tätigkeit auf Spezialisten und Kliniken macht die Arbeit des Hausarztes keinesfalls weniger wichtig, aber eben anders. Diese anderen, für die Basisversorgung der Bevölkerung medizinisch wie ökonomisch so wichtigen Funktionen und Fähigkeiten werden aber nicht durch mehr oder weniger zufällige Teilkenntnisse aus allen Fachgebieten, ein paar Monate Assistentenzeit in einem Krankenhaus und Kurse im Sozialversicherungswesen und über Kassenabrechnung abgedeckt, sondern können nur in einer gut konzipierten, gezielten Weiterbildung zum „Arzt für Allgemeinmedizin" erworben werden. Ob die hierfür jetzt vorgesehenen Weiterbildungszeiten ausreichen, sei dahingestellt.

Wir halten heute (noch) am Bild des akademisch gebildeten und ausgebildeten Arztes fest, der sich von einem intelligenten Krankenpfleger, Sanitätsfeldwebel oder Heilpraktiker unterscheidet. Um eine Grippe zu behandeln, Kopfschmerztabletten zu verordnen, eine Angina tonsillaris oder eine Verstauchung zu diagnostizieren, braucht man nicht 6 Jahre lang zu studieren. Der Arzt unterscheidet sich von den genannten Gruppen darin, daß er sehr viel weitergehende Kenntnisse der theoretischen Grundlagen der Medizin besitzt, einschließlich ihrer Anwendung auf den konkreten Krankheitsfall. Er kann z. B. die Symptome von Krankheiten nicht nur aufzählen, sondern kennt auch ihre Entstehung, er kann sie gewichten, er wendet Behandlungsverfahren nicht nur schematisch an, sondern versteht auch, warum und wie seine Therapie wirkt oder nicht. Das ermöglicht ihm nicht nur, in atypischer diagnostischer oder therapeutischer Situation sinnvoll zu handeln, sondern erlaubt ihm auch, unter vielen harmlosen Fällen jenen einen zu erkennen, bei dem eine ernsthafte Erkrankung vorliegt.

Gerade der letztgenannte Gesichtspunkt macht den oft gehörten Vorwurf gegenstandslos, daß das Krankengut von Universitätskliniken wegen des Vorherrschens ungewöhnlicher Krankheitsbilder für die Ausbildung ungeeignet sei. Wer einmal eine Akromegalie, ein Phäochromozytom, eine Leukose, einen Morbus Crohn oder ähnliche insgesamt seltene Krankheitsbilder kennengelernt hat, wird an die Möglichkeit einer solchen Krankheit später auch dann denken, wenn sie ihm in der Praxis nur alle paar Jahre begegnet. Abgesehen davon haben manche seltene Krankheitsbilder in der Lehre auch paradigmatische Bedeutung. Es wäre verhängnisvoll, wenn der künftige Arzt in seiner Ausbildung überwiegend mit grippalen Infekten, akuter Gastroenteritis, Emphysembronchitis, essentieller Hypertonie, Diabetes, Gallenkoliken oder funktionellen Kreislaufstörungen konfrontiert würde. Wir sollten uns davor hüten, die Ausbildung zum wissenschaftlich gebildeten Arzt zu einer akademisch verbrämten verbesserten Heilpraktikerausbildung verkommen zu lassen.

Alle Kollegen, die ich kenne, die sich nach längerer Ausbildung an großen Kliniken niedergelassen haben, führten in kürzester Zeit eine große, äußerst erfolgreiche Praxis. Der „Praxisschock", so sie überhaupt einen erlitten haben, war kurz, weil sie aufgrund solider klinischer Kenntnisse keine Probleme bei Patienten mit unkomplizierten oder „banalen" Erkrankungen hatten und sich die wenigen „Berufstricks", die in einer Praxis nötig sind, schnell angeeignet hatten. (Damit soll nicht gesagt sein, daß die Erarbeitung wissenschaftlich begründeter Konzepte für leichte Krankheiten oder Befindlichkeitsstörungen überflüssig wäre, im Gegenteil, s. S. 168). Eine gute klinische Ausbildung ist jedenfalls die tragende Basis für das spätere Berufsleben auch des Arztes für Allgemeinmedizin.

Aus diesem Grunde sollte auch die Weiterbildung zum Allgemeinarzt, wenn überhaupt, nur zum kleinsten Teil in Praxen und schon gar nicht in Gesundheitsämtern o. ä. stattfinden, sondern in Fachabteilungen der Krankenhäuser, vor allem in der inneren Medizin (70% der Patienten der Allgemeinpraxis fallen in dieses Gebiet), aber auch der Chirurgie und in einem oder mehreren „kleinen" Fächern, wenn bestimmte, für die Allgemeinpraxis wesentliche Fähigkeiten nur dort erlernt werden können. Hierzu wären spezielle, zeitlich limitierte Weiterbildungsstellen für Allgemeinärzte zu schaffen mit einem besonderen Ausbildungskatalog und teilfachbezogener, u. U. recht kurzer Dauer.

Eine solche Konzeption des Arztes für Allgemeinmedizin ist auch für das Ausbildungsziel mitbestimmend: Es ist der **weiter- und fortbildungsfähige Arzt**, wobei die Weiterbildung zum Allgemeinarzt gleichberechtigt neben allen anderen Fachrichtungen steht, was sich selbstverständlich auch in der Gebührenordnung niederschlagen sollte. Alle Ärzte, die selbstverantwortlich ärztlich tätig werden wollen, sei es als Kliniker, in der Praxis, in einer Behörde oder als hauptamtlicher Betriebsarzt, sollten daher eine Weiterbildung durchlaufen, bevor sie die definitive Approbation als Arzt erhalten.

Daraus folgt, daß alle, die nicht selbstverantwortlich ärztlich tätig werden wollen, diese Weiterbildung nicht benötigen. Sie haben das medizinische Staatsexamen abgelegt, sind „Mediziner", erhalten aber keine Approbation als Arzt. Das genügt z. B. für all jene, die nach dem Examen in die Forschung, in theoretische Institute, in die Pharmaindustrie, in die Medizin-Publizistik oder in ähnliche Berufsrichtungen überwechseln, bei denen eine ärztliche Tätigkeit im eigentlichen Sinne, d. h. eine „Ausübung der Heilkunde" nicht vorliegt (s. S. 19f.). Zwar wäre es auch in diesen Berufen gut, etwas klinische Erfahrung zu haben, aber schon nach mehreren Jahren arztfremder Tätigkeit sind die Betreffenden ohnehin nicht mehr in der Lage, selbstverantwortlich praktisch-ärztlich tätig zu werden. Falls sie das später doch noch wollen, müssen sie die entsprechende Weiterbildung nachholen und erhalten dann die Approbation. Ein positiver Nebeneffekt wäre, daß die knappen Weiterbildungsstellen nicht wie jetzt von Medizinern besetzt werden, die niemals ärztlich tätig werden wollen. 1991 waren von 202 000 berufstätigen Ärzten in den alten Bundesländern immerhin 24 600 = 12,2% nicht in der ambulanten oder stationären Krankenversorgung tätig. Ob man den Absolventen des Staatsexamens ohne Approbation eine Berufsbezeichnung verleiht (früher war einmal der „Diplommediziner" im Gespräch), ist eine sekundäre Frage; die Bezeichnung „Arzt" bleibt jedenfalls dem vorbehalten, der approbiert ist. Dagegen können sich selbstverständlich Ärzte wie auch Mediziner zusätzlich durch Promotion zum Dr. med. akademisch qualifizieren. Ein anderer Nebeneffekt wäre, daß das Studium auf 5 Jahre verkürzt werden könnte.

Betrachtet man auf diese Weise die Ausbildung zum selbstverantwortlich tätigen Arzt als einen Komplex, der aus Studium **und** Weiterbildung besteht, so ergeben sich Ausbildungszeiten von 9 – 13 Jahren, bei Subspezialisierung noch längere. Das erscheint viel, ist aber wegen des Wegfalls des Praktischen Jahres bzw. des „Arztes im Praktikum" kürzer als heute. Es bedeutet eine Verschlechterung lediglich für diejenigen, die sich jetzt ohne ausreichende Weiterbildung kurz nach der Approbation als praktische Ärzte niederlassen. 1991 haben sich noch fast 20% der Ärzte in den ersten 2 Jahren nach der Approbation niedergelassen, d. h. jeder 5. neu niedergelassene praktische Arzt ist ungenügend ausgebildet. Solcherart Allgemeinärzte sollte es in Zukunft nicht mehr geben. Für diejenigen, die nach dem Staatsexamen als „Mediziner" in die Weiterbildung eintreten, stellt sich die Frage der Berufsbezeichnung. Sie sind keine vollapprobierten Ärzte, üben aber dennoch (unselbständig) die Heilkunde aus. Es wäre mißlich, wenn es in den Kliniken nebeneinander „Mediziner" und „Ärzte" (die älteren und aufsichtsführenden Fachärzte) gäbe. Daher bietet sich als Berufsbezeichnung für die in Weiterbildung befindlichen Mediziner wie bisher „Assistenzarzt" an, wobei diese Bezeichnung aber jetzt beinhaltet, daß noch keine Approbation zum (selbstverantwortlichen) Arzt erteilt ist. Aus dem letztgenannten Grund sind auch rechtliche Regelungen über den Umfang der erlaubten Tätigkeiten nötig, ähnlich wie es sie auch jetzt gibt, wobei zwischen den ersten 1-2 Jahren und der späteren Phase der Weiterbildung zu differenzieren wäre.

Auf kaum einem Gebiet veraltet aktuelles Wissen so schnell und gewinnen Neuentwicklungen Bedeutung für Leben und Gesundheit des Menschen wie in der Medizin; daher wurde in die Definition des Ausbildungsziels die „Fortbildungsfähigkeit" aufgenommen. Die Erkennung, die richtige Einschätzung und die Aneignung dieser Neuentwicklungen ist aber nur auf der Grundlage fundierter theoretischer Kenntnisse möglich. Seit 100 Jahren wird immer wieder die Forderung erhoben, das Medizinstudium müsse mehr **praktische Fertigkeiten** vermitteln, praxis- oder patientennäher sein. Wenn damit gemeint ist, daß der gesamte Unterricht auf den kranken Menschen bezogen sein muß, dann ist dies nur zu unterstreichen, ja eigentlich eine Selbstverständlichkeit. Wenn aber gemeint ist, am Ende des Studiums müsse ein fertiger Arzt herauskommen, so ist diese Forderung unsinnig, weil unerfüllbar. Die Universität war und ist von ihren Möglichkeiten her und auch wegen der begrenzten Dauer des Studiums niemals in der Lage, so viele praktische Fertigkeiten und so viel Übung im Umgang mit Kranken zu vermitteln, wie sie ein selbstverantwortlich tätiger Arzt benötigt. Das ist ausreichend nur in der nachuniversitären Weiterbildung möglich – was natürlich nicht bedeutet, daß man im Studium ganz darauf verzichten darf. Auf der anderen Seite ist die Universität der einzige Ort im Curriculum eines Arztes, an dem ihm die theoretischen Grundlagen der Medizin, ihr „Paradigma", die Theorie der Entstehung, Behandlung und Verhütung von Krankheiten nahegebracht werden, also all jene Kenntnisse, die ihm später rationales theoriegeleitetes Handeln auch in atypischer Situation ermöglichen, die auch seine „Fortbildungsfähigkeit" und ein kritisches Urteil über Neuentwicklungen gewährleisten.

Der dem Studenten zu vermittelnde Stoff läßt sich grob in drei Kategorien gliedern:

1) Die wissenschaftlichen Grundlagen der Medizin, ihre Theorie (das „Paradigma"), die dazu gehörige Methodologie sowie die auf kritisches Verstehen gegründete Anwendung der Theorie auf den kranken Menschen. Unterrichtsmethoden hierfür sind die Vorlesung, das Seminar, das Kolloquium, das Lehrbuch; Prüfungsverfahren die mündliche Prüfung.
2) Daten (z. B. die wichtigsten Normwerte), einfache Sachverhalte und die Terminologie auf allen wichtigen Gebieten der theoretischen und praktischen Medizin. Es ist das „Handwerkszeug", das sog. „Faktenwissen", das Vokabular, ohne die jedes Lernen, ärztliches Handeln und gegenseitige Verständigung unmöglich sind. Erworben wird dieses Wissen durch Bücher, Kurse, in Vorlesungen und auch mit den viel zu wenig genutzten neueren didaktischen Hilfsmitteln (z. B. Lernmaschinen). Prüfungsverfahren ist die schriftliche Prüfung.
3) Praktische Fertigkeiten in Diagnostik und Therapie sowie ärztliches Handeln im weitesten Sinne am Krankenbett, lehrbar überwiegend nur am Patienten, z. T. auch an Modellen oder Phantomen o. ä., in Vorlesungen, Praktika und Famulaturen. Prüfungsverfahren ist die mündliche Prüfung (mit schriftlicher Krankengeschichte) am Patienten.

Die an der Universität zu erlernenden praktischen Fertigkeiten sollten sich auf solche beschränken, die für die Mehrzahl aller Teilgebiete bedeutsam und die an Studenten überhaupt vermittelbar sind. Hierzu wären, um nur einige Beispiele zu nennen, die Technik der Anamneseerhebung, die genaue allgemeine körperliche Untersuchung einschließlich Auskultation, Perkussion und Palpation, die einfachen, in der Regel nicht apparativen Untersuchungen in den Spezialgebieten (z. B. Auge, HNO, Haut, Neurologie, psychiatrisch/psychologischer Status), die Praxis der Ersten Hilfe und Wiederbelebung (für Ärzte!) und manches andere mehr zu rechnen. Nicht dazu gehören würden z. B. die Technik des Kehlkopfspiegels, der gynäkologischen Untersuchung, der Brillenverordnung und weitere, heute nur noch von Fachärzten vorgenommene Untersuchungen.

Die Universitätskliniken

Der Katalog der in der universitären Grundausbildung des Arztes allein noch zu lehrenden praktischen Fertigkeiten ließe sich durch eine Umfrage bei den Vertretern aller in Betracht kommenden Teilgebiete ermitteln. Sie müßten angeben, welche praktischen Fertigkeiten für die Weiterbildung in ihrem Fachgebiet Voraussetzung sind. Diese Angaben müssen dann gewichtet werden durch Bezugnahme auf den Prozentsatz der Studenten, die voraussichtlich das betreffende Fach wählen werden. Nur das, was dann für mindestens 60–70 % der Studenten notwendig ist, sollte in den Katalog der Lernziele für die praktische Grundausbildung eingehen. Selbst hier müßten noch Abstriche gemacht werden. Sollte z. B. gewünscht werden, daß der in die Weiterbildung eintretende Mediziner eine Pleurapunktion oder eine Lumbalpunktion ausführen kann, wäre klarzustellen, daß diese Techniken weder früher noch heute dem Studenten an der Universität so vermittelt werden können, daß er sie durch ausreichende eigene Übung wirklich praktisch beherrscht. Die Untersuchung des Augenhintergrundes dagegen, sollte sie von Allgemeinärzten, Internisten, Psychiatern, Neurologen und Neurochirurgen gewünscht werden, wäre eine Fertigkeit, die an den Universitätskliniken erlernt werden könnte.

Die in den definitiven Katalog der praktischen Lernziele aufgenommenen praktischen Fertigkeiten müßten dann allerdings in einer Prüfung nachgewiesen werden, die diesen Namen verdient. Was nicht enthalten ist, wird in den Weiterbildungsordnungen verankert.

Mit der **Didaktik** ist es nicht zum besten bestellt; hier muß unter Erhaltung des traditionell Bewährten entrümpelt werden. Viel einfaches sogenanntes Faktenwissen läßt sich mit Lernmaschinen schneller erwerben als punktuell in verschiedenen Unterrichtsveranstaltungen. Das kann zwar auf stumpfsinniges Vokabel- (oder Zahlen)lernen hinauslaufen, aber man bekommt dann den Kopf frei für Wichtigeres. Übrigens scheint in der Schule das Gedächtnis nicht mehr trainiert zu werden: Kaum ein Student ist in der Lage, Anamnese und Befund eines (!) Patienten, mit dem er sich mehrere Stunden befaßt hat, frei und ohne Rückgriff auf Aufzeichnungen vorzutragen. Es gibt zwar eine Hochschul- und auch eine Medizindidaktik, aber von deren Erkenntnissen und Vorschlägen dringt kaum je etwas zu den aktiven Hochschullehrern, es sei denn, diese bemühen sich selbst darum. Das tun sie aber gewöhnlich nicht und machen so weiter, wie sie es bei ihren Lehrern gesehen haben. Solange am Konzept der Einheit von Forschung und Lehre festgehalten wird, ist die Lehre immer in einer schwächeren Position. Die Habilitation ist eine wissenschaftliche Qualifikation, und obwohl dabei von „Lehrbefähigung" gesprochen wird, scheitert kein Habilitationsverfahren, bei dem die wissenschaftliche Leistung akzeptiert ist, an schwacher Lehrqualität. Aber ebenso wie die Facharztanerkennung eine Voraussetzung für den Habilitationsantrag in einem bestimmten Fach ist, sollte jeder Habilitand die Teilnahme an einem Kurs der Medizindidaktik nachweisen. Es wäre sehr erwünscht, wenn die professionellen Hochschuldidaktiker mehr unmittelbar in die Fakultäten hineinwirken würden, weniger mit Theorien als vor allem mit praktischen Vorschlägen und dem Angebot entsprechender Kurse.

Eine seit längerer Zeit diskutierte und offenbar z. Z. wieder aktuelle Frage ist, ob die traditionelle Zweiteilung des Medizinstudiums in Vorklinik (Physik, Chemie und Biologie sowie normale Anatomie, Physiologie, Biochemie und Psychologie) und Klinik zweckmäßig ist und nicht besser durch Unterrichtsformen ersetzt werden sollte, bei denen von Anfang an klinische Themen und Patienten einbezogen werden.

Beim sog. Blockunterricht würden z. B. bei jedem Organ(system) Anatomie, Physiologie, biochemische Funktionen, Pathologie, Klinik sowie Pharmakologie/Therapie im Zusammenhang abgehandelt. Ich habe Zweifel, ob dies wesentliche didaktische Vorteile hat: Der Mensch wird „organweise gelehrt", bei jedem Organ sind organübergreifende Systeme, wie Kreislauf, Nervensystem, Blut, das endokrine System usw. von Bedeutung, die allgemeine Pathologie, die Mikrobiologie, die allgemeine Pharmakologie etc. müssen bekannt sein, um die organbezogenen Veränderungen und Maßnahmen zu begreifen. Das Verständnis des Krankhaften setzt die Kenntnis des Normalen, das Verständnis der Therapie setzt die Kenntnis der krankhaften Prozesse voraus. Insoweit ist die klassische Zweiteilung des Studiums folgerichtiger. In der Vorklinik werden zunächst Morphe, Funktion und Psychologie des gesunden Menschen gelehrt, was einschließt, daß ein guter vorklinischer Unterricht häufig auf die Klinik verweist. Bei beiden Modellen ergeben sich zwangsläufig Wiederholungen im Laufe des Studiums jeweils verschiedener Art, aber das ist kein Nachteil, denn es festigt das Wissen. Ob der Lernerfolg am Schluß mit dem einen Modell besser ist als mit dem anderen, ist meines Wissens noch nie eindeutig gezeigt worden.

Tatsächlich sind die Begründungen für die Abschaffung der bisherigen Gliederung des Medizinstudiums eher psychologisch-pädagogischer Art. Die „Durststrecke" der Vorklinik sei zu lang, bis der Student zum ersten Mal Patientenkontakte habe, er sei frustriert – sehr fraglich, ob das für die Mehrzahl stimmt, zumal ein angehender Arzt ja großes Interesse daran haben müßte, Bau, körperliche und seelische Funktionen des gesunden Menschen kennenzulernen. Ich kann mich nicht erinnern, daß das je langweilig gewesen wäre. Die „Patientennähe" in den ersten Semestern läuft allenfalls auf ein „Vorzeigen" einzelner Kranker oder Symptome hinaus, aber ohne Grundlagenwissen werden sie nur halb oder gar nicht verstanden, und erst recht lassen sich in diesem Stadium keine praktischen Fertigkeiten vermitteln. Und das Argument gewisser Psychosomatiker, der Medizinstudent habe den ersten Kontakt mit dem Menschen in Gestalt von Leichen, ist nicht nur polemisch überspitzt, sondern auch falsch: Der Student weiß zwar, wie ein normaler Mensch äußerlich aussieht (auch das freilich nicht genau), aber um ihm die Kenntnis von Form, Struktur und Lage all dessen zu vermitteln, was unter der Haut im Inneren liegt, muß man dies sichtbar machen. Der Präparierkurs an der Leiche ist hierzu nur ein – sehr eindrucksvolles – didaktisches Hilfmittel unter vielen anderen, er ist nur ein kleiner Teil des anatomischen Unterrichts, und der ist wieder nur Teil der gesamten Lehre vom gesunden Menschen in der Vorklinik. Daß durch diese allenfalls punktuellen Kontakte mit einer Leiche (oder gar mit „toten" histologischen Schnitten) die „Sozialisation" zum Arzt bestimmt werde (und der angebliche **Leiche**-Seele-Dualismus der Medizin hier eine Ursache habe [110]), ist ein psychologisches Hirngespinst.

Kurz: Man sollte sehr gut überlegen, ob man die seit über 100 Jahren bewährte, in vielen Details verbesserungsbedürftige, insgesamt aber konsequente und systematische Gliederung des Medizinstudiums zugunsten anderer Modelle aufgibt, von denen keineswegs feststeht, daß ihr Ergebnis besser oder auch nur ebenso gut ist. Vestigia terrent – die mißglückten Resultate vieler pädagogischer Experimente im Schul- und Erziehungswesen der letzten 35 Jahre.

Dringend wäre zu überprüfen, ob die in der AO festgelegte Gewichtung des **Stoffes** sachgerecht ist; sie ergibt sich aus Anzahl und Verteilung der Prüfungsfragen, die in den Anlagen zur AO enthalten sind. Mir ist Jahre hindurch aufgefallen, daß die Kandidaten, die die Ärztliche Vorprüfung nach der neuen AO abgelegt haben, zu einem hohen Prozentsatz gravierende Mängel an Kenntnissen in Anatomie, Physiologie und Biochemie aufwiesen, ja gelegentlich einen Wissensstand hatten, der geringer war als der von gebildeten Nichtmedizinern; sie hätten früher nie das Physikum bestanden. Das macht Nachlernen in der Klinik nötig und erschwert einen qualifizierten klinischen Unterricht. Hier kann etwas mit der

Ausbildung und erst recht mit den Prüfungen nicht stimmen. Zweifellos braucht ein Mediziner Grundkenntnisse in Physik, Chemie und allgemeiner Biologie, aber die **Zusammenlegung** von Physik und Physiologie (80 Prüfungsfragen), Chemie und Biochemie (80 Prüfungsfragen) und von Biologie und Anatomie (100 Prüfungsfragen), dazu noch 60 Fragen zur Psychologie und Soziologie in der Ärztlichen Vorprüfung, wird der großen Bedeutung von Anatomie, Physiologie und Biochemie für den angehenden Arzt nicht gerecht.

Besonders die Vernachlässigung der **Anatomie**, die in der Aufzählung des Prüfungsstoffs und im Verteilungsmuster der Prüfungsfragen zum Ausdruck kommt, erscheint nicht gerechtfertigt. Die Anatomie ist jenes Fach, bei dem der Student in der Vorklinik zum ersten Mal wissenschaftlich mit dem Menschen, dem Gegenstand seines späteren Berufs, in konkrete, anschauliche Berührung kommt, viel greifbarer als in allen anderen vorklinischen Fächern. Die Anatomie begleitete früher den Studenten mit Vorlesungen und Kursen 4 Semester lang; die alten Anatomen waren außerdem oft begeisterte und begeisternde, originelle Lehrer, die immer den Bezug zur Klinik herstellten. Freilich wurde auch viel unnötiges Detailwissen verlangt, aber eine fundierte Kenntnis der gesamten Anatomie sollte jeder Arzt haben. Es bildet die Basis für das Verständnis von Physiologie, Biochemie, Pharmakologie und manch anderer Gebiete und ist keineswegs nur für künftige Chirurgen wichtig. Heute hat die Anatomie Nachwuchsprobleme. Forschungsmöglichkeiten gibt es überwiegend nur noch in der Mikroanatomie, aber gerade in der Anatomie sind weniger große Wissenschaftler als gute Lehrer nötig. Durch Abschaffung des Hörergeldes und die geringen Prüfungsgebühren ist das Fach auch finanziell wenig attraktiv geworden.

Sträflich vernachlässigt wird auch die **Pathophysiologie**, ein Gebiet, das wie kein anderes geeignet ist, die wissenschaftlichen Grundlagen der Entstehung und des Ablaufs krankhafter Prozesse zu vermitteln, d. h. eines wesentlichen Teils der Theorie der Medizin, Voraussetzung auch zum Verständnis pharmakologisch-therapeutischer Vorgänge. Die Pathophysiologie ist mindestens (!) so wichtig wie die Pathologie, der breiter Raum gegeben wird. Sie wird in der AO lediglich erwähnt im Teil III des ersten klinischen Studienabschnitts, hinter Pharmakologie und Toxikologie und zusammen mit klinischer Chemie und Biomathematik (und später noch einmal kurioserweise im 2. Studienabschnitt bei den operativen Eingriffen und bei den weiblichen Genitalorganen). Diesem Schattendasein entsprechend findet sich in der Vorlesung über Pathologische Physiologie, so sie überhaupt angeboten wird, allenfalls eine winzige Anzahl von (allerdings hochinteressierten) Studenten ein. Auch die allgemeine Infektionslehre, ein Spezialfall der Pathophysiologie, kommt in der AO nicht vor; sie wird weder abgedeckt durch die Immunbiologie noch durch die Klinik der Infektionskrankheiten. Was sich vom Eindringen eines Krankheitserregers bis zur Entwicklung (oder Nichtentwicklung) der Symptome einer Infektionskrankheit im Körper alles abspielt, übrigens auch warum und auf welche Weise Fieber entsteht (oder nicht), das erfährt der künftige Arzt im Studium allenfalls durch Zufall.

Sicher wird in einer guten klinischen Vorlesung immer auch die Pathophysiologie erwähnt, aber das Fach ist von so zentraler Bedeutung, daß eine eigene Unterrichtsveranstaltung gerechtfertigt ist. Eigene Lehrstühle sind die Ausnahme, und sie können sich wissenschaftlich immer nur mit 1–2 Schwerpunkten befassen. Deshalb sind die forschenden Internisten auf ihren Spezialgebieten für die Pathophysiologie zuständig; sie sollten eine (Gemeinschafts)Vorlesung anbieten und das Fach (wie früher) auch mündlich prüfen. Dazu verpflichtet sie auch ihr Anspruch, daß die Innere Medizin das Kernfach der Medizin ist, die Basis für alle Spezialfächer.

Ähnliches gilt auch für die **klinische Pharmakologie**, die – im Gegensatz zur allgemeinen und speziellen Pharmakologie – in den Lernzielen der AO unter dieser Bezeichnung überhaupt nicht vorkommt, obwohl sie ebenfalls für **alle** Ärzte grundlegend wichtig ist. Leider gibt es immer noch zu wenig Lehrstühle für dieses Gebiet; für die Pharmakologen und die Internisten ist es jeweils ein Randgebiet. Neben allgemeiner Pharmakokinetik und Pharmakodynamik müßte hier das Hauptgewicht auf der klinischen Beurteilung von Arzneimittelwirkungen liegen, auf der Methodik der Arzneimittelprüfung am Menschen, der kritischen Analyse entsprechender Studien – all das, was dem künftigen Arzt ermöglicht, bei Neuentwicklungen die Spreu vom Weizen zu trennen, nicht auf jeden Unsinn hereinzufallen, seine persönlichen therapeutischen Erfahrungen selbstkritisch zu relativieren und das historische „Post-hoc-ergo-propter-hoc"-Mißverständnis endgültig aus seinem Denken zu verbannen (vgl. S. 85ff.). Auch hier bietet sich, zumindest dort, wo kein „hauptamtlicher" Klinischer Pharmakologe vorhanden ist, eine Gemeinschaftsveranstaltung, Vorlesung oder Pflichtkurs von Pharmakologen, Internisten und Biostatistikern an.

Studienzeit und Fassungsvermögen des menschlichen Gehirns sind begrenzt, deshalb sollte der Lernzielkatalog gestrafft und neues nur eingefügt werden, wenn gleichzeitig altes entfernt wird. Eine Faustregel könnte sein, das alles das, was in der Medizin ausschließlich von Subspezialisten praktiziert wird, nicht in die AO gehört (wie z. B. die Fertilitätsstörungen des Mannes), ebenso das, was später höchstens 20–30 % der Ärzte benötigen und was in den Weiterbildungsordnungen steht (s. hierzu auch S. 150f.). Die Radiologie in allen Variationen kommt in sämtlichen Studienabschnitten vor, obwohl sie später bei weitem nicht alle Ärzte und die meisten davon nur auf einem Teilgebiet betreiben; für diese reicht es dann immer noch, sich später z. B. mit der Strahlenschutzverordnung vertraut zu machen. Das sog. „ökologische Stoffgebiet", bei dem man sich auch fragt, was darin die Rehabilitation Behinderter oder die Rechtsmedizin zu suchen hat, wurde dem Zeitgeist folgend aufgebläht und sollte wieder auf ein vertretbares Maß reduziert werden. Der Arzt ist nach wie vor in erster Linie Arzt des Individuums, nicht der „Gesellschaft". Dazu braucht er auch Kenntnisse der verschiedenen Formen der Hygiene, speziell der Seuchenhygiene, und sollte ein wenig über Soziologie und etwas mehr über Sozialmedizin wissen, über Arbeitsmedizin, das öffentliche Gesundheitswesen und das Sozialversicherungssystem, aber alles immer unter dem Gesichtspunkt, daß es für die **Mehrzahl der Ärzte** in ihrer Praxis für die Betreuung des **einzelnen** Patienten wichtig ist. Wer sich „ökologisch" betätigen will, wer Sozial- oder Arbeitsmediziner wird oder in den öffentlichen Gesundheitsdienst geht, braucht ohnehin weitaus mehr Wissen auf diesen Gebieten als ihm im Studium jemals vermittelt werden kann.

Es wurde schon darauf hingewiesen, daß der Student der Medizin in keinem Teil seines Studiums gezielt mit den wissenschaftstheoretischen Grundlagen seines Berufs bekannt gemacht wird, mit der eigentlichen **„Theorie" der wissenschaftlichen Medizin, mit ihrem „Paradigma"**, wie es im ersten Teil dieser Schrift dargelegt wurde. Er erfährt das alles eher beiläufig in den verschiedensten Unterrichtsveranstaltungen, in denen die jeweiligen Methoden und die Denkweise der wissenschaftlichen Medizin an den Beispielen der Spezialgebiete vorgeführt werden. Man mag das für ausreichend halten, und tatsächlich wird auch ein beträchtlicher Teil der Studenten zu überzeugten Anhängern der wissenschaftlichen Medizin. Die meisten bleiben es, bestärkt durch Erfolgserlebnisse in Praxis oder Forschung, auch später. Aber in der geschlossenen heilen Welt der Fakultäten muß man auch zur Kenntnis nehmen, daß ein nicht kleiner Teil der von ihnen ausgebildeten Studenten sich später alternativen Richtungen zuwendet und eine andere Art von Medizin betreibt als die, die ihnen gelehrt wurde. Soweit das aus Opportunismus oder aus finanziellen Gründen geschieht, ist das kaum zu ändern, aber es gibt auch von ihrer Sache überzeugte Alternativmediziner. Hier zeigt sich das Defizit der universitären Ausbildung: Da die theoretischen Grundlagen der wissenschaftlichen Medizin nicht vermittelt wurden, fehlt es auch an Kriterien und Argumenten, sich mit alternativen Richtungen auseinanderzusetzen. Das hat nicht nur zur Folge, daß es Adepten der wissenschaftlichen Medizin gibt, die man auch „beschränkt" nennen könnte, weil sie nie auf die Idee kommen, ihr eigenes Tun einmal zu reflektieren und es vielleicht selbstkritisch in Frage zu stellen, sondern es gibt auch nachdenkliche, vielleicht sogar besonders gewissenhafte Studenten und Ärzte, die solches tun, aber dann in Ermangelung von Wissen über die Grundlagen der wissenschaftlichen Medizin auf Abwege geraten, ja nicht selten sogar auf die aberwitzigsten Scharlatanerien hereinfallen. Freilich wird es immer auch anders Überzeugte geben, die weniger der Rationalität als dem Glauben oder dem Mystizismus zuneigen, aber zu viele werden von ihren Lehrern und der Universität bei dieser Auseinandersetzung im Stich gelassen.

Diese Auseinandersetzung mit den **alternativen Richtungen** muß schon an der Universität geführt werden. Dazu genügt nicht, daß man, oft auf Druck der Studenten, z. B. eine homöopathische oder anthroposophische Veranstaltung zuläßt und als Alibi ein Fakultätskollege teilnimmt, der gutwillig ist und Gemeinsamkeitsgefühl verbreitet, oder aber ein überzeugter Schulmediziner, der vielleicht im obengenannten Sinne „beschränkt" ist. Vielmehr könnte hierzu eine Gemeinschaftsvorlesung angeboten werden, an der die besten und kritischsten Köpfe der Fakultät beteiligt sind, nicht nacheinander, sondern möglichst oft gleichzeitig. Dabei müßte zunächst von einem oder mehreren das „Paradigma" der wissenschaftlichen Medizin kompetent und kritisch dargestellt werden und anschließend die wichtigsten alternativen Richtungen durch einen ihrer eigenen Vertreter zu Wort kommen, dann wird von allen gemeinsam diskutiert. Das darf selbstverständlich nicht zu einer öffentlichen „Hinrichtung" dieser Vertreter führen; vielmehr ist es eine ausgezeichnete Gelegenheit, einen kultivierten Stil der akademischen, der wissenschaftlichen Diskussion zu demonstrieren – was keinesfalls bedeutet, daß alles mit einer Soße von Harmonie übergossen wird, sondern daß man zuhört, die eigenen Standpunkte mit Argumenten und nicht durch Lautstärke begründet und eindeutig klar macht, wo und warum sie nicht mit denen des anderen übereinstimmen. Über die studentische Teilnahme an einer solchen Veranstaltung, die vielleicht in den ersten klinischen Studienabschnitt gelegt werden und sogar öffentlich sein könnte, braucht man sich keine Sorgen zu machen.

Für die Fakultäten bedeutet ein derartiges Angebot, das in Form von Kolloquien, Seminaren, Kursen oder Vorlesungen stattfinden und sich auch auf andere Gebiete (wie z. B. die Pathophysiologie und die klinische Pharmakologie) erstrecken könnte, zweifellos eine zusätzliche Anstrengung, eine Lösung von der althergebrachten, starren Unterrichtsroutine. Hier, wenn auch sonst kaum, trifft das Wort vom „Muff der tausend Jahre unter den Talaren" zu, speziell für die deutschen Talare. Daß sich auf dem Sektor des Unterrichts in der Medizin sowohl in bezug auf die Form wie auf den Inhalt so wenig bewegt hat – und wenn, dann im Gefolge der AO nach der negativen Seite hin, siehe oben – hängt allerdings auch wesentlich damit zusammen, daß die Hochschullehrer der Medizin, speziell die Kliniker, hoffnungslos überfordert sind. Sie haben ja nicht nur die Doppelaufgabe von Forschung und Lehre, sondern auch die Aufgabe der Klinikführung und der Krankenversorgung sowie als viertes die heute sehr zeitaufwendige Pflicht zur Mitwirkung an der akademischen Selbstverwaltung (s. S. 159ff.). Krankenversorgung und akademische Selbstverwaltung bewirken aktuelle, unabweisbare Zwänge und haben deshalb immer Vorrang; mit der Forschung ist wenigstens Ansehen und Ruhm, aber mit der Lehre nicht einmal das zu gewinnen. Verständlich, daß jeder abwehrend die Hände hebt, wenn man ihm mit dem Ansinnen nach zusätzlichem Unterricht kommt. Auch ich muß bekennen, mich nicht anders verhalten zu haben, obwohl ich wußte, erst recht heute im Rückblick, daß hier ein Mißstand besteht. Ihn abzustellen ist eine sehr komplexe Aufgabe. Mehr Lehrpersonal wäre erforderlich, vor allem aber eine Anhebung des Prestiges der Lehre, der Nachweis didaktischer Fähigkeiten als Voraussetzung der Habilitation, vielleicht auch finanzielle Anreize, und sogar die wenigstens partielle Trennung von Forschung und Lehre müßte diskutiert werden.

Hier wäre eine von vielen wichtigen Aufgaben für den Medizinischen Fakultätentag zu sehen. Die Arbeitsweise dieses sicher sehr bemühten Gremiums gibt leider zur Kritik Anlaß. Wenn es den Anspruch erhebt, für die Fakultäten zu sprechen, wie es alle Außenstehenden unterstellen, die seine Meinung einholen, dann müssen die Fakultäten in die Meinungsbildung einbezogen werden. In über 25 Jahren habe ich nicht einmal erlebt, daß ein Problem, um das sich der Fakultätentag geäußert hat, **vorher** in der Fakultät diskutiert worden wäre, u. a. etwa die neue AO. Solange dies nicht geschieht, kann man die Verlautbarungen des Fakultätentages nur als die Summe der Privatmeinungen der dorthin von den Fakultäten entsandten Vertreter betrachten. Bei dem großen Durcheinander, das die Hochschulgesetze der 70er Jahre in der Personalstruktur der Medizinischen Universitätseinrichtungen ausgelöst haben, hat man die Stimme des Fakultätentages, und zwar in Gestalt konkreter, von allen Fakultäten getragener Vorschläge, oft schmerzlich vermißt; der Deutsche Hochschulverband war hier bei der Abwendung von Fehlentwicklungen wesentlich hilfreicher.

Auf jeden Fall sollten die Fakultäten den Freiraum, den die AO für die Gestaltung des Unterrichts zweifellos läßt, kreativ nutzen; hier findet sich noch ein letztes Stück der sonst kaum noch vorhandenen Autonomie der Hochschulen. Das Amt des Studiendekans sollte aufgewertet und gestärkt werden, und dieser sollte es keineswegs nur zu Formalien nutzen, wie z. B. Studienpläne oder fachübergreifende Pflichtveranstaltungen zu koordinieren. Er sollte Einfluß nehmen auf die Unterrichtsgestaltung und für ein Angebot wichtiger fachübergreifender Veranstaltungen sorgen.

Die Qualität des Unterrichts ist eines der Gebiete, auf denen sich die fehlende Konkurrenz der Hochschulen untereinander und mit Privatuniversitäten nachteilig auswirkt. Die Universitäten müssen sich der Flut der Studenten erwehren, statt sich um sie zu bemühen.

Schließlich noch eine Anmerkung zu unseren **Lehrbüchern** der inneren Medizin. In dem von Assmann und 16 weiteren Autoren verfaßten Lehrbuch (Springer, 5. Auflage, 1942), nach dem ich noch als Student gelernt habe, betreffen 146 von 1851 Seiten (inklusive Neurologie) allgemein ärztliche Themen, Begriff und Stellung der Medizin, Aufgaben des Arztes einschließlich sozialärztlicher Aspekte, Gesundheit/Krankheit, Allgemeines zur Krankenuntersuchung und -beurteilung, große Kapitel über allgemeine Therapie, über funktionelle Störungen und neurotische Reaktionen, zusätzlich ein besonderes Kapitel über die allgemeine Infektionslehre (100 Seiten!), das zum Besten gehört, was ich je zu diesem Thema gelesen habe und heute noch für Infektiologen aller Richtungen von großem Nutzen wäre. Demgegenüber haben sich die heutigen deutschen Lehrbücher dem amerikanischen „Textbook of Medicine" angenähert, ohne allerdings dessen Qualität zu erreichen, die auf weitgehender Vollständigkeit, hoher Fachkompetenz (200 bis über 500 international ausgewählte Autoren) und einer hervorragenden Herausgeberarbeit beruht. Letztere zeigt sich u. a. in der Homogenität der einzelnen Kapitel in bezug auf Inhalt und Anordnung des Stoffs, wobei besonders die gute Darstellung der Klinik einschließlich Verlauf und Prognose auffällt.

In einem der bekanntesten deutschen Lehrbücher kann es geschehen, daß auf den 8 Seiten über Asthma bronchiale außer der Erwähnung, daß Anfälle von Atemnot auftreten, mit keinem Wort von subjektiven Beschwerden, klinischem Bild und Befund, Verlauf, Komplikationen und Prognose die Rede ist.

Die „Textbooks" sind Nachschlagwerke, die auch viele deutsche Internisten in ihrer Praxis benutzen, sie eignen sich zum **Nach**lesen, aber nicht zum **Durch**lesen wie noch der erwähnte „Assmann". Dieser vermittelte dem interessierten Studenten und erst recht jedem angehenden Internisten noch ein Gesamtbild der allgemeinen und der speziellen inneren Medizin. Einzelne der deutschen Lehrbücher haben wenigstens einen Abschnitt über allgemeine Anamnese- und Befunderhebung, eines auch ein gutes Kapitel (18 Seiten) über internistische Psychosomatik, aber nichts über allgemeine (innere) Medizin, das in Inhalt und Umfang dem „Assmann" nur annähernd gleich käme. Selbst ein Kurzlehrbuch wie das von Schettler herausgegebene bietet an allgemein-ärztlichen Gesichtspunkten und klinischen Aspekten mehr als einige der großen Lehrbücher. Wo sind die akademischen „Allgemeininternisten" geblieben, die – zurecht – die Einheit des Fachs beschwören und es als Grundlage, als „Mutter" der gesamten Medizin ansehen, aber in den Lehrbüchern nicht mehr anbieten als die schlichte Aneinanderreihung von Spezialisten- und Subspezialistenwissen?

Addendum: Akute Appendizitis 1992

Die folgende Krankengeschichte beleuchtet exemplarisch einige der in den vorausgehenden Kapiteln besprochenen Probleme.

Eine sonst gesunde 72jährige Frau erkrankt akut mit Schmerzen im rechten Unterbauch. Ein befreundeter Arzt, Internist im Ruhestand, untersucht das Abdomen und findet einen eindeutigen, umschriebenen Tiefendruckschmerz am McBurney-Punkt, keine Resistenz, kein Loslaßschmerz, kein Verschiebeschmerz, kein Psoasschmerz, keine Abwehrspannung, Temperatur axillar 36,8 °C, rektal 37,5 °C. Dringender Rat, wegen Verdachts auf beginnende Appendizitis den Hausarzt (Internist) aufzusuchen. In den folgenden 13 Tagen befassen sich zwei niedergelassene Internisten und schließlich (ab 7. Tag) ein Krankenhauschirurg, mehrere Röntgenologen sowie ein Gynäkologe mit der Patientin. Die Beschwerden persistieren, zusätzlich treten Schmerzen auch beim Gehen im rechten Unterbauch auf (Psoasschmerz?). Temperatur nur 1mal 37,8 °C rektal, sonst afebril, Leukozyten zwischen 8000 und 10500/mm^3, Urin o. B. Eine digitale rektale Untersuchung findet nicht statt. Inzwischen war im rechten Unterbauch ein kleiner „Tumor" palpabel. In den 2 Wochen seit Beginn der Beschwerden bis zur schließlichen Operation wurden 6 (!) Sonographien, eine hohe Koloskopie und ein Computertomogramm vorgenommen, ein noch vorgesehenes Ausscheidungsurogramm wurde lediglich unterlassen, weil noch störendes Kontrastmittel im Darm war. Die Operation ergab einen perityphlitischen Abszeß bei perforierter Appendix.
Einige Tage nach der Entlassung aus dem Krankenhaus traten plötzlich atemabhängige Schmerzen in den hinteren Thoraxpartien auf. Der konsultierte Internist auskultiert und sagt, eine Lungenembolie läge nicht vor, die Beschwerden kämen „von der Wirbelsäule". Darauf dringender Rat des befreundeten Arztes, sofort den leitenden Krankenhausinternisten aufzusuchen, der szintigraphisch mehrere kleine Lungenembolien feststellt und eine entsprechende Behandlung einleitet.

Was war hier falsch?
- Anamnese und Verlauf wurden offensichtlich vernachlässigt (akuter Beginn, ein „Tumor" (hier: Abszeß) entwickelte sich erst unter der Beobachtung). Ebenso war die Anamnese für die – dann bestätigte – Verdachtsdiagnose Lungenembolie entscheidend, die Auskultation zum Ausschluß unbrauchbar.
- Es war offenbar nicht bekannt, daß die akute Appendizitis bei alten Patienten oft blande verläuft; ferner wurde die zur Diagnostik der Appendizitis gehörende digital-rektale Untersuchung unterlassen.
- Die ganze hier eingesetzte „Apparatemedizin" war zur Diagnostik der akuten Appendizitis (fast) nicht brauchbar; man war auf den Ausschluß eines „Tumors" fixiert, der nach Anamnese und Verlauf ganz unwahrscheinlich war.

Zum letzten Punkt ist eine Äußerung des Chirurgen bemerkenswert: Auf einem Kongreß habe ein Ordinarius der Chirurgie gesagt, bei den heutigen diagnostischen Möglichkeiten dürfe es nicht mehr vorkommen, daß der Chirurg bei einer Laparotomie von einem unerwarteten Befund überrascht wird. Sollte diese Äußerung so und ohne Einschränkung gefallen sein – so ist sie jedenfalls verstanden worden –, dann wäre sich der betreffende Kollege anscheinend nicht darüber im klaren gewesen, was er damit anrichtet. Er verlangt absolute Klarheit vor jedem Eingriff und provoziert damit oftmals überflüssige, kostspielige und vor allem den Patienten belastende Diagnostik, nicht zuletzt auch deshalb, weil er einen auch juristisch anwendbaren Standard in die Welt gesetzt hätte, der dann für jeden Chirurgen maßgebend sein müßte, wenn er einen Prozeß vermeiden will.

Im übrigen zeigt die Krankengeschichte Aus- und Weiterbildungsmängel. Es handelt sich auch nicht um internistische oder chirurgische Fachprobleme, sondern um solche des Arztes für Allgemeinmedizin. Kenntnisse und vor allem die **Übung** im Umgang mit solcherart und ähnlichen Kranken werden nicht ausreichend – es wurde schon darauf hingewiesen – in der Praxis niedergelassener Ärzte, in Gesundheitsämtern, in der Arbeits- oder Laboratoriumsmedizin, sondern nur in einer guten klinischen Lehre in einem Akutkrankenhaus erworben, wo derartige Fälle häufig vorkommen.

Die akademische Selbstverwaltung

Jene Wirrköpfe, die sich heute in nostalgischer Stammtischveteranenmanier „68er" nennen, haben im Verein mit sich fortschrittlich dünkenden, in Wirklichkeit ideologisch fixierten oder opportunistischen Politikern eine sogenannte Hochschulreform in Gang gesetzt, die zum Ziel hatte, „die Macht der Ordinarien zu brechen", mehr „Transparenz" zu schaffen und die Universität zu „demokratisieren", womit gemeint war, daß die Lehrlinge genau so viel zu sagen haben sollten wie die Meister (Drittelparität). Die Chance einer sachgerechten Reform, die durchaus notwendig war, zuletzt auch auf der Ebene der Ordinarien und der Leitungsstrukturen, wurde vertan. Im wesentlichen hat die Hochschulgesetzgebung des Bundes und der Länder zu einer (man ist versucht zu sagen: typisch deutschen) Überperfektionierung und Überbürokratisierung aller Entscheidungsprozesse und zu einer wahren Gremienflut geführt, mit der Folge einer enormen Vergeudung von kostbarer Arbeitszeit aller Beteiligten, der Zähflüssigkeit aller Abläufe und eines entsprechend großen finanziellen Aufwands. Außenstehende können sich davon kaum eine Vorstellung machen, und es steht zu befürchten, daß die Nachwuchswissenschaftler, die nichts anderes als dieses System kennengelernt haben, glauben, es ginge nicht anders, wesentlich einfacher nämlich. Es ginge. Reformen der Reformen, Novellierungen haben schlimmste Auswüchse beseitigt, im Prinzip aber nichts geändert.

Die Demokratisierung der Hochschule in dem Sinne, daß Assistenten, Studenten und nichtwissenschaftliche Mitarbeiter (Schreibkräfte, MTA, Verwaltungsangestellte etc.) mitbestimmen sollen oder wollen, war ein Schlag ins Wasser. Nichts macht dies deutlicher als die **Wahlbeteiligung** dieser Gruppen bei den Wahlen zu den Fachbereichsräten, zum Senat und zum Konvent. (Als Beispiel die Zahlen für die Medizin in Essen 1984: Professoren 88%, Assistenten 29%, Studenten 12% und nichtwissenschaftliche Mitarbeiter 9%. Die Wahlbeteiligung der übrigen Studenten der Universität Essen lag zwischen 3,7% und 9%, nur in 2 Fachbereichen bei 12,3% bzw. 17%). Größenordnungsmäßig dürften diese Zahlen auch bei anderen Universitäten und heute noch zutreffen. Sie müßten von den Reformern eigentlich als Ohrfeige empfunden werden. Die weitaus meisten Studenten und nichtwissenschaftlichen Mitarbeiter, aber auch die Assistenten sind entweder uninteressiert oder sie haben, im Gegensatz zu den Verfassern dieser Gesetze, begriffen, daß die Universität nicht eine Spielwiese zur Einübung von Demokratie, sondern ein Ort des Lernens und der wissenschaftlichen Arbeit ist.

Bei diesen Wahlbeteiligungen ist kaum zweifelhaft, daß – außer bei den Professoren – die gewählten Vertreter für ihre Gruppen nicht repräsentativ sind. Als groben Mißgriff muß man die verordnete Beteiligung der nichtwissenschaftlichen Mitarbeiter an den **akademischen** Entscheidungsprozessen bezeichnen. Sie sind hierfür weder qualifiziert noch sachkompetent. Ihre beruflichen und sozialen Interessen werden an ganz anderer Stelle vertreten, nämlich in den Personalräten. Sie sitzen dementsprechend stumm in den stundenlangen Sitzungen der Gremien und Kommissionen, denen sie laut Satzung angehören müssen, und stimmen, falls sie überhaupt Stimmrecht haben, mit der Mehrheit oder auch so wie ihr vielleicht anwesender Chef. Sie versäumen ihre (bezahlte) Arbeitszeit, und sie oder andere müssen dafür u. U. (bezahlte) Überstunden machen (letzteres gilt auch für die Assistenten). Weder von den nichtwissenschaftlichen Mitarbeitern noch von den Studenten habe ich in unzähligen Sitzungen jemals einen nennenswerten Sachbeitrag vernommen, von Unterrichtsfragen (bei Studenten) abgesehen. Bei den Studenten kommt noch dazu, daß sie ihre Vertreter alle 1–2 Semester austauschen und die neu Eintretenden ein Informationsdefizit über das bisher Verhandelte aufweisen. Bei all dem handelt es sich nicht um sinnvolle demokratische Mitbestimmung, sondern um pseudodemokratische Alibiübungen.

Wie die Qualität der Schule von ihren Lehrern, werden Qualität und Ansehen der Hochschule von den Hochschullehrern gewährleistet und verantwortet. Es ist voll ausreichend, wenn einige Studenten- und Assistentenvertreter im Fachbereichsrat, der früheren „Fakultät", Sitz und natürlich auch Antrags- und Stimmrecht in Fragen des Unterrichts und des Prüfungswesens haben. Auch wenn sie in der Minderheit sind, ist es in der Medizin jedenfalls undenkbar, und ich habe das auch nie erlebt, daß ein sachlich berechtigtes Anliegen dieser Gruppen niedergestimmt wird.

Überhaupt geht die Konzeption der „Gruppenuniversität" (eine akademische Variante der Klassenkampfideologie) von der irrigen Annahme aus, daß die Gruppen, nämlich die Professoren, die Assistenten und die Studenten, unterschiedliche „Interessen" haben. Es ist nicht nur die Pflicht, sondern liegt auch im Interesse des Hochschullehrers, Studenten und Assistenten möglichst gut auszubilden, und ebenso ist es das Interesse dieser Gruppen, möglichst gut ausgebildet zu werden. Selbst im Negativen können die „Interessen" gleich sein: Manche Professoren und ebenso manche Studenten neigen zur Faulheit, und ein Interessenkonflikt tritt erst dann auf, wenn der engagierte Professor auf den faulen Studenten trifft – oder umgekehrt. Interessenkonflikte treten viel öfter innerhalb der Gruppen auf als zwischen ihnen.

Demokratie ist nur unter Gleichen sinnvoll, möglich und notwendig, an der Universität z. B. bei den Professoren, ungeachtet besoldungsrechtlicher Differenzierungen. Hier hat Demokratie Tradition; in den alten Fakultäten und Senaten wurde abgestimmt und gewählt, man sprach zu Recht von einer Gelehrtenrepublik. Alle Entscheidungsprozesse waren einfacher und effizienter und im Ergebnis eher besser, jedenfalls nicht schlechter als heute. Die Sitzungen der vor allem durch die Paritätsregelungen aufgeblähten Gremien (trotz Teilung der früheren Fakultäten hat heute ein Fachbereichsrat 3- bis 5-mal mehr Mitglieder als das Leitungsgremium der alten größeren Fakultät) dauern endlos, die Diskussion dreht sich häufig um Formalien. Die früheren einfachen Fakultätssatzungen, in denen fast alle Vorgänge in verständlichem Deutsch auf einigen Seiten geregelt waren, sind durch einen Wust von langatmigen Satzungen und Ordnungen für alles und jedes ersetzt worden, abgefaßt in Verwaltungs- und Juristendeutsch, was kein Wunder ist, denn die Verwaltungen bis hinauf zum Ministerium sind an ihrem Zustandekommen maßgebend beteiligt und müssen sie genehmigen – auch hier kann von Autonomie der Hochschule kaum noch die Rede sein. Eine „Deregulierung" wäre dringend nötig, aber es ist mehr als zweifelhaft, ob es je dazu kommt.

Eine sinnvolle „Demokratisierung" ist teilweise auf der Leitungsebene von Instituten und Kliniken durch die verordnete Mitwirkung aller Professoren zustande gekommen. Der Widerstand der alten Chefs gegen den Verlust angestammter und ihnen bei ihrer Berufung zugesagter Rechte war heftig und teilweise verständlich; er wäre vermieden worden, wenn man für sie Übergangsregelungen bis zu ihrem Ausscheiden geschaffen hätte. Auch wurde der Fehler gemacht, daß z. B. die Bestimmungen über die Personalstruktur in den Hochschulgesetzen (mit einigen Ausnahmen) für die gesamte Universität gelten sollten, obwohl die Organisation, die Arbeitsweise, aber auch die beruflichen Laufbahnen des Nachwuchses in den geisteswissenschaftlichen Einrichtungen ganz verschieden sind von denen der naturwissenschaftlichen, ingenieurwissenschaftlichen oder gar medizinischen Institutionen.

Verschiedentlich wurde schon die zeitliche Beanspruchung der Professoren durch ihre Mitwirkung an der akademischen Selbstverwaltung erwähnt, die auf Kosten ihrer eigentlichen Aufgaben geht; besonders fällt das bei den Klinikern ins Gewicht. Es ist ja nicht nur die Teilnahme an den vielstündigen Fachbereichsratssitzungen, den Probevorträgen der Habilitanden und der Bewerber um Lehrstühle, sondern auch die Mitwirkung in den zahlreichen anderen Gremien und Kommissionen der Fakultät (in Essen z. B. 13ständige Kommissionen, dazu die Berufungs- und sonstige Ad-hoc-Kommissionen) und in den zentralen Organen der Hochschule. Am meisten betroffen ist der **Dekan**, der ex officio Mitglied vieler Kommissionen und des Senats ist. Ohne den vielen Dekanen, die ich erlebt habe und die sich redlich bemüht haben, nahe treten zu wollen, möchte ich behaupten, daß eine für die Fakultäten wirklich fruchtbare, längerfristig angelegte Arbeit eines Dekans, die über die recht und schlechte Erledigung der jeweils unabweisbaren aktuellen Tagesgeschäfte hinausgeht, nur hauptamtlich erfolgen kann. Wer sich heute der Wahl zum Dekan stellt – und Ehrgeizige gibt es genug –, muß sich darüber im klaren sein, in der Medizin jedenfalls, daß er entweder sein Institut und erst recht seine klinische Abteilung nur noch mit der linken Hand (allenfalls mit einem tüchtigen Vertreter) leiten kann oder aber, wenn er dies nicht will oder vermag, wird das Dekansamt nicht so ausgeübt, wie es sein sollte. Die Beschränkung der Amtszeit auf 1–2 Jahre begrenzt zwar etwas den Schaden auf der einen oder anderen Seite, aber hat andere Nachteile. Hat sich der neue Dekan halbwegs eingearbeitet, kommt der nächste, die so wichtigen Kontakte mit den Ministerialbeamten müssen jeweils neu geknüpft werden, und diese müssen sich immer wieder auf neue Gesprächspartner einstellen; längerfristige Verfahren, Projekte, Planungen, gehen von einem Dekan zum anderen über etc. Auch eine gemeinsame Linie der Fakultäten eines Landes in der Hochschulpolitik würde durch hauptamtliche, längerfristig amtierende Dekane erleichtert; die Durchsetzung eigener Forderungen wie die Abwehr unzweckmäßiger Ansinnen wäre gegenüber dem Ministerium leichter, wenn die Fakultäten mit einer Stimme sprechen würden, statt daß, wie jetzt meist, jeder Dekan einzeln anreist und mangels Abstimmung unterschiedliche Standpunkte vertreten werden. Nur ausnahmsweise wird es wohl gelingen, jemand dafür zu gewinnen, das Amt viele Jahre lang auszuüben, wie das in München jahrzehntelang der Fall war. Jedoch wäre denkbar, daß sich ein älterer, noch genügend dynamischer Professor mit Freude an solchem Amt dazu bereit erklärt, kurz vor oder ab seiner Pensionierung für 5–6 Jahre hauptamtlich das Dekanat zu übernehmen. Falls sich der Staat nicht bereit findet, ein kleines Zusatzsalär zu zahlen, könnten dies alle privatärztlich tätigen Kliniker aus ihren Nebeneinkünften abzweigen.

Zur wichtigsten, weil für die Qualität der Hochschulmedizin entscheidenden Aufgabe der akademischen Selbstverwaltung gehört die **Selbstergänzung des Lehrkörpers**. Bei den Habilitationen erscheint, sieht man von der didaktischen Befähigung ab (vgl. S. 151), im großen und ganzen ein ausreichender Standard gewährleistet zu sein; Fehlentscheidungen kommen vor. Die Berufung auf die Professorenstellen, speziell auf die Ordinariate (C 4), steht wegen des Beamtenrechts unter dem Menetekel der Irreversibilität. Eine solche Berufung kann ein Glücksfall für die Fakultät und die Wissenschaft werden, aber eben auch das Ergebnis haben, daß für 25 Jahre ein Fach, ein Lehrstuhl nur noch verwaltet wird und wissenschaftlich still liegt. Das ist besonders schwerwiegend, wenn es nur einen Fachvertreter gibt. Das Berufungsverfahren war und ist dementsprechend ein aufwendiges, besonders auch zeitaufwendiges Qualifikationsverfahren. Es dauerte früher schon 1-2 Jahre, heute kommt es kaum in weniger als 2-3 Jahren zum Abschluß, oft erst nach 4-5 Jahren, wozu gelegentlich auch Verzögerungstaktiken des bisherigen Lehrstuhlinhabers beitragen. Hauptgrund für die lange Dauer sind aber heute die seitenlangen, überperfektionierten „Berufungsordnungen". Allein schon die endgültige Verabschiedung des Ausschreibungstextes dauert 1/2 Jahr, denn nach seiner Formulierung durch die Berufungskommission, der auch die Strukturkommission zustimmen muß, bedarf er der Genehmigung durch den Fachbereichsrat, die Klinikverwaltung, den Senat und die zentrale Verwaltung der Universität.

Früher konnte man sich nicht bewerben, sondern wurde berufen, heute kann nur berufen werden, wer sich beworben hat. Wenn, was nicht selten der Fall ist, 30-50 Bewerbungen eingehen, füllen die Bewerbungsunterlagen einschließlich Anlagen (Sonderdrucke und Bücher) fast einen kleinen Nebenraum des Dekanats; durch diesen Berg müssen sich die Mitglieder der Berufungskommission durcharbeiten, um 6-12 Bewerber auszuwählen, die in die engere Wahl kommen und zu Probevorträgen eingeladen werden. Der abschließende Bericht der Berufungskommission, 50-70 Seiten lang, wird in der Fachbereichsratssitzung verlesen (!) und hoffentlich akzeptiert, sonst geht alles zurück. Der Bericht muß begründen, warum die einen in die engere Wahl gekommen sind und die anderen nicht, und warum schließlich drei, und warum in dieser Reihenfolge, auf der definitiven Berufungsliste stehen. Zuvor waren für diese drei noch Gutachten von auswärtigen Fachvertretern eingeholt worden. Ein Professor einer anderen Fakultät hat dann zu prüfen, ob alles mit rechten Dingen zugegangen ist; die Frauenbeauftragten können in allen Stadien des Verfahrens eingreifen, schließlich stimmt der Senat zu (oder auch nicht: alles zurück!), und die Liste geht an den Minister, der sie (hoffentlich) akzeptiert, und dann beginnen endlich die Berufungsverhandlungen. Manchmal ist dann soviel Zeit vergangen, daß die Kandidaten auf der Liste nicht mehr verfügbar sind, weil sie inzwischen woandershin berufen wurden: Das Ganze von vorn. Die meisten medizinischen Fakultäten haben - mit gutem Grund - an der nicht mehr vorgeschriebenen „Umfrage" bei den Fachvertretern aller deutschsprachigen, manchmal auch weiterer ausländischer Universitäten festgehalten, mit der um Vorschläge gebeten wird. Der sich aus den abgegebenen Voten ergebende Eindruck über das wissenschaftliche Ansehen der Bewerber in ihrem Fach spielt eine wichtige Rolle bei der Meinungsbildung der Kommission, wenn auch nicht zu verkennen ist, daß die Voten durch „Lobkartelle" einzelner Schulen und durch das Motiv der Förderung eigener Schüler erheblich beeinflußt werden können.

Der geschilderte komplizierte, teilweise unsinnig bürokratisierte Ablauf eines heutigen Berufungsverfahrens, dessen Vorschriften von Mißtrauen und dem Wunsch nach „Transparenz" geprägt sind, sollte nicht darüber hinwegtäuschen, daß die Transparenz, jedenfalls was Motivation und Sachgründe für die letztendliche Auswahl der zu Berufenden angeht, nicht größer ist als früher, als der kleine Zirkel der „engeren" Fakultät allein die entsprechenden Beschlüsse faßte. Heute wie damals spielen persönliche Präferenzen, Abneigungen, „Seilschaften", Protektion, Beziehungen eine Rolle; vor allem aber kommt vieles, was in kleinem Kreis offen diskutiert werden konnte, heute in den Gremien überhaupt nicht zur Sprache. Nicht einmal in einer Berufungskommission, geschweige denn in einem Fachbereichsrat läßt sich, zumal in Anwesenheit von Studenten, nichtwissenschaftlichen Mitarbeitern und Assistenten, freimütig über wissenschaftliche Qualifikation und persönliche Eigenschaften der Bewerber sprechen, denn man kann sicher sein, daß jede wertende Beurteilung fakultäts- und bundesweit und vor allem dem Betroffenen selbst bekannt wird, mit allen sich daraus ergebenden Folgen. Daß jemand ein guter Wissenschaftler ist, läßt sich einigermaßen aus den Bewerbungsunterlagen erkennen, aber daß er ein uninteressierter Kliniker, ein schwacher Operateur, ein schlechter Lehrer, ein querulatorischer Streithahn, ein Faulpelz ist oder daß er Alkohol- oder psychische Probleme hat, geht daraus nicht hervor, auch nicht aus den Voten oder Gutachten. Solche wichtigen Kenntnisse gelangen auf vielen anderen Wegen in die Fakultät; freilich weiß man dabei oft nicht, ob es sich um die Wahrheit oder um die gezielte Verleumdung eines Konkurrenten handelt. Der Austausch der tatsächlich entscheidenden Argumente findet daher außerhalb der Sitzungen zwischen den meinungsbildenden Personen statt, die offizielle Argumentation wird auf eine andere Sachebene gelenkt und dort so geführt, daß man zu dem gewünschten Ergebnis gelangt. All das ist menschlich und von der Sache her verständlich und oft sogar nützlich; keine noch so perfekte Berufungsordnung kann diese Vorgänge, die man auch gern als „Mauscheleien" bezeichnet, verhindern. Oft genug kommt ja nicht nur trotz, sondern sogar gerade durch diese „Mauschelei" ein gutes Ergebnis zustande, denn die nicht offen diskutierbaren Hintergrundinformationen können wichtig, sogar ausschlaggebend sein. Insgesamt ist mein Eindruck aus der Mitwirkung an vielen Berufungsverfahren, daß etwa ein Drittel der Berufungen ein Gewinn für die Fakultät waren, 20–30 % haben sich trotz aller Sorgfalt als Fehlberufungen erwiesen, und der Rest liegt irgendwo dazwischen.

Es ist ein höchst bemerkenswertes Phänomen, daß die Bilderstürmer der Hochschulreform, die Studenten und die Assistenten ebenso wie die verantwortlichen Politiker, eine zentrale Frage, vielleicht die wichtigste einer (deutschen) Hochschulreform überhaupt, nicht in Angriff genommen, ja nicht einmal diskutiert haben, auch nicht, nachdem ich öffentlich entsprechende Vorschläge unterbreitet habe [16]: Die – oft sehr frühzeitige – **Verbeamtung der Hochschullehrer auf Lebenszeit.** Möglicherweise hat bei der Ausklammerung dieser Frage eine Rolle gespielt, daß sich die Minirevolutionäre die eigene Aussicht auf eine spätere Sinekure nicht verbauen wollten. Die unkündbare Stellung als Lebenszeitbeamter verleiht dem Professor große Unabhängigkeit in bezug auf seine Lehrmeinungen und deren öffentliche Vertretung; da Forschung und Lehre ohnehin frei und grundgesetzlich geschützt sind, wiegt dieser Vorteil gering gegenüber dem gravierenden Nachteil, daß der Anreiz zu weiterer Leistung wegfällt, ja daß manche sich auf der endlich erreichten Position bis zur Pensionierung ausruhen.

Das konnte bei den früheren monokratischen Leitungsstrukturen dazu führen, daß vereinzelte Institute oder Kliniken nach einer solchen Berufung für die nächsten 20 Jahre in einen wissenschaftlichen Dämmerschlaf verfielen. Mit der Einrichtung von mehreren Lehrstühlen für ein Fachgebiet und der Schaffung von mehr selbständigen Abteilungen ist diese Gefahr kleiner geworden, aber das Grundproblem bleibt: Keine noch so sorgfältige Auswahl im Berufungsverfahren läßt eine sichere Prognose darüber zu, wie sich der Betreffende später entwickeln wird.

Mein Vorschlag war [16], daß die Erstberufung auf eine Professur zunächst nur als Professor auf Zeit, und zwar für 2mal für 5 Jahre, erfolgt. Nach Ablauf der ersten bzw. zweiten 5-Jahres-Periode wird kein neues Berufungsverfahren eingeleitet, sondern die Fakultät entscheidet mit qualifizierter Mehrheit aller Professoren, ob der Vertrag verlängert wird; nach Ablauf der zweiten 5 Jahre erfolgt im positiven Fall der Übergang in das Beamtenverhältnis auf Lebenszeit. Bei Zweitberufungen oder bei Berufungen nach dem 50. Lebensjahr könnte dieses Verfahren entfallen. Soziale Härten würden vermieden, weil in der letzten Berufsphase eine Abwahl nicht mehr möglich ist. Vorher besteht im Falle einer Abwahl noch die Möglichkeit, sich ein anderes Berufsfeld zu suchen. Die Universitätsmediziner bekämen zudem eine leise Ahnung von der existentiellen Unsicherheit der Mehrzahl ihrer Schüler, die sich in freier Praxis niederlassen.

Auf diese Weise würden zwar immer noch nicht die die Kreativität außerordentlich stimulierenden amerikanischen Verhältnisse erreicht, aber es wäre ein Kompromiß, der die Verkrustung unserer akademischen Strukturen auflockern könnte. Eine andere Lösung wäre der völlige Wegfall der Verbeamtung und der Übergang auf ein hochschulspezifisch gestaltetes Angestelltenrecht. Es sollte nicht nur die eben erörterten Gesichtspunkte berücksichtigen, sondern müßte auch weit flexiblere und z. T. großzügigere Besoldungen erlauben. Das Endgehalt eines C 4-Professors (des früheren Ordinarius) liegt heute im Bereich dessen, was im unteren, nicht einmal im mittleren Management der Industrie gezahlt wird – eine nicht gerade verlockende Aussicht, wenn man bedenkt, daß dies die höchste Position ist, die in einer wissenschaftlichen Universitätslaufbahn erreicht werden kann. Geld ist gewiß nicht alles, und erst recht nicht für einen begeisterten Wissenschaftler, aber in einer Marktwirtschaft hat es eben auch Einfluß auf die Berufswahl der Talente.

Dieser kurze und lückenhafte Einblick in das „Innenleben" einer Medizinischen Fakultät vermittelt vielleicht etwas Verständnis für die Ursachen mancher beklagenswerter Mißstände. Trotz großen Engagements eines nicht kleinen Teils der Professoren machen die gesetzlich verordnete Zeitvergeudung, die Semesterstärken von über 200 Studenten, die durch die Modalitäten der AO bewirkte Motivationslage der Studenten eine ausreichende Ausbildung für die Mehrzahl illusorisch, wobei anzumerken ist, daß es immer eine kleine Gruppe von 20-30% Studenten gibt, die auch in einem schlechten System lernen und gute Ärzte werden. Aber ein Studium muß so gestaltet sein, daß die große Mehrzahl davon profitiert. Daß unter diesen Umständen auch die Forschung, vor allem die klinische Forschung, Not leidet, ist selbstverständlich. Eine große Rolle spielt auch der Personalmangel, wie die hohen Überstundenzahlen im klinischen Bereich ausweisen, wobei altehrwürdige Universitäten freilich erheblich besser abschneiden als eine Neugründung wie Essen [1963], bei der der Stellenplan seit den 70er Jahren wegen der Finanznot des Landes fast eingefroren wurde.

Forschung und Wissenschaftsbetrieb

Die deutsche medizinische Wissenschaft, vor und nach der Jahrhundertwende international hoch angesehen und teilweise führend, hat mit Beginn des Dritten Reichs einen tiefen Einbruch erlitten. Grund war zum einen die Abwanderung oder Vertreibung aller jüdischen Professoren, darunter viele höchst qualifizierte Forscher, zum anderen die politisch erzwungene Abschottung der Zurückgebliebenen von der internationalen wissenschaftlichen Entwicklung. 1945 ging es trotz Öffnung und allmählichem Zugang zur internationalen Fachliteratur notgedrungen zunächst so weiter, vor allem deshalb, weil auch die verbliebenen Direktoren der Institute und Kliniken dem unfreiwilligen, 12 Jahre dauernden Rückfall in die Provinzialität ausgesetzt gewesen waren; auch die Nachwuchswissenschaftler, die bis etwa 1955 auf Ordinariate gelangten, hatten in ihrer frühen Entwicklung nichts anderes kennengelernt als den nationalistisch-borniertem Muff der Wissenschaft im Dritten Reich (Stichwort: „Deutsche Physik" der Nobelpreisträger Ph. Lenard und J. Stark). Das wirkte sich indirekt noch auf meine Generation aus, die nach 1950 wissenschaftlich zu arbeiten begann: Als wir in den 50er Jahren erstmals wieder internationale Kongresse besuchen konnten, war es für uns ein eindrucksvolles und zugleich niederschmetterndes Erlebnis, den angloamerikanisch geprägten nüchtern-sachlichen Vortrags- und den lockeren Diskussionsstil zu erleben; von unseren damaligen Lehrern hatten wir ja nicht einmal gelernt, eine Publikation formal so abzufassen, daß sie die Chance gehabt hätte, von einer internationalen Zeitschrift angenommen zu werden. Unsere Lehrer wußten es ja selbst nicht besser.

Die Abschottung war nach beiden Seiten effektiv und wirkte bis in die 60er Jahre nach. Auch die kleine Zahl guter Arbeiten, die bis 1945, und die größere Zahl, die danach entstand, wurden im Ausland so gut wie nicht zur Kenntnis genommen, wenn sie nicht gerade nobelpreiswürdig waren (wie die Entdeckung der Sulfonamide durch Domagk).

Mir ist unvergeßlich, wie auf einem WHO-Symposium über Arzneimittelprüfung Ende der 50er Jahre in Wien keinem der angloamerikanischen Teilnehmer der Kliniker P. Martini bekannt war, der eigentliche Begründer der klinischen Pharmakologie und des kontrollierten Versuchs, in Deutschland eine Autorität. Sein Vortrag wurde höflich-gelangweilt zur Kenntnis genommen, und erst als der Vorsitzende, durch einen Zettel informiert, anmerkte, daß Martini der Arzt von Adenauer sei, ging ein Raunen durch das Auditorium; sein hervorragendes wissenschaftliches Werk war im Ausland unbemerkt geblieben.

Die fast völlige Abwesenheit der deutschen medizinischen Wissenschaft von 1933 bis etwa 15 Jahre nach dem Krieg hatte natürlich auch sprachliche Gründe. Eine noch so gute Arbeit, nur in deutsch publiziert, wurde und wird auch heute international nicht zur Kenntnis genommen, aber das gilt für alle anderen Sprachen auch. Englisch ist unbestritten zum Esperanto der Wissenschaftler geworden. Lediglich im Einflußbereich der ehemaligen Donaumonarchie auf dem Balkan findet man noch gelegentlich Deutsch als verbindende Kongreßsprache. Ein anderer Grund war die Abscheu vor dem Verbrechen der Nationalsozialisten. Wir alle, obwohl wir nichts damit zu tun hatten, waren davon betroffen: Auf den ersten internationalen Kongressen der Nachkriegszeit behandelte man uns freundlich und sehr höflich, aber vielfach war, verständlicherweise vor allem bei den vielen jüdischen Kollegen, Reserve spürbar – was freilich nicht hinderte, daß nach näherem Kennenlernen auch gerade mit Juden freundschaftliche Beziehungen entstanden.

All das ist inzwischen weitgehend überwunden, die deutsche Medizin hat allmählich wissenschaftlich Anschluß an die internationale Entwicklung gefunden. Es gibt kaum noch einen deutschen Nachwuchswissenschaftler, der nicht einige Zeit an einer ausländischen Institution gearbeitet hat, und umgekehrt kommen auch Ausländer wieder zu uns, wenn auch aus Anglo-Amerika vorwiegend in die theoretischen Institute. Die heutigen Probleme haben nichts mehr mit den Schatten der Vergangenheit zu tun, sondern sind eher menschlich – allzu menschlich. Da gibt es internationale „Wissenschaftlerseilschaften", die sich gegenseitig loben und zitieren, da gibt es das bewußte Ignorieren ausländischer Publikationen, um im eigenen Land seine Priorität herauszustellen, da gibt es nationale Vorurteile, aber nicht nur gegen die Deutschen, und manches andere mehr.

Sieht man von den Max-Planck-Instituten ab, die international in der Spitzengruppe rangieren, so wird die medizinische Forschung an den Universitäten – ebenso wie die Qualität der Lehre – durch die Überlast an Studenten und durch die Zeitverschwendung in den vielen Gremien der akademischen Selbstverwaltung erheblich behindert. Am wenigsten mangelt es an Sachmitteln, obwohl wir in Essen z. B. in den Kliniken keinen eigenen Forschungsetat zur Verfügung hatten. Sach- und Personalmittel für die Forschung mußte jeder selbst beschaffen, beim Landesamt für Forschung, bei der Deutschen Forschungsgemeinschaft, bei Stiftungen etc. und über die Pharmaindustrie. Die damit verbundenen Anträge und Berichte sind zeitaufwendig, aber wohl unvermeidlich, wenn auch Vereinfachungen wünschenswert wären. Die so zu erlangenden Personalmittel betreffen in erster Linie medizinisch-technisches Hilfspersonal, in geringem Umfang Assistentenstellen. Die oft nur kurze zeitliche Befristung dieser Stellen (z. B. 1 Jahr) erschwert es, qualifizierte Kräfte zu gewinnen. Dieses Personal ermöglicht oder erleichtert den jüngeren Wissenschaftlern und ihren Arbeitsgruppen ihre Forschungsprojekte. Für die Leiter der Abteilungen sind sie keine Entlastung; ihnen verschaffen sie weder die für kreatives Nachdenken noch für die wirklich intensive wissenschaftliche Begleitung der laufenden Forschungsvorhaben notwendigen Freiräume.

Die eigentlichen Träger der Forschung, d. h. diejenigen, die selbst messen, die die Methoden und deren Schwächen genau kennen, die in der klinischen Forschung noch selbst die Anamnesen erheben und die Patienten untersuchen, die auswerten und rechnen, kurz die, die das „Handwerkliche" machen, sind die Assistenten, die Privatdozenten und nachgeordneten Professoren, letztere in den Kliniken zumeist gleichzeitig in Oberarztfunktion. Der Chef schwebt über allem, kann sich nicht mehr um Details, in denen oft der Teufel sitzt, kümmern – leider, denn seine größere Erfahrung könnte manchen Fehler oder Irrweg verhindern – und muß sich darauf verlassen, daß alles, was schließlich auf seinen Schreibtisch kommt, auch stimmt. Das ist nicht immer der Fall, weniger weil falsch gemessen oder gerechnet wurde, als deswegen, weil auf dem Weg eines Forschungsprojekts von der Fragestellung über die Methodik und die Messungen bis hin zur Auswertung und Bewertung viele Möglichkeiten bestehen, bei denen Wunschdenken, „blinde Flecken" oder auch der vermeintliche Zwang zum Erfolg das Ergebnis verfälschen oder wenigstens in seiner Qualität beeinträchtigen können. Das ist überall in der Welt so, und daß selten auch bewußter Betrug vorkommt, haben die in den USA aufgedeckten Wissenschaftsskandale gezeigt.

Der sicherste Weg, etwas Neues zu entdecken ist es, die Literatur nicht zur Kenntnis zu nehmen. Das heute übliche Verfahren der Literaturrecherchen erleichtert das ungemein. Während es noch in den 50er Jahren ein Gebot der wissenschaftlichen Redlichkeit war, alle Voruntersucher des gleichen Problems zu zitieren – was oft mühsames Aufspüren älterer Arbeiten bis ins 19. Jahrhundert erforderte, gleichzeitig aber erkennen ließ, daß die alten Kliniker hervorragende Beobachter und gute Untersucher waren und vieles schon vorgedacht oder gesehen hatten, was man selbst gerade neu entdeckt hatte – wird heute eine Literatur-Datenbank befragt, und alles das, was da nicht herauskommt und all das, was vor 1965 publiziert wurde, existiert einfach nicht. Das hebt das Selbstbewußtsein der jungen Autoren und fördert gleichzeitig den Mangel an historischem Bewußtsein, der wiederum die Folge hat, daß die Bedeutung der eigenen Arbeit und ihre Zeitbedingtheit überschätzt werden.

In Deutschland verdrängen manche Kliniker etwas die Tatsache, daß der Gegenstand der wissenschaftlichen Forschung eines Klinikers allein der kranke Mensch ist. Es ist ja viel leichter, im Keller der Klinik Ratten- oder Hundeversuche zu machen oder in einem Labor aufwendige biochemische Grundlagenforschung zu betreiben (zumal das „Handwerkliche" dabei überwiegend das Hilfspersonal tut), als Patienten zu befragen und zu untersuchen, sie langfristig zu beobachten, sie für die Mitwirkung an Studien oder Versuchen zu gewinnen, sich bescheiden als einer von vielen an einer klinikübergreifenden Gemeinschaftsstudie zu beteiligen oder gar eine solche zu organisieren. Zweifellos ist eine patientennahe Grundlagenforschung außerordentlich wichtig und für den Kliniker reizvoll, aber sie muß dann wirklich auf Patienten und klinische Probleme bezogen sein und angewendet werden. Auch Tierversuche können für Kliniker notwendig werden, wenn sie sonst niemand macht, z.B. bei der Entwicklung neuer operativer Techniken. Aber in vielen Fällen ist es besser, wenn der Kliniker bei einem komplizierten biochemischen, pathophysiologischen oder pharmakologischen Problem, das die Grundlagenforschung berührt und das er mit seinen Mitteln nicht bearbeiten kann, mit einem entsprechend tätigen Physiologischen oder Biochemischen Institut oder auch mit den forschenden Kollegen in der Pharmaindustrie kooperiert. Dort werden die notwendigen Untersuchungen meist wesentlich kompetenter vorgenommen, als wenn ein Mitarbeiter, der ein paar Jahre in der Theorie tätig war, alles neu aufbaut und dann selbständig arbeitet, ohne Kontrolle und ohne sachkundige Gesprächspartner. Es sind auch in Deutschland Karrieren bekannt geworden, die jäh endeten, als sich herausstellte, daß das meiste falsch war, was da produziert worden war. Patientennähe heißt ja nicht notwendig, daß das Krankenbett neben dem Forschungslabor steht; Blut- und Urinproben sind schließlich transportabel. Nie sollte vergessen werden, daß noch so eindrucksvolle in vitro-Versuche oder tierexperimentelle Befunde eine Übertragung auf den Menschen – dies gilt besonders für Therapieverfahren – nicht ohne weiteres zulassen. Sie sind unerläßlich zur Bildung oder zur Prüfung von Hypothesen, zur Klärung von „Mechanismen", in der Toxikologie auch zum Schutz der Menschen – letztendlich entscheidend ist in der Medizin aber immer die Beobachtung am Menschen. Und die ist Sache des Klinikers, seine ureigenste und eine auch nur ihm allein vorbehaltene Aufgabe.

Ein Rückstand besteht in der Forschung auf dem Gebiet der **Allgemeinmedizin**. Zwar ist es keineswegs notwendig oder gar wünschenswert, für die Allgemeinmedizin ein besonderes System der Krankheiten zu schaffen, wie das einmal vorgeschlagen wurde. Die Krankheiten, und damit auch das anzuwendende nosologische System, sind die gleichen in der Praxis wie in der Universitätsklinik, nur ihre Häufigkeitsverteilung ist verschieden, außerdem natürlich die diagnostischen und therapeutischen Strategien. Vielmehr gibt es viele scheinbar banale Fragen, die entweder nur marginal, verstreut in vielen Zeitschriften, oft methodisch unzureichend, nur Teilaspekte betreffend oder überhaupt nicht behandelt werden, am wenigsten von der Universitätsmedizin. Einige wenige Beispiele:

- Diagnostische und therapeutische Strategien in der Praxis für die häufigsten dort auftretenden Krankheiten bzw. Symptome (wie dies z. B. für die Hypertonie die Hochdruckliga versucht hat), und zwar einschließlich einer Evaluierung unter Nutzen/Risiko/Kostengesichtspunkten; ergeben sich dabei Unterschiede für Land- und Großstadtpraxen?
- Erarbeitung und Evaluierung von Vorsorgeprogrammen.
- In der Praxis anwendbare psychosomatische/psychologische Behandlungsverfahren, bei wem durch wen, einzeln oder in Gruppen, Langzeitergebnisse.
- Placebotherapie, bei wem, womit?
- Complianceprobleme.
- Was bestimmt das diagnostische/therapeutische Handeln des Allgemeinarztes: Empfehlungen (siehe oben 1. Satz, kennt er sie überhaupt?), andere Quellen, Marketing der Pharmaindustrie.
- Kontrollierte Therapiestudien bei sog. banalen Krankheiten: Grippe, Schnupfen, Angina tonsillaris, Diarrhoe, Allergien etc.
- Evaluierung von neuen Methoden für die Praxis, z. B. lohnt sich der Aufwand der 24-Stunden-Blutdruckmessung im Vergleich zur Blutdruckselbstkontrolle?

Die Allgemeinmedizin muß auf **wissenschaftlicher Basis entwickelte und empirisch überprüfte** diagnostische und therapeutische Systeme anbieten und diese müssen in Weiter- und Fortbildung ausreichend berücksichtigt werden (s. auch S. 147 f.).

Zwar bewältigen viele niedergelassene Ärzte das Gebiet der banalen Krankheiten, der funktionellen und Befindensstörungen auch ohne gezielte Ausbildung mit den Mitteln der wissenschaftlichen Medizin, um so eher, je überzeugender sie als Arztpersönlichkeit sind und – das ist meine persönliche Erfahrung – je intensiver sie in großen Kliniken an den erwähnten ganz andersartigen Patienten ausgebildet wurden. Der Zulauf zu ihren Praxen gründet sich auf den vertrauensbildenden Umstand, daß sie jahrelang untersuchen und diagnostizieren gelernt haben, daß sie damit zwischen „bedrohlich" und „harmlos" unterscheiden können, daß sie wissen, was sich hinter „banal" und „funktionell" verbergen kann. Schon aus solcher

Differenzierung ergeben sich diametral entgegengesetzte therapeutische Strategien. In diesen Qualitäten liegt einer der Unterschiede zum Heilpraktiker, aber auch zu jenen nach meinem Eindruck häufiger werdenden Kollegen, die keine so intensive klinische Ausbildung haben (oder haben konnten). Sie vor allem benötigen die genannten diagnostischen und therapeutischen Leitlinien für das „Banale", das Funktionelle und das gestörte Befinden. Alleingelassen verfallen nicht wenige der letztgenannten Ärzte allen möglichen alternativen Richtungen bis hin zur Scharlatanerie, sei es in gutem Glauben, sei es aus Kritiklosigkeit (auch eine Folge schlechter Ausbildung), sei es opportunistisch dem Zeitgeist huldigend oder schlicht aus ökonomischen Gründen.[7]

Bisher gibt es nur wenig Lehrstühle für Allgemeinmedizin, meist wird das Fach in Form von Lehraufträgen von erfahrenen Allgemeinärzten betreut. Notwendig wäre jedoch ein **Institut für Allgemeinmedizin** als Organisationszentrale für Studien wie die eben als Beispiele genannten, in der überwiegend gedacht, geplant, organisiert, gerechnet und ausgewertet wird. Die praktische Arbeit, die „Feldforschung", findet in den Praxen der für eine Mitarbeit gewonnenen Kollegen statt, andere Probleme lassen sich in Kooperation mit den Kliniken und Instituten der Fakultät bearbeiten.

Erwähnt werden sollen schließlich noch einige Aspekte der Beziehungen zwischen **universitärer Forschung und pharmazeutischer Industrie**. Da die meisten Fortschritte der Arzneitherapie aus den Laboratorien der forschenden Pharmaindustrie kommen, sind diese Beziehungen eng; sie müssen es sein, weil bei allen wirklichen Neuentwicklungen die Universitätskliniker in der Regel die ersten sind, die eine neue Substanz am Menschen anwenden. Dies ist sogar eine ihrer wichtigsten Aufgaben, denn letztlich sind Therapie und Prävention das eigentliche Ziel der Medizin, und ohne die klinische Prüfung neuer Arzneimittel, leider oft polemisch als „Menschenversuche" verteufelt, ist kein Fortschritt in der Pharmakotherapie möglich, abgesehen davon, daß sie auch gesetzliche Voraussetzung für die Zulassung neuer Medikamente ist. In den Forschungsabteilungen der großen Firmen sind häufig hervorragende Wissenschaftler tätig, mit denen sich eine fruchtbare Zusammenarbeit entwickeln kann, zumal auf dieser Ebene kommerzielle Aspekte gewöhnlich keine Rolle spielen.

Aber wie überall, wo Sachfragen mit finanziellen Interessen zusammentreffen, hat sich auch eine Grauzone entwickelt, in der sich Wissenschaft, Marketing und Geld in oft schwer durchschaubarer Weise vermengen. Gemeint ist nicht, daß sich außerhalb der Industrie tätige Wissenschaftler (bzw. die Institution, an der sie arbeiten) genetisch manipulierte Organismen oder – früher undenkbar – diagnostische Tests patentieren lassen. Dies sind erste Schritte auf einem gefährlichen Weg, der dahin führen könnte, daß letztlich auch therapeutische Techniken

---

[7] Laut Frankf. Allg. Zeitung vom 17. 02. 1993 S.N3 ergab eine Umfrage bei 178 Allgemeinärzten aus dem Raum Freiburg, daß weniger als 5 (!)% ausschließlich schulmedizinsch behandeln; durchschnittlich verwandte jeder Arzt vier alternative Methoden. Über 80% gaben an, Medikamente und Methoden anzuwenden, für die kein eindeutiger Wirkungsnachweis vorliegt, weil sie damit „gute Erfahrungen" gemacht hätten, d. h. der „Post-hoc-ergo-propter-hoc"-Irrtum sitzt fest in den Köpfen. Wenn auch nicht repräsentativ für Fach- und Klinikärzte, so demonstrieren diese Zahlen doch in erschreckender Weise die gravierenden Mängel unsres Medizinstudiums, aber auch einer qualifizierten Weiterbildung zum Allgemeinarzt, die viele praktische Ärzte zudem überhaupt nicht aufweisen.

patentiert werden und dann nur noch gegen Lizenzgebühren vorgenommen werden dürfen. Bei den Arzneimitteln ist das ja der Fall, aber auch berechtigt, denn sie werden von kommerziellen Unternehmen entwickelt und hergestellt, denen es der Patentschutz ermöglicht, aus den Gewinnen die Forschung zu refinanzieren. In der Medizin sollte es dabei bleiben, daß jedem Arzt jedes diagnostische und therapeutische Verfahren, das er beherrscht, zur freien Verfügung steht. Dem Erfinder bleibt der wissenschaftliche Ruhm; oft wird ja sogar sein Name mit dem Namen des neuen Verfahrens fest verbunden, und das macht ihn weltweit bekannt.

Die Grauzone liegt dort, wo klinische Prüfungen gegen Geld erfolgen oder wo durch Gewährung geldwerter Vorteile (Einladungen, Reisen, Forschungsmittel) die Beziehungen zwischen Arzt und Industrie so eng werden, daß sie Unabhängigkeit und Objektivität des Arztes gefährden können. Man darf sich das nicht als plumpe Bestechung vorstellen: Hier das Geld, dafür mußt Du dieses sagen oder schreiben. Vielleicht gibt es das auch, aber gewöhnlich sind die Verknüpfungen subtiler. Großzügige Angebote von Forschungsmitteln oder Übernahme von Personalkosten führen zur Vornahme klinischer Prüfungen, die zwar im Firmeninteresse, nicht aber im wissenschaftlichen Interesse liegen, erst recht, wenn der prüfende Arzt eine direkte Vergütung pro Patient bekommt; Hilfe bei der Fertigstellung von Publikationen und deren Placierung in einer Zeitschrift; Übernahme der Reisekosten zu Symposien und Kongressen, wo ein entsprechender Vortrag gehalten wird; dazu entwickeln sich häufig angenehme menschliche Beziehungen zu den Mitarbeitern der Firmen, gefördert durch „Arbeitsessen" und kleine Geschenke – da entsteht ein Klima, in dem es einiger Unabhängigkeit und Standhaftigkeit bedarf, die reine Wahrheit über ein Präparat einer solchen Firma öffentlich zu sagen oder zu schreiben, nichts hinzuzufügen und vor allem auch nichts wegzulassen. Die seriösen Firmen wollen solche Wahrheit zwar unbedingt wissen, aber doch nicht immer gerade öffentlich.

Zweifellos werden von der Industrie gezahlte Sach- und Personalkosten hocherfreut akzeptiert, gerade angesichts der schlechten Ausstattung der Universitätskliniken mit Haushaltsmitteln für Forschungszwecke, und zumeist werden sie auch nicht nur für das betreffende Industrieprojekt, sondern für andere wissenschaftliche Arbeiten mitverwendet. Viele Kongresse oder Symposien würden ohne die Übernahme der Reisekosten der Teilnehmer durch die Pharmaindustrie überhaupt nicht oder nur in sehr viel kleinerem Rahmen stattfinden – was kein Unglück wäre, denn nicht wenige sind getarnte Marketingveranstaltungen, bei denen bestimmten Rednern zudem noch Vortragshonorare gezahlt werden. Der wissenschaftliche Ertrag ist gewöhnlich minimal und steht in keinem Verhältnis zum Aufwand, und das wenige, das vielleicht neu ist, käme immer noch rechtzeitig zur Kenntnis des interessierten Publikums, wenn es ein paar Monate später als Veröffentlichung erschiene. Müßten alle Reisekosten selbst getragen, offiziell beantragt oder aus Forschungsfonds bezahlt werden, käme der heute weit überzogene „Wissenschaftstourismus" bald zum Erliegen. Das würde den beteiligten Forschern viel Zeit für kreative Arbeit verschaffen, die nicht nur durch die Abwesenheit vom Arbeitsort, sondern auch durch die Vorbereitung und die Nacharbeit (Publikation der Vorträge) solcher Veranstaltungen verloren geht.

Sehr zu begrüßen ist dagegen die Förderung der Fachkongresse wissenschaftlicher Gesellschaften durch (meist mehrere) Firmen, sofern die Veranstalter standfest genug sind – das ist meist auch der Fall –, einen Einfluß auf das Programm nicht zuzulassen, wobei die Sponsorfirmen aber selbstverständlich Gelegenheit erhalten, außerhalb des wissenschaftlichen Programms für ihre Produkte zu werben. Als Unsitte muß man aber die zunehmende Tendenz bezeichnen, daß um einen großen internationalen Fachkongreß herum sog. Satellitensymposien veranstaltet werden, die ausschließlich von jeweils einzelnen Firmen finanziert und von ihnen sowohl inhaltlich wie in bezug auf die Auswahl und Honorierung der Vortragenden gestaltet werden. Von den 25 um den Kongreß 1992 der International Society of Hypertension veranstalteten Satellitensymposien gehören z. B. 19 zu dieser Art. Es sind Marketingveranstaltungen, auch wenn sie mit prominenten Wissenschaftlern garniert und einige Übersichtsreferate oder nichtproduktbezogene Vorträge gehalten werden.

Schon immer gab es Ärzte, die „Gefälligkeitsarbeiten" verfaßten, die freilich der Fachmann leicht als solche identifizieren konnte, und es gab Werbung, die ohne weiteres als Werbung erkennbar war: Die Anzeigen und die Aussendungen der Firmen, und auch bei den Ärztebesuchern war klar, zu welchem Zweck sie kamen. Seit den 70er Jahren ist hier ein Wandel eingetreten, einhergehend mit der Einführung des Begriffs „Marketing", der Produktplacierung im (meist gut besetzten) Markt. Dabei spielt zwar die oben beschriebene konventionelle Werbung nach wie vor eine Rolle, und die Zeitschriftenredaktionen können ein Lied von den Pressionen singen, denen sie gelegentlich ausgesetzt sind, wenn gute Anzeigenkunden auf der Veröffentlichung einer bestimmten Arbeit bestehen (Übersicht bei [79]). Aber das Marketing geht weiter als offene Werbung, ist raffinierter und wirksamer als diese, weil nicht mehr direkt erkennbar ist, daß es sich um Produktwerbung handelt. Um nur ein Beispiel zu nennen: Da gab es einmal die als Fortbildungsveranstaltung getarnten sog. „Therapeutischen Zirkel", in denen Ärzte von Marketingexperten einer Firma auf ein bestimmtes Produkt hin „konditioniert" wurden. Hauptsächlich sind es aber die industriegetragenen produktbezogenen Symposien, Kongresse, „Workshops" und Pressekonferenzen, die zum Ausgangspunkt weiterer Marketingaktivitäten werden. Die eingeladenen Medizinjournalisten, von denen einige nicht einmal Ärzte sind, verfassen in den folgenden Monaten scheinbar neutrale Berichte über diese Veranstaltungen, in denen zwar nichts direkt Falsches steht, in denen aber so hervorgehoben oder weggelassen wird, daß das herauskommt, was die Firma wünscht. Nur wenn, was selten vorkommt, im Kleindruck „Anzeige" darüber steht, oder – was auch nicht immer der Fall ist – der Name der Sponsorfirma irgendwo erscheint, merkt der Leser (vielleicht), worum es sich handelt; er wird bewußt irregeführt. Die Absicht der Irreführung kommt auch dadurch zum Ausdruck, daß sich das Layout des redaktionellen Teils und der getarnten Werbeartikel fast oder gar nicht unterscheidet; das gilt erst recht für die gekauften Beilagen mit Berichten über Firmenveranstaltungen, deren Titelseite genau der Titelseite der Zeitschrift entspricht. Bei der Verbreitung von solcherart Informationen spielen jene zahlreichen medizinischen Zeitschriften eine besondere Rolle, die die Ärzte unaufgefordert und kostenlos erhalten und die durch offene wie auch durch die getarnten Anzeigen in Form von Kongreßberichten etc. finanziert werden. Da sie oft auch einige gute Übersichtsartikel oder neutrale Arbeiten enthalten, werden sie gelesen.
Diese Form des subversiven Marketings beeinflußt in erheblichem Umfang das „Meinungsklima" in bezug auf bestimmte Behandlungsverfahren, wobei bewährte Therapien zugunsten vermeintlicher Fortschritte verdrängt werden, z. T. mit der Folge erheblicher Kostensteigerungen [19]. Das Überhandnehmen derartiger Aktivitäten hat in den USA jetzt zu einer Intervention der Food and Drug Administration geführt [58], welche die gewiß nicht industriefeindliche F.A.Z. [37] zu einem Kommentar mit dem bezeichnenden Titel „Agitprop" veranlaßte. Einzelheiten auch bei [79].

Es ist bedauerlich, daß selbst einzelne Firmen der forschenden pharmazeutischen Industrie, der wir so viele Fortschritte der Therapie verdanken, sich derartiger Methoden bedienen und ökonomischen Interessen Vorrang einräumen gegenüber der ethischen Verpflichtung, die jeder Hersteller von Arzneimitteln hat; Arzneimittel sind nun einmal kein Produkt wie Waschmittel oder Autos. Die forschende (!) pharmazeutische Industrie verdient unsere volle Unterstützung, und aus diesem Grunde habe ich z. B. mein Leben lang nur Originalpräparate forschender Firmen verordnet. Selbstverständlich gehört zu einer Marktwirtschaft auch Werbung, aber sie muß offen und als solche erkennbar sein. Die Redaktionen seriöser Zeitschriften sollten die ihnen angebotenen getarnten Werbeartikel, so sie sie überhaupt aufnehmen, nur außerhalb des redaktionellen Teils und **deutlich** lesbar gekennzeichnet als Anzeigen, Industrienachrichten o. ä. placieren, wie es im übrigen auch den gesetzlichen Vorschriften entspricht. Selbstverständlich gibt es auch seriöse, unabhängige Medizinjournalisten, die objektive Berichte über wissenschaftliche Kongresse liefern, meist dann im Auftrag der Redaktionen.

Manches an dieser unguten Situation ist nur möglich oder wird gefördert durch das Verhalten von Ärzten, gerade auch aus Universitätsinstituten und -kliniken. Das fängt damit an, daß bekannte Forscher reihenweise im sog. „Wissenschaftlichen Beirat" jener vielen kostenlos verschickten, fast ausschließlich firmenfinanzierten Zeitschriften erscheinen. Das bringt gewöhnlich finanziell nichts ein und kostet auch keine Zeit, denn sie werden meist gar nicht um Rat gefragt, da eine kritische Begutachtung der wenigen Originalarbeiten nicht erfolgt – aber sie merken vermutlich oft gar nicht, daß sie als wissenschaftliches Aushängeschild für einen Werbeträger mißbraucht werden. Die eingeladenen Redner auf den firmenfinanzierten Symposien, work-shops oder Kongressen werden zwar gut honoriert, aber ich glaube trotzdem nicht, daß sie Befunde fälschen oder unterdrücken. Jedoch führt die enge Beziehung zu den Firmen, erst recht, wenn große Mittel für eigene Forschungszwecke im Hintergrund stehen, eben doch dazu, bewußt oder unbewußt, daß der Tenor der Vorträge eine Schlagseite bekommt, tendenziell ist. Die Vorzüge des jeweils im Mittelpunkt stehenden Präparates müssen gar nicht einmal besonders hochgelobt werden, oft genügt es, die Nachteile oder Nebenwirkungen von Konkurrenzpräparaten hervorzuheben, mögen sie noch so belanglos sein. Schließlich gibt es jene meist jüngeren Forscher, die jede Neuentwicklung, mit der sie sich gerade näher befaßt haben, als „Präparat der ersten Wahl" deklarieren. Das kann auf ahnungsloser Naivität beruhen, aber es fällt schwer daran zu glauben, wenn derselbe Autor auf der Veranstaltung einer anderen Firma deren Präparat für die gleiche Indikation ebenfalls mit diesem Prädikat versieht. Solche Wissenschaftler sind nichts anderes als „habilitierte Pharmareferenten", und leider sind nicht nur jüngere, sondern auch renommierte Forscher unter ihnen – den Insidern auf dem betreffenden Fachgebiet wohlbekannt, aber eben nur diesen.

Es gehört zum Ehrenkodex jedes Wissenschaftlers, erst recht eines Klinikers, unbestechlich und nur der Wahrheit verpflichtet zu sein und nicht aus materiellen Gründen oder auch nur aus Gefälligkeit hiervon abzuweichen. Das wissen im übrigen die seriösen Firmen der pharmazeutischen Industrie durchaus zu schätzen und zu achten. Unter dieser Voraussetzung sind Forschungsbeihilfen von der Industrie keine Bestechung, sondern höchst willkommen und oft auch notwendig. Aber die früher unbekannte Unsitte, daß der ein neues Präparat prüfende Arzt außer ggf. einer Unkostenerstattung (für Laborkosten etc.) **pro Patient** ein Honorar erhält, sollte wieder verlassen werden. Nicht allein deswegen, weil daraus vielleicht ein Motiv für die unnötige Ausweitung einer Prüfung erwachsen könnte, sondern vor allem deshalb, weil der faulige Geruch eines Geschäfts entsteht, das auf Kosten eines Dritten, nämlich des Patienten, abgeschlossen wurde. Der Kliniker sollte eine therapeutische Prüfung nur übernehmen, wenn neue Erkenntnisse, ein Fortschritt möglich erscheinen; das darf er nicht nur, das ist an den Universitäten sogar seine Pflicht, für die es keiner gesonderten Vergütung bedarf. Bietet die Firma ein Honorar an, so sollte es eine globale, an Schwierigkeit und Umfang der Prüfung, jedenfalls nicht nur an der Patientenzahl orientierte Summe sein, die auf das Forschungskonto der Klinik oder Abteilung eingezahlt wird. Je mehr die von der Industrie eingebrachten Forschungsmittel als Honorare „neutralisiert" werden, d. h. ohne Bezug zu der betreffenden Studie und den daran beteiligten Ärzten später verwendet werden, um so besser. Dem nicht immer ganz unberechtigten Vorwurf, hier verdienten sich einzelne Ärzte auf Kosten der Patienten ein Zubrot, läßt sich dann viel leichter entgegentreten.

Schließlich wird viel zu viel **publiziert**. Das kostet Zeit bei denen, die es tun und bei denen, die es lesen müssen, auch wenn sie es nur überfliegen, um festzustellen, daß nichts Neues darin steht. Da soll es Kliniken geben (oder gegeben haben), bei denen der Chef sich ein- bis zweiwöchentlich bei jedem Assistenten erkundigt', was er geschrieben habe. Einige Nachwuchswissenschaftler aus solchen Institutionen haben pro Jahr 50–70 (!) Arbeiten publiziert, wie ihre Bewerbungsunterlagen ausweisen. Das bedeutet mindestens eine Publikation pro Woche – das kann nicht gut sein. Wer weiß, welchen Zeitaufwand eine sorgfältig abgefaßte Arbeit erfordert, die Gewinnung und Auswertung der Daten, die Formulierung des Textes, das Nachlesen in der Literatur, das Literaturverzeichnis, Tabellen und Abbildungen etc., später noch das Korrekturenlesen, und das alles neben der klinischen Arbeit, der Lehre und der Forschung – wer das weiß, für den ist es selbst mit Computerhilfe, einer guten Sekretärin und tüchtigen Assistenten unmöglich, jede Woche eine Arbeit fertigzustellen, die Hand und Fuß hat und wenigstens etwas Neues bringt. Erst recht ist das unmöglich für einen Assistenten, der noch unmittelbar „handwerklich" in der Forschung arbeitet und selbst die Auswertung vornimmt. Sieht man sich solche Massenproduktion im einzelnen an, stellt sich heraus: Dasselbe Ergebnis wird mehrfach mit kleinen Varianten veröffentlicht, oder der Betreffende ist Mitglied einer 6köpfigen Arbeitsgruppe, in der jeder auf jeder Publikation erscheint, auch wenn das Ergebnis von einem oder zweien erarbeitet wurde und er nur den Rechner bedient hat, oder es ist eine von einem betreuten Doktoranden erarbeitete Kasuistik, oder es ist ein Vortrag auf irgendeinem firmenfinanzierten Symposium etc. Wie auch immer – es ist schon viel, wenn ein Wissenschaftler einmal im Leben eine umwälzende Entdeckung macht (die allerwenigsten haben dieses Glück), oder zu mehreren kleineren aber doch bedeutenden Fortschritten der Wissenschaft beiträgt und vielleicht noch jedes Jahr ein oder zwei Teilproblemchen handwerklich gut löst (den meisten gelingt überhaupt nur dies), d. h. eine oder einige wirklich gute Arbeiten pro Jahr sind ein höherer Qualitätsbeweis als 50 der obengenannten Art.

Bei den Chefs oder den Leitern großer Arbeitsgruppen entsteht die lange Liste der Publikationen auf etwas andere Weise. An sie werden oft Wünsche nach Vorträgen, die dann publiziert werden, oder auch nach Übersichten oder Reviewartikeln herangetragen, die äußerst zeitraubend sind und denen sie sich schwer entziehen können oder wollen. Sicher stimulieren nicht wenige ihre Mitarbeiter durch Ideen, Anregungen und Kritik. Aber während früher der Name des Chefs auf jeder Publikation aus seinem Arbeitskreis an erster Stelle stand (Assistentenspott: „Mein Vorname ist X (Name des Chefs)), ist dessen Name nun nach hinten an die letzte Stelle der Autorenreihe gerückt, auch wenn er weder einen Gedanken beigesteuert hat noch Einzelheiten der Methodik übersieht geschweige denn kontrolliert hat, sondern lediglich die Arbeitsmöglichkeiten seiner Mitarbeiter sichergestellt, also seine selbstverständliche Pflicht getan hat. Sein Name ist eine Art Gütesiegel für die Arbeit, und wie er damit hereinfallen kann, hat sich kürzlich in den USA gezeigt (gefälschte Laborbücher). Muß diese Publikationssucht (oder ist es Publicitysucht?) auch renommierter Wissenschaftler eigentlich sein? Wenn einer oder mehrere Mitarbeiter eine Arbeit in allen Phasen allein produziert haben, sollen er oder sie sie auch allein publizieren, sie brauchen weder „Vor"- noch „Nachnamen", sie haben die Ehre, aber auch die Verantwortung, und falls ein Gütesiegel überhaupt für nötig gehalten wird, ist es (vielleicht) die Institution.

Sieht man die Fülle von klinischen Zeitschriften mit einer Flut von Publikationen und so wenig Substanz an wissenschaftlich oder praktisch wirklich Neuem und Wichtigem, so drängt sich der Gedanke auf: Eigentlich benötigt man, ähnlich wie in den theoretischen Disziplinen, nur solche Zeitschriften, in denen wissenschaftliche Originalarbeiten nach strenger Begutachtung erscheinen, und dazu für jedes klinische Fachgebiet ein oder zwei Periodika, die nichts anderes als völlig industrieunabhängige, hochqualifizierte Fortbildung aus erster Hand enthalten. Jeder nicht selbst forschende praktisch tätige Arzt brauchte dann nur noch eine solche Zeitschrift zu abonnieren und zu lesen.

Gelegentlich gewinnt man den Eindruck, daß auf manchen Gebieten – und zwar nicht nur in der Medizin – den Wissenschaftlern die Probleme ausgehen, zumindest die wichtigen, und sie sich dann mit Verve auf marginale Fragen stürzen.

Als Beispiele könnte ich aus meinem eigenen früheren Arbeitsgebiet etwa die Messung des Belastungsblutdrucks oder die Messung des 24-Stunden-Blutdrucks anführen. Beides sind schon vor Jahrzehnten vielfach bearbeitete und jetzt mit neuer Technik wieder aufgenommene Verfahren. Berge von Literatur, teilweise von schlechter Qualität, werden produziert und – man möchte ja nicht „l'art pour l'art" betreiben – Empfehlungen zur Einführung in die Praxis (einschließlich der Honorierung) gegeben, obwohl die entscheidenden Voraussetzungen für solche Empfehlungen in beiden Beispielen nicht gegeben sind: Eine Standardisierung der Methodik, insbesondere der Untersuchungsbedingungen, fehlt; für die behauptete prognostische, diagnostische und therapeutische Bedeutung fehlt der Vergleich mit herkömmlichen Verfahren und noch einiges mehr.

Der Homo ludens im Wissenschaftler, sein Spaß am Spiel mit der Technik, und der Homo faber in ihm, der ein Werk, eine Arbeit schaffen will, setzen oft Aktivitäten in Gang, bei denen zuerst darauflos gemessen und registriert und die eigentliche Fragestellung dann hinterher formuliert wird. Man erlebt das gelegentlich auch in anderer Form, nämlich daß ein frisch aus einem theoretischen Institut kommender Assistent in der Klinik eine Methode aufbaut, mit der er dort erfolgreich wissenschaftlich gearbeitet hat und nun in der Klinik verzweifelt nach sinnvollen Anwendungsmöglichkeiten sucht. Wenn das gelingt, kann es höchst fruchtbar sein, wenn es, wie leider öfter, ganz oder teilweise mißlingt, reicht es vielleicht noch gerade zu einer Habilitation, dann ist die Methode in der Klinik vergessen und die teuren Apparate verstauben.

Viele junge Wissenschaftler sehen sich gezwungen, diesen Weg zu gehen, weil die Klinikchefs oft nur wissenschaftliche Assistenten einstellen, die vorher einige Jahre in der theoretischen Medizin gearbeitet haben. Das schadet zwar sicher nicht, es fördert wissenschaftliches Denken und Handeln und weitet den Horizont, aber ist letztlich doch wenigstens teilweise eine Verschwendung kostbarer Lebensarbeitszeit. Besser scheint mir, daß derjenige, der klinisch-wissenschaftlich arbeiten will, zuerst in eine Klinik eintritt, sich dort orientiert und für ein Wissenschaftsgebiet entscheidet, sich vielleicht schon einer Arbeitsgruppe anschließt, und dann gezielt in ein theoretisches Institut geht, möglichst in eines der besten der Welt auf seinem Gebiet. Dort soll er das lernen, was die Klinik braucht. Ich weiß, daß manche Theoretiker solcherart Assistenten mit konkreten Ausbildungswünschen nicht besonders schätzen, weil sie sie nicht für andere, ebenso wichtige, aber klinikferne Aufgaben einsetzen können – aber für den künftigen klinischen Wissenschaftler und auch für die forschende Klinik ist dieser Weg der bessere.

Im Prinzip sollte eben doch bei jedem Forschungsprojekt – und mutatis mutandis gilt das auch für die Gestaltung der Biographie des Wissenschaftlers – zuerst die Fragestellung (das Ziel) formuliert und dann die entsprechenden Methoden (der Weg) gewählt werden. Kein Zweifel, daß Abweichungen von diesem Prinzip aus Unkenntnis, bewußt oder durch äußere Umstände erzwungen oft vorkommen und sich auch als nützlich erweisen können, aber im Ganzen bewahrt seine Beachtung am ehesten vor Fehlschlägen, Zeitverlusten und Sackgassen.

Betrachtet man die Forschung, und auch das gilt wohl nicht nur für die Medizin, von ihren Ergebnissen her, so scheint mir, daß fast alles wirklich Neue, der Fortschritt durch Erkenntniszuwachs, von kleinen kreativen Arbeitsgruppen kommt, manchmal auch dadurch, daß sich einzelne von ihnen national oder international aus eigenem Antrieb zu kooperativen Studien verabreden. Dagegen scheinen die großangelegte, öffentlich hochsubventionierte und organisierte sogenannte Verbundforschung, ministerielle Großprojekte und auch einige der Sonderforschungsbereiche der Deutschen Forschungsgemeinschaft kaum mehr zu erbringen als das, was nicht auch ohne den großen Aufwand an Organisation, Papier und Geld zustande gekommen wäre, durch wenige kleine aktive und einfallsreiche Gruppen. Das liegt wohl auch daran, daß die Projektziele zu vage beschrieben sind, z. B. „Forschung und Entwicklung im Dienste der Gesundheit", „Tumorforschung", „Nierenkrankheiten" etc. Unter solchen allgemeinen Titeln läßt sich alles und jedes, sinnvolles und wenig sinnvolles unterbringen, und wenn Forschergruppen nicht freiwillig und spontan kooperieren, bringt sie ein Sonderforschungsbereich zwar von Zeit zu Zeit an einen Tisch, aber trotzdem nicht zur Zusammenarbeit. Oft ist er nur ein Finanzierungs-, aber kein Forschungsverbund. Richtiger erschiene mir, für wichtig erachtete, öffentlich zu fördernde Forschung eindeutig benannte und begrenzte Forschungsziele festzulegen, z. B.

„Entstehung, Verhütung und Behandlung der Glomerulonephritis", „klinischer Wirksamkeitsnachweis der Tumortherapie mit Mistelpräparaten" o. ä., jedenfalls ganz konkrete Projekte. Für die Beurteilung der Bewerbungen um Mittel für derartige Projekte sollte man sich des Sachverstands der Deutschen Forschungsgemeinschaft bedienen. Die Konzentration der auf absehbare Zeit knappen öffentlichen Gelder auf konkrete Fragestellungen ist auf jeden Fall dem Gießkannenprinzip vorzuziehen. Freiwerdende Mittel sollten besser über die Forschungsgemeinschaft oder die Max-Planck-Gesellschaft für die so wichtige „zweckfreie" Grundlagenforschung eingesetzt werden.

Der wissenschaftliche Fortschritt in der Medizin ist bisher jedenfalls noch nie am Geld gescheitert. Meist wurde er vom sprichwörtlichen „Gelehrten im stillen Kämmerlein" getragen, aber das heißt nicht, daß Forschung die Öffentlichkeit scheuen sollte, im Gegenteil. Zwei Mißstände im Verhältnis von Wissenschaft und Öffentlichkeit müssen hier aber erwähnt werden.

Da treten Forschergruppen mit irgendeinem Ergebnis ihrer Arbeit an die Öffentlichkeit, das dann sensationell aufgemacht durch alle Medien geistert. Vom „Durchbruch in der Krebstherapie" ist die Rede, oder etwa daß „der Impfstoff gegen Aids in Kürze verfügbar" sei. In Wirklichkeit handelt es sich um irgendein Mosaiksteinchen, und oft kein entscheidendes. Das Ergebnis ist Irreführung der Öffentlichkeit, oder für unheilbar Kranke ein Wechselbad von Hoffnung und Enttäuschung. Die beteiligten Forscher haben sich selbst vielleicht viel zurückhaltender geäußert, oder der Referent für Öffentlichkeitsarbeit der Universität hat etwas dick aufgetragen. Aber ganz unschuldig sind die Wissenschaftler nicht; sie waren zumindest unvorsichtig, wenn nicht sogar Eitelkeit und Profilierungssucht mitgewirkt haben.

Manchmal kann man auch lesen, in der Fach-, aber auch in der allgemeinen Presse, daß ein Wissenschaftler auf irgendeinem und manchmal etwas entlegenen Teilgebiet(chen) eine Störung oder eine bestimmte Therapie entdeckt oder auch nur eingehender untersucht hat; womöglich hat sich noch ein Symposium oder ein Kongress damit befaßt. Da heißt es dann gleich, daß jeder 5. oder jeder 20. Bundesbürger an dieser Störung leide oder jener Therapie bedürfe, hochgerechnet also Hunderttausende oder Millionen, aber die praktischen Ärzte würden das nicht wissen oder nicht anwenden. Ich frage mich immer, wie solche Hochrechnungen zustandekommen und was sie wert sind, denn wenn man über einige Jahre hin solcherart Behauptungen verfolgt und sie alle für bare Münze nähme, dürfte es überhaupt keinen Menschen mehr geben, der nicht an einer oder mehreren Krankheiten litte oder einer bestimmten Therapie bedürfte. Aber der Augenschein im Alltag und erst recht in der ärztlichen Praxis zeigt doch, daß es eine ganze Menge Leute gibt, die einfach gesund sind und keinerlei Behandlung nötig haben. Der Verdacht drängt sich auf, daß hier in wichtigtuerischer Weise die Bedeutung der eigenen Arbeit hochgespielt wird. Aber noch etwas anderes stört bei dieser Art von Verlautbarungen: Die praktizierenden Ärzte werden oft pauschal als ignorante Schwachköpfe hingestellt, weil sie angeblich oder tatsächlich dieses Spezialproblem(chen) nicht kennen. Das mag ja durchaus vorkommen, aber meist demonstrieren die neunmalklugen Ankläger damit nur, daß sie von ärztlicher Allgemeinpraxis wenig Ahnung haben. Kein Allgemeinarzt, überhaupt kein Arzt, kennt sämtliche Krankheiten oder Störungen und alle Therapien im Detail; er selektiert sein Wissen nach dem, was er praktisch am häufigsten sieht und am meisten braucht. Das ist mehr als genug, und akademischer Hochmut über echte oder vermeintliche Defizite ist in den genannten Fällen fehl am Platze. Wer glaubt, ein Problem aus seinem persönlichen Spezialgebiet sei praktisch wichtig, sollte das nicht nur mit glaubwürdigen Zahlen belegen, sondern vor allem daran denken, daß es in jedem Fall für den praktizierenden Arzt nur eines unter einigen hundert anderen Problemen ist, ein seltenes, oder eines, das er zwar vielleicht kennen sollte, aber nicht unbedingt selbst behandeln können muß. Da sind dann allenfalls einige gut begründete, aber ganz einfache Regeln für die Praxis gefragt, aber keine weltfremden Forderungen von der Art, daß „jeder Arzt das wissen (oder können) müsse".

Anmerkungen zum Gespräch mit dem Patienten

Hier soll nicht die Rede sein von der ärztlichen Gesprächsführung in der Sprechstunde, der Technik der Anamneseerhebung, den Verfahren zur Erreichung einer möglichst guten Therapiebefolgung („Compliance") oder ähnlichem. Dazu gibt es ausreichend Literatur, vieles kann im Studium, manches durch einen vorbildhaften Lehrer in der Assistentenzeit gelernt werden. Vielmehr werden einige allgemeine Gesichtspunkte besprochen, die – und das ist der Grund für die Erwähnung in diesem Buch – für das Ansehen und die Akzeptanz der wissenschaftlichen Medizin von großer Bedeutung sind.

Wenn man sich im Freundes- und Bekanntenkreis umhört oder die oft nur beiläufigen Bemerkungen, manchmal aber auch offenen Klagen von Patienten bei der Schilderung ihrer Vorgeschichte ernst nimmt, so schälen sich einige Kritikpunkte heraus, die häufig wiederkehren: Der Arzt hatte keine Zeit, es ging alles hoppla-hopp; er hat mir diese Tabletten verschrieben, aber nachdem ich den Beipackzettel gelesen habe, habe ich sie nicht genommen; er hat mir nicht gesagt (erklärt), was mir denn eigentlich fehlt; in der Klinik haben sie mich auf den Kopf gestellt und dann hat der Stationsarzt gesagt, mir fehlt nichts; den Chefarzt habe ich nicht einmal gesehen, der war auf einem Kongreß; als mein Vater im Krankenhaus starb, hat mir die Schwester gesagt, er habe es am Herzen gehabt, den Arzt habe ich niemals erreichen können – man könnte diese Aufzählung beliebig weiterführen. Offensichtlich bestehen Kommunikationsstörungen zwischen Arzt und Patient, teils äußerlicher Art, teilweise aber auch Form und Inhalt des ärztlichen Gesprächs betreffend, oft beides gleichzeitig. **Hier besteht ein schweres, vielleicht das schwerste Defizit unserer ärztlichen Versorgung, in der Praxis wie in der Klinik, und obwohl es nichts mit der „Schulmedizin" zu tun hat, wird es ihr zugerechnet.**

Zweifellos gibt es Patienten, die Gespräche in einer Ausführlichkeit erwarten, die einen Zeitaufwand von einer Stunde oder mehr erfordern würde. Außer in der psychiatrischen oder psychotherapeutischen Praxis kann sich ein Arzt solchen Zeitaufwand nur ausnahmsweise leisten, jede Praxis bräche sonst organisatorisch zusammen, und natürlich auch finanziell. Denn die Vergütung für solche

Gespräche ist mehr als bescheiden, selbst in der Privatpraxis, erst recht in der Kassenpraxis. Was ein einstündiges Beratungsgespräch tatsächlich kosten würde, läßt sich den Rechnungen von Anwälten entnehmen (wobei beim Arzt als „Streitwert" Gesundheit oder Leben des Patienten anzusetzen wäre). Außer bei „Bagatellfällen" – wobei nicht alles, was dem Arzt als Bagatelle erscheint, auch für den Patienten eine ist – sollte wenigstens einmal am Anfang und am Ende einer Behandlung Zeit für ein 10–15 min dauerndes ungestörtes und konzentriertes Gespräch sein, nicht zwischen Tür und Angel, nicht auf einem turbulenten Krankenhausflur. Die Heilpraktiker haben offenbar diese Zeit, wobei diese Behauptung unvereinbar ist mit dem großen Zulauf, den sie angeblich haben. Der Patient oder seine Angehörigen haben Anspruch auf Gespräch und Auskunft **durch den Arzt**, nicht durch Schwestern, Sekretärinnen oder Arzthelferinnen. Das gilt in der Praxis wie im Krankenhaus; bei schwierigen oder lebensgefährlichen Erkrankungen ist außerdem der Chef oder der Oberarzt, nicht der jüngste Assistent der Gesprächspartner.

Stundenlange Wartezeiten oder Zeitmangel sind entweder Ausdruck schlechter Organisation, oder die Praxis oder die Krankenhausabteilung sind zu groß, um eine gewissenhafte Erfüllung ärztlicher Pflichten zu gewährleisten; dann sollte geteilt werden. Die nicht-ärztlichen Tätigkeiten von Chefärzten oder Klinikdirektoren wie Verwaltung, Fortbildungsvorträge, Kongreßreisen, Leitung von Schulen für Heilhilfsberufe, in Universitätskliniken zusätzlich Studentenunterricht, wissenschaftliche Arbeit, akademische Selbstverwaltung usw., sind teils unabweisbar, teils aber auch selbst gewollt (vor allem Ehrenämter), aus welchen Gründen auch immer, und dann auch vermeidbar. Ein meist abwesender, verhinderter oder von der Sekretärin verleugneter Chef ist jedenfalls fehl an seinem Platz. Halbgötter, die über den Wolken (bzw. der Klinik) schweben und womöglich noch, arrogant oder distanzlos, Mitarbeiter oder Patienten duzen, sind nicht mehr zeitgemäß.

Zum Inhalt des Arztgespräches sei hier nur so viel gesagt, daß der Patient verstehen soll, woran er leidet (oder nicht leidet), welche Chancen, Nachteile und manchmal auch Gefahren die vorgeschlagene Behandlung bietet, ob es eine akute vorübergehende Krankheit oder ein chronisches, eine Langzeittherapie erforderndes Leiden ist. Das kann auch bedeuten, zuzugeben, daß man nicht oder noch nicht weiß, was vorliegt und die dann vorgesehene Strategie erläutert, Diagnostik, Therapie, Zuziehung von Spezialisten oder Abwarten. Tut man das nicht, läuft der Patient weiter von Arzt zu Arzt, bis im Verlauf der Krankheit durch neuauftretende Symptome die Diagnose plötzlich klar wird. In den Augen des Patienten ist dann der zufällig letzte Arzt der Könner, alle vorherigen sind Stümper.

Die zunehmende „Verrechtlichung" der ärztlichen Tätigkeit auf dem Gebiet der **Patientenaufklärung** mit drohender Beweislastumkehr bei der Schadenshaftung, auch die Produzentenhaftung haben vermutlich ebensoviel Schaden wie Nutzen bewirkt. Nützlich war sicher die dadurch erzielte genauere Patientenaufklärung, mehr Zurückhaltung bei bestimmten riskanten Eingriffen, größere Sorgfalt bei der Arzneimittelprüfung durch die pharmazeutische Industrie. Aber die in höchstrichterlicher Rechtsprechung festgelegten formalen Anforderungen an eine ausreichende Aufklärung sind in mancher Hinsicht praxisfremd. Vor einem diagnostischen oder chirurgischen Eingriff reicht die Unterschrift unter ein ausführliches, auf den betreffenden Eingriff bezogenes, meist noch handschriftlich individuell ergänztes Schriftstück, in dem die Risiken vollständiger und besser formuliert sind als es bei mündlicher Aufklärung oft möglich ist, als Nachweis für die erfolgte Aufklärung nicht aus – es sei kein Beweis, sondern nur ein Indiz, daß ausreichend aufgeklärt worden sei. Die im bürgerlichen Recht akzeptierte Verbindlichkeit einer Unterschrift, die ja auch sonst im Leben gelegentlich unter Zeitdruck oder leichtfertig geleistet wird, gilt hier offensichtlich nicht. Stets müsse außerdem auch mündlich aufgeklärt werden – das wird jeder gewissenhafte Arzt ohnehin tun –, aber diese mündliche Aufklärung soll unter Zeugen erfolgen **und** dies im Krankenblatt dokumentiert werden. Zeugen werden in der Regel ein anderer Arzt, eine Schwester oder ein Pfleger sein müssen, die nicht nur von ihrer eigentlichen Arbeit abgehalten werden, sondern auch die gerade in solcher Situation wichtige vertrauensvolle Atmosphäre eines Zweiergesprächs von Arzt und Patient stören. Folgt der Arzt nicht diesem juristischen Überperfektionismus, läuft er Gefahr, daß im Falle eines Schadens wegen nicht nachgewiesener ausreichender Aufklärung die Beweislast umgekehrt wird. Unsinnig ist z. B. auch die jüngste Entscheidung eines höchsten Gerichts, daß ein Patient vor jeder Operation, bei der eine Bluttransfusion erforderlich werden könnte (das kann ausnahmsweise schon einmal bei einer Biopsie der Fall sein), über die Möglichkeit der Übertragung von Aids aufgeklärt werden muß, d. h. über ein Risiko, das unter unseren Verhältnissen derzeit kleiner als 1 : 300000 ist. Das Todesrisiko eines Zigarettenrauchers ist 20mal größer. Man müßte dann auch noch darüber aufklären, daß bei der Fahrt mit dem Krankenwagen in die Klinik ein Verkehrsunfall eintreten könnte.

Praktisch kann das dann so aussehen, daß ein Patient, der operiert werden soll, 3mal mündlich und schriftlich „aufgeklärt" wird: Zuerst von seinem Hausarzt oder dem Klinikinternisten (auch der zuweisende Arzt ist aufklärungspflichtig), dann vom Operateur und schließlich vom Anästhesisten. Mehrfach muß ein Formular mit den fürchterlichsten Komplikationen (auch wenn sie extrem selten, aber typisch sind) unterschrieben werden, den Ärzten bleibt bei der gegebenen Rechtslage nichts weiter übrig. Statt eines zwar beklommenen, aber doch vertrauens- und hoffnungsvollen Patienten wird dann ein völlig verunsicherter, ängstlicher, sich die schlimmsten Komplikationen vorstellender Mensch in den Operationssaal gefahren: Keine gute Ausgangssituation.
Typischer Fall: Nachdem einem intelligenten, verständigen Patienten 10 min lang die Chancen und Risiken eines Eingriffs und seiner Unterlassung ausführlich erklärt worden sind, sagt er: „Herr Professor, ich bin ganz durcheinander. Sagen Sie mir, was ich machen soll, ich mache das, was Sie sagen."

Hier müssen vernünftige, nicht formalistische Wege begangen werden. Die Aufklärung sollte ausführlich und verantwortlich nur einmal, und zwar durch den den Eingriff vornehmenden Chirurgen erfolgen. Der zuweisende Arzt wird ohnehin Sinn und Risiken einer vorgesehenen Operation in allgemeiner Form (und ohne Formular!) erörtern, um dem Patienten eine Vorentscheidung zu ermöglichen. Von Notfällen und bewußtlosen Patienten abgesehen, bei denen besondere Regeln gelten, sollte der Patient genügend Zeit haben, ein von Ärzten, nicht von Juristen, einfühlsam und verständlich formuliertes und dennoch juristisch stichhaltiges Aufklärungsformular zu lesen, das zudem durch zusätzliche individuelle Gesichtspunkte ergänzt wird. Ebenso sollte es gleichzeitig die Aufklärung über die gewählte Anästhesiemethode enthalten, so daß der Patient nur einmal unterschreiben muß. Der Chirurg und der Anästhesist werden ihn am Tag vor der Operation noch einmal untersuchen und bei dieser Gelegenheit das Formular erwähnen und Fragen des Patienten beantworten; dies wird auf dem Formular von beiden Ärzten schriftlich festgehalten. Von da ab ist die Aufklärung beendet. Am Morgen des Operationstages, auf dem Weg zum OP, beim Aufenthalt im Vorraum haben alle Arztkontakte nur noch das Ziel, dem Patienten ruhiges Vertrauen zu vermitteln. Daß hierzu Hektik, Lärm, unwirsches Personal, der Anblick blutbefleckter Kittel oder intubierter Patienten nicht beitragen, ist klar. Die Abstellung solcher aus Gedankenlosigkeit entstehender Mißstände ist Aufgabe jedes Arztes, in erster Linie des Chefs.

Der eben geschilderte Fall demonstriert zugleich, daß die juristische Fiktion, der Patient sei ein nach Aufklärung in freier Selbstbestimmung entscheidender Mensch, in den meisten Fällen nicht zutrifft, häufig nicht einmal dann, wenn der Patient selbst Arzt ist. „Jede Krankheit entmündigt" hat ein führender Psychosomatiker (Hahn [49]) gesagt. Das liegt einmal an den Unterschieden im medizinischen Wissen zwischen Arzt und Patient, zum anderen hat es psychologische Gründe.

Ein **unterschiedlicher Wissensstand** besteht selbst zwischen Ärzten, wenn einer Rat bei einem anderen, z. B. einem Spezialisten, sucht, aber die Aufklärung ist wesentlich einfacher, weil medizinisches Grundwissen und Fachsprache beiden gemeinsam sind. Dem Patienten dagegen muß zuerst die Art einer Komplikation oder Nebenwirkung erklärt werden, um was es sich überhaupt handelt, und dann welche Bedeutung, welche Folgen, welche Prognose sie hat. Macht man das so ausführlich, daß der Patient das für ein Urteil nötige vollständige Bild bekommt, kann das zu einer kleinen Vorlesung ausarten, mit der Gefahr der Verwirrung und Ratlosigkeit – siehe obiges Beispiel. Jede Vereinfachung oder Verkürzung der oft für Laien schwierigen Sachverhalte bedeutet aber unterschiedlichen Wissensstand zu ungunsten des Patienten und hat damit auch Einfluß auf seine Willensbildung. Das ist erst recht der Fall, wenn man, wie wir das wohl alle häufig tun, die Vorteile einer vorgeschlagenen Therapie hervorhebt, die Nachteile eher bagatellisiert (oder umgekehrt), weil wir selbst eine bestimmte Entscheidung für richtig halten und den Patienten in diesem Sinne zu seinem Besten (wie wir es verstehen!) beeinflussen wollen. Das ist, um es beim Namen zu nennen, natürlich Manipulation des Patientenwillens, allerdings, wie wir glauben, in seinem wohlverstandenen Interesse, und wir tun dies in dem Wissen, daß ein absoluter Informationsgleichstand, eine wirklich vollständige Aufklärung in den meisten Fällen eine Fiktion ist. Das gilt dann selbstverständlich auch für die aus solcher Situation resultierende vermeintlich freie Willensentscheidung des Patienten. All das erhält noch besonderes Gewicht, wenn es sich um Patienten mit niedrigem Intelligenz- oder Bildungsgrad handelt.

In diesem Zusammenhang gewinnen die Schwierigkeiten vieler Menschen bei der vernünftigen Einschätzung von Risiken Bedeutung. Hohe Risiken, z. B. bei vielen gefährlichen Sportarten, sind gesellschaftlich akzeptiert, andere ungleich geringere, etwa bei Arzneimitteln oder in der Umwelttoxikologie, gelten als untragbar (s. auch [53]). Ohne auf dieses komplexe und interessante Gebiet näher einzugehen, sei hier nur vermerkt, daß auch eine quantitative Beurteilung von medizinischen Risiken den meisten Patienten nicht geläufig ist, hier also die vernünftige Einschätzung einer gewöhnlich in Prozent ausgedrückten Komplikationsrate. Eine Blutungskomplikation in 1%, mit tödlichem Ausgang in 1‰ der Fälle, das klingt schlimm. Aber es hört sich für den Patienten schon anders an, wenn man sagt: In 99 von 100 Fällen tritt das nicht ein, 999 von 1000 Patienten überleben die Operation.

Nicht anders als eine Operation, die juristisch freilich immer noch als Körperverletzung gilt, ist auch jede Arzneimitteltherapie ein Eingriff in die körperliche Integrität des Patienten, gleichgültig, ob sie mit schulmedizinischen Pharmaka oder mit denen der Alternativmedizin erfolgt und ob die Medikamente injiziert oder per os eingenommen werden. Daher muß auch hier über Nutzen und Risiko aufgeklärt werden, um dem Patienten eine Entscheidung zu ermöglichen. Zum Glück sind die formalen Anforderungen hierbei noch nicht so juristisch festgeschrieben wie bei Operationen, aber deshalb darf die Aufklärung nicht ganz entfallen. Zwar ist bei den zugelassenen Medikamenten der wissenschaftlichen Medizin die Nutzen-Risikoabwägung **im allgemeinen** zugunsten des Nutzens positiv zu beantworten, aber leider hat die Novellierung des Arzneimittelgesetzes 1976 nicht bewirkt – was damals schon alle Sachkenner vorausgesehen haben –, daß nur nachweisbar wirksame Medikamente vom BGA zugelassen werden; die nicht endende Diskussion um Positiv- oder Negativlisten, die ja sonst überflüssig wären, belegt dies nur zu deutlich. Bei fehlender Wirkung ist jedes, bei fraglicher zumindest jedes schwere Risiko zu hoch. Das gilt natürlich auch für die Präparate der alternativen Medizin. Ein lebensbedrohlicher anaphylaktischer Schock eines Gesunden nach parenteraler Gabe eines angeblichen Immunstimulans pflanzlicher Herkunft ist nicht akzeptabel, wenn für das Präparat noch nie eine klinisch relevante immunstimulierende Wirkung nachgewiesen wurde.

Der Nutzen wird aber nicht nur von Wirkung und Wirksamkeit (vgl. S. 85) des Medikaments selbst bestimmt, sondern auch von der Indikationsstellung zu seiner Anwendung im konkreten Einzelfall; das gleiche gilt für das Risiko der Therapie. Diese für den Arzt oft schon schwer zu übersehenden Zusammenhänge dem Patienten klar zu machen, ist natürlich noch schwieriger, meist unmöglich. Das entsprechende Aufklärungsgespräch kann daher sowohl aus Zeit- wie aus Verständnisgründen niemals erschöpfend sein, sondern wird immer nur auf die wichtigsten Aspekte begrenzt sein müssen. Der Strafrechtler Samson [94] hat dargelegt, daß der Arzt den Patienten bei seiner Nutzen-Risiko-Abwägung zu beraten hat oder diese anstelle des Patienten, legitimiert durch dessen auf Vertrauen basierenden Behandlungsauftrag, auch vollständig selbst treffen kann.

Jedoch wird das Risiko der Therapie ohne Zutun des Arztes dem Patienten drastisch vor Augen geführt, wenn er nach Hause kommt und den **Beipackzettel** des gerade erworbenen Medikamentes durchliest. Das muß für jeden medizinischen Laien ein wahrer Horrortrip sein.

Wohl mit als Folge der Produkthaftung sind seitenweise auch die seltensten Nebenwirkungen, die selbst mancher Arzt noch nie gesehen hat, aufgelistet, häufig unter ihren lateinisch/ griechischen, dem Patienten größtenteils unverständlichen Fachbezeichnungen. Dieser registriert aber vor allem das, was er versteht: „Schock", „Hepatitis", „Blutbildveränderungen", „Sehstörungen", „Kreislaufkollaps", „Thrombosebildung", „Ohnmachtszustände", „Verwirrtheitszustände", „Lungenveränderungen", „Hirnhautentzündung", „Nierenversagen" usw., und er liest die Worte „Todesfälle", „mit tödlichem Ausgang", „Wiederbelebungsmaßnahmen" u. ä. Wer nach solcher Lektüre noch ein Medikament nimmt, von dem er glaubt, daß er es vielleicht doch nicht unbedingt braucht, muß starke Nerven haben oder seinem Arzt blind vertrauen.

Es wäre ja durchaus hinzunehmen, in gewisser Hinsicht sogar positiv zu sehen, wenn der so abgeschreckte Patient ein nicht unbedingt indiziertes Präparat nicht einnimmt, und tatsächlich soll ja ein großer Teil der verordneten Medikamente ungenutzt in den Hausapotheken lagern oder im Mülleimer landen. Manchmal geht er dann zu einem anderen Arzt und läßt sich ein Präparat der alternativen Medizin verschreiben, das weder nützt noch schadet (?), also eigentlich auch überflüssig ist, aber er ist beruhigt. Auch kann es durchaus einmal nützlich sein, wenn ein aufmerksamer Patient nach Lektüre des Beipackzettels seinen Arzt anruft und auf eine vielleicht übersehene Kontraindikation oder Arzneimittelwechselwirkung hinweist. Aber schlimm wird es, wenn eine notwendige Therapie aus unberechtigter Furcht vor Nebenwirkungen unterbleibt: Ein Mann mittleren Alters mit einer hochfieberhaften Angina tonsillaris, dem ich Penicillin verordnet habe, kommt 2 Tage später mit einem Peritonsillarabszeß wieder und gesteht, daß er das Penicillin aus Angst vor dem im Beipackzettel breit abgehandelten lebensbedrohlichen anaphylaktischem Schock nicht genommen habe; stattdessen hatte ihm eine Naturheilärztin Echinacin gespritzt. Beispiele ähnlicher Art gibt es zuhauf, und vieles bleibt von den verordnenden Ärzten unbemerkt. Tatsächlich ist der Beipackzettel heute zu einem Haupthindernis für eine geordnete Therapie mit guter „Compliance" geworden.

Die heutige Gestaltung des Beipackzettels hat aber noch einen weiteren Effekt, über den sich anscheinend weder die meisten Ärzte noch die pharmazeutische Industrie im klaren sind. Er erzeugt nämlich bei Millionen von Patienten jenes Bild von der wissenschaftlichen Medizin, das die alternativen Heiler aller Richtungen nur zu bereitwillig übernehmen und verstärken: Die Schulmedizin mit ihrer „Chemie", ihren „aggressiven" Mitteln ist schädlich und lebensgefährlich. Der Beipackzettel in seiner heutigen Form ist nicht nur ein Haupthindernis einer guten „Compliance", sondern auch ein mit jeder verkauften Arzneimittelpackung täglich hunderttausendfach verteiltes Pamphlet gegen die wissenschaftliche Medizin. Beide Effekte werden noch dadurch verstärkt, daß der **Nutzen** der Therapie – nicht zu verwechseln mit der Wirkung – entweder gar nicht oder nur mit ein, zwei Sätzen abgehandelt wird. Trotz der aufgelisteten unzähligen Nebenwirkungen taugt der Beipackzettel nicht einmal juristisch zur Patientenaufklärung, weil der Patient vieles gar nicht versteht. Er ist eine Mixtur von Arzt- und Patienteninformation, die beiden nicht gerecht wird. Selbstverständlich müssen Arzt und Patienteninformation getrennt werden, wie das z. B. in der Schweiz längst üblich ist. Die Produktinformation, die der Patient in Form des Beipackzettels in die Hand bekommt, muß ihm, in Bestätigung oder Ergänzung dessen, was er vom Arzt erfahren hat, die Nutzen-Risikoabschätzung erleichtern.

Der Nutzen muß ebenso ausführlich dargelegt werden wie die Risiken. Letztere sollen keineswegs bagatellisiert, aber in einer Sprache, die der Laie versteht, beschrieben werden, die Nebenwirkungen ihrer Bedeutung nach geordnet, die Symptome, die der Patient selbst wahrnimmt, beschrieben und gesagt werden, was er tun soll, wenn sie auftreten. Sollten sich juristische Aspekte – Produzentenhaftung – nicht mit einer „patientengerechten" Gestaltung des Beipackzettels vereinbaren lassen (was ich bezweifle), müßten sie zurücktreten. Rechtsgrundsätze müssen sich in vernünftiger Weise der Wirklichkeit anpassen, nicht umgekehrt.

Neben den Unterschieden im Wissensstand ist es aber vor allem die **psychologische Situation**, in der sich der hilfesuchende Patient befindet, besonders wenn er ernsthaft krank ist, die eine „Symmetrie" der Arzt-Patienten-Beziehung fast immer ausschließt. Zudem ist es sehr die Frage, ob diese von mancher Seite geforderte symmetrische Arzt-Patienten-Beziehung, die junge Psychiater in den 70er Jahren veranlaßte, den weißen Arztkittel[8] abzulegen, von den meisten Patienten überhaupt angestrebt wird. Der Patient „begibt sich ja in Behandlung", er gibt sich, im weitesten Sinne, „in die Hand" des Arztes, er vertraut ihm (und auch seiner Hand, z. B. der des Chirurgen). Da ist von Symmetrie natürlich keine Rede mehr. Auch selbstbewußte jüngere Menschen, die, beeinflußt durch medizinisches Halbwissen und psychologische Halbwahrheiten, fast demonstrativ eine symmetrische Arzt-Patienten-Beziehung herzustellen versuchen, werden bald zu ganz „normalen" Ratsuchenden oder Kranken, die ihre vitalen oder als bedrohlich empfundenen Probleme dem Arzt zur Lösung überantworten, die Geborgenheit suchen – immer vorausgesetzt, der Arzt zeigt Fachkompetenz und Empathie, so daß sie Vertrauen fassen. Spätestens dann, wenn der Patient zur Untersuchung entkleidet vor dem Arzt liegt, ist es mit der Symmetrie zumindest „auf Zeit" vorbei.

Da es keine Krankheiten, sondern nur kranke Menschen gibt, hat jeder Kranke ungeachtet der nosologischen Klassifizierung durch den Arzt sein individuelles Kranksein, er erlebt die Störung oder Bedrohung seiner körperlichen oder geistigen Existenz in jeweils einzigartiger Weise. Seine subjektive Einschätzung der Bedeutung, der Möglichkeiten und Risiken seiner Krankheit können erheblich vom Urteil des Arztes abweichen. Das gilt auch für Ärzte als Patienten. Ein „objektives" Urteil aber ist Voraussetzung für rationales Handeln; es muß die subjektive Situation des Kranken erkennen und einbeziehen, darf andererseits aber nicht durch zu große emotionale Nähe zum Patienten verfälscht werden – einer der Gründe, warum Ärzte oft ihre Angehörigen nicht selbst behandeln. Es wäre ein Mißverständnis, die zwangsläufige Asymmetrie des Arzt-Patienten-Verhältnisses als Ausdruck von mehr „Macht" des Arztes aufzufassen oder – um es mit Hahn [49] in psychologischer Terminologie auszudrücken – der Versuchung zu „altruistischer Progression" nachzugeben; das kann den „Halbgott in Weiß" zur Folge haben. Vielmehr übernimmt der Arzt durch sein größeres Fachwissen und seine objektive Beurteilung der Situation (die Empathie ja nicht ausschließt, vielmehr erfordert) die Verantwortung für einen anderen Menschen – eine Verantwortung, die auf anderen Voraussetzungen beruht und deshalb eine

---

[8] Der Arztkittel hat neben seiner bei vielen ärztlichen Tätigkeiten erforderlichen hygienischen Funktion auch psychologische und symbolische Bedeutung: Wie das Priesterkleid oder die Robe des Richters läßt er die Person hinter das Amt, die Funktion zurücktreten. Die gegenüber der individuellen Alltagskleidung gegebene Uniformität und Neutralität des Arztkittels erleichtert ein offenes Sichaussprechen des Patienten und fördert zudem das Gefühl, der Arzt sei ein „Neutrum" (auch in sexuellem Sinn) – ganz wichtig für Gespräche und Untersuchungen, die den Intimbereich betreffen. Natürlich entsteht dabei auch eine – in solchem Fall erwünschte – Distanz, die einen „herrschaftsfreien" Dialog angeblich erschwert. Nur diesen recht fragwürdigen Aspekt haben die Advokaten der Abschaffung des Arztkittels gesehen. Ich bin überzeugt, daß noch niemals eine vertrauensvolle Arzt-Patienten-Beziehung durch den weißen Kittel verhindert oder gestört worden ist.

andere, gleichwohl nicht bessere oder geringere Qualität besitzt als die Eigenverantwortung des Patienten.

Weniger ein juristisches als ein ärztlich-menschliches Problem ist die **Aufklärung über ein unheilbares, bald zum Tode führendes Leiden**. In den letzten Jahren wurde häufig von Juristen, Psychologen und auch jüngeren Onkologen die Auffassung vertreten, daß man dem Kranken rückhaltlos die Wahrheit sagen müsse, u. a. weil der Arzt durch Lügen unglaubhaft wird und damit das Vertrauensverhältnis und die weitere Behandlung gestört werden. Die Verkündung eines Todesurteils aber ist und bleibt ein grausamer Akt, in der Medizin nicht anders als in der Justiz. Ich bin der genannten Empfehlung einige wenige Male gefolgt, u. a. bei einem höherrangigen Ordensmann, später nicht mehr. Es gibt nur ganz selten Menschen, die mit der absoluten Gewißheit, daß sie in absehbarer Zeit sterben müssen, fertig werden und damit noch erträglich leben können; das gilt auch für Ärzte und selbst für Priester. Am ehesten gelingt dies noch wirklich tief gläubigen Menschen, ungeachtet ihres Bildungsgrades. Viele werden depressiv, resignieren, manchmal hinter vordergründig freundlicher Fassade, manchmal endend in Suizid; andere werden hektisch und verdrängen scheinbar alles, wieder andere introvertieren und verstummen einfach.

Die Situation ist anders, wenn der Tod unmittelbar bevorsteht, in der eigentlichen Todesstunde. Ist der Kranke noch bei Bewußtsein, spürt er den nahenden Tod; gewöhnlich fragt er aber nicht danach, und wenn, sollte man schonend die Wahrheit andeuten. Andere haben furchtbare Todesangst, etwa manche Patienten mit Herzinfarkt oder mit schwerer Ateminsuffizienz, z. B. bei terminalem Lungenödem. Handelt es sich wirklich um das Ende und nicht um einen vorübergehenden, behebbaren Zustand, ist dies die Stunde der Euthanasie, der Erleichterung des Sterbens. Jüngere Ärzte zögern hier oft, das segensreiche Morphium (oder seine Derivate) genügend hochdosiert, vielleicht sogar überdosiert, anzuwenden, weil ihnen der zurückhaltende Umgang mit dieser Substanz eingebleut worden ist. Aber hier ist nun wirklich keine Abhängigkeit zu befürchten, und selbst wenn bei sich hinziehendem Verlauf eine Gewöhnung eintritt, die Dosissteigerung erfordert, ist dies belanglos.

Der schwierigste Fall ist leider häufig: Der tödliche Ausgang einer frisch entdeckten Krankheit, z. B. eines inoperablen Krebses, ist mit Sicherheit zu erwarten, in ein paar Wochen, ein paar Monaten, einigen Jahren, eine lebensrettende oder sinnvoll das Leben verlängernde Therapie gibt es nicht. Ich wundere mich immer wieder, wenn im Film, manchmal auch im Leben, ein Arzt seinem Patienten sagt: „Sie haben noch 6 Monate zu leben". Woher weiß er das? Tatsächlich weiß er doch nur (vielleicht), daß der Patient nach der Statistik im Durchschnitt noch ein halbes Jahr vor sich hat, daß er aber auch schon in 14 Tagen tot sein kann, weil eine tumorbedingte Venenthrombose eine tödliche Lungenembolie auslöst; der Patient kann aber auch noch nach 1 Jahr leben, weil der Tumor langsamer als erwartet gewachsen ist. Diese fast immer gegebene Unsicherheit einer zeitlichen Prognose ermöglicht es, die brutale Wahrheit nicht auszusprechen und dennoch nicht zu lügen. Und noch etwas hilft, den Schock der Eröffnung des Todesurteils zu vermeiden: Der Kranke fragt von sich aus fast nie: Ist meine Krankheit unheilbar und muß ich jetzt sterben, wie lange habe ich noch zu leben? Im Gegenteil gewinnt man den Eindruck, daß er solche direkten Fragen aus Angst vor der Antwort vermeidet. Er verdrängt das Problem, weil er spürt, daß er sein restlichen Leben ohne ein kleines Fünkchen Hoffnung nicht ertragen kann. Es mag theologische Gründe geben, ihm das zuzumuten, aber haben wir das Recht, oder gar die Pflicht, dies zu tun? Kritische Psychologen wissen längst, daß manchmal eine erfolgreiche Verdrängung, auch eine partielle, ein Modus vivendi sein kann, der das Leben erträglicher macht als eine schonungslose analytische Aufarbeitung, auch wenn dies der reinen Lehre widersprechen sollte. In unserem Fall ist es sicher humaner, den vom Kranken gewählten Weg der wenigstens partiellen Verdrängung mitzugehen. Und auch hier ist zu bedenken, daß wir es oft mit einfach strukturierten Menschen zu tun haben – dazu gehören auch viele sogenannte Intellektuelle – die zu einer seelischen oder gar rationalen Bewältigung ihres bevorstehenden Sterbens gar nicht in der Lage sind – es sei denn, wie schon gesagt, sie sind tief religiös. (s. hierzu auch die Stellungnahme Gießener Kliniker [35]).

Wenn wir also sinngemäß, mit vielen situationsabhängigen Variationen, sagen: „Sie haben eine schwere chronische Krankheit, sie wird länger dauern, vielleicht sogar mehrere Jahre, wir werden sie behandeln, aber es ist fraglich (oder unwahrscheinlich), daß sie ausheilen wird, vielleicht wird in der Zwischenzeit auch noch ein neues Mittel gefunden"; und dann die vielen praktischen Probleme der künftigen Lebensgestaltung besprechen – dann haben wir nicht gelogen und der Kranke hat dennoch verstanden, er spürt die Wahrheit und will sie fast nie mehr genauer wissen, wir sollten sie ihm dann auch nicht aufdrängen – aber er hat den Funken Hoffnung behalten, der für sein restliches Leben so unerhört wichtig ist. Selbst wenn sich dann sein Zustand mit der Zeit verschlechtert, wird er nicht fragen. Vielmehr entwickelt sich ein gegenseitiges stummes Einverständnis: Man sieht sich an, der Patient weiß Bescheid, der Arzt weiß, daß der Kranke es weiß.

Letztlich erfährt natürlich der unheilbar Kranke auch auf diese Weise die Wahrheit, aber, das ist der entscheidende Unterschied, er wird damit nicht überfallartig konfrontiert, das Bewußtwerden der Wahrheit geschieht allmählich und wird immer wieder gemildert und zeitweise verdrängt durch das kleine Stück Hoffnung, das wir ihm gelassen haben.

Besteht jedoch bei einem bösartigen Prozeß die Möglichkeit einer eindeutig lebensverlängernden oder lebensrettenden Chemotherapie oder Operation, muß man natürlich sehr viel deutlicher werden und ohne allzu schonende Umschreibung die Dinge beim Namen nennen, schon um keine Zeit zu verlieren und dem Kranken durch eingehende und unzweideutige Aufklärung rasch eine vernünftige Entscheidung zu ermöglichen und ihn zur Mitarbeit zu motivieren. Der dabei entstehende Schock wird wegen der tatsächlich gegebenen Heilungschancen, also durch ein großes Stück Hoffnung, schnell überwunden. Wird diese später enttäuscht, weil die Therapie keine definitive Heilung brachte, mündet die Arzt-Patienten-Beziehung in die eben beschriebene Phase stillen Einverständnisses ein: Wir wissen es beide.

Schon ist eine neue Spezialität zur Stelle, die „Psychoonkologie" oder „onkologische Psychologie" (brauchen andere unheilbare Krankheiten eine andere Psychologie?), deren Aufgaben und Probleme allerdings durch die neue rigorose Aufklärungspraxis zu einem Teil selbstgemacht sind. Manchmal kann einem der ketzerische Gedanke kommen, wie die Krebskranken wohl seit tausenden von Jahren bis in die jüngste Vergangenheit hinein ihr schweres Schicksal ohne fachpsychologische Betreuung bewältigt haben: Vielleicht mit einem warmherzigen Hausarzt, oder durch ihren religiösen Glauben und einem guten Priester, oder mit einer verständnisvollen, der „Caritas" verpflichteten Familie? Vermutlich war auch das (barmherzige) Lügen weitverbreitet. Das Lügen ist ja eigentlich nicht nötig – s. oben –, und es verbietet sich auch wegen der Motivation der Kranken zur Mitarbeit bei den heute oft langwierigen Therapieverfahren. Gerade die letzteren aber und die meist langen Zeiten der Ungewißheit – bin ich geheilt? Kommt vielleicht doch noch ein Rückfall? – können in manchen Fällen eine zusätzliche Betreuung durch Personen mit einer „psychosozialen Kompetenz" erfordern, die diejenige des Hausarztes oder Onkologen (vielleicht) überschreitet, die vor allem aber mehr Zeit zur Verfügung haben. Mir ist glaubwürdig über einen Universitätsonkologen berichtet worden, daß dieser seine Patienten überhaupt nicht mehr persönlich untersucht und behandelt, sondern alle Entscheidungen am Schreibtisch anhand der ihm vorgelegten Befunde und Daten trifft. Sollte das Ausdruck einer Verdrängung oder eines Vermeidungsverhaltens angesichts des Elends dieser Kranken sein? Gut, aber dann ist der Mann nicht zum klinischen Onkologen geeignet. Die Trennung zwischen Arzt und Medizintechnokraten ist hier perfekt vollzogen. Es wäre eine verhängnisvolle Entwicklung, wenn Ärzte – und diese Gefahr besteht besonders bei Spezialisten und hier nicht nur bei den Onkologen – nur noch den (natur)wissenschaftlichen Anteil ihres Behandlungsauftrags erfüllen, den psychologischen und vor allem auch den menschlichen, d. h. den eigentlich ärztlichen Anteil aber an Hilfskräfte delegieren. Wenn sich auch solche Hilfstruppen anbieten und Aufgaben suchen, sollte der Arzt, dem sich der Patient anvertraut hat, die Gesamtbetreuung in seiner Hand behalten und Psychologen und Sozialarbeiter nicht nach dem Gießkannenprinzip einsetzen, sondern nur dort zuziehen, wo seine Möglichkeiten überfordert sind.

Maxmen [74] hat in seinem Buch *The post-physician era* vorausgesagt, daß im 21. Jahrhundert der Arzt durch speziell auf Anamneseerhebung, Diagnostik und Therapie programmierte Computer ersetzt wird und der Patient persönlich nur noch von „medics" betreut wird, die von dem riesigen naturwissenschaftlichen und psychologischen Wissensstoff entlastet sind und im wesentlichen noch koordinierende Funktionen haben, z. B. die einschlägigen Spezialisten zuziehen, wenn es schwierig wird, sonst aber vor allem kommunikativ begabt und menschlich qualifiziert sein müßten. Deutlicher kann man das Ende eines Weges, den wir heute schon zu beschreiben begonnen haben, nicht beschreiben: Der Behandlungsauftrag des Arztes, der heute bereits vielfach zwischen verschiedenen Ärzten aufgeteilt ist, wird total dissoziiert: Den wissenschaftlichen Teil erledigen Computer und ggf. Spezialisten einschließlich Psychologen, den eigentlichen ärztlichen Anteil, Zuwendung, Vertrauensbildung, das Trösten, das Helfen im allgemeinen Sinn wird netten, anständigen Kommunikationsfachleuten übertragen. Brave new world! Wollen wir das? Wenn nicht, sollten wir jetzt, am Anfang dieses Weges, einhalten.

Die alternative Medizin

Vorbemerkung

Mit dem Problem der alternativen Medizin haben sich u. a. eine niederländische Regierungskommission [92] unter Vorsitz des Sozialmediziners Professor Muntendam sowie eine auf Initiative von Prinz Charles eingesetzte Arbeitsgruppe der British Medical Association [23] befaßt.

Der Zusammensetzung der 26köpfigen niederländischen Kommission (4(!)) ärztlich tätige Mediziner, 4 Soziologen, 1 Psychologe, Funktionäre der Sozialversicherung, von Gesundheitsbehörden, Gewerkschaften, Berufsverbänden, Interessengruppen etc.) entspricht das Ergebnis: Die Kommission empfiehlt zur Bereinigung der in den Niederlanden offensichtlich damals (1981) völlig ungeregelten, teilweise gesetzwidrigen Situation die Einsetzung von Beratungsgremien für die Regierung, öffentliche Mittel für Informationszentren über alternative Medizin, Einbeziehung in den akademischen Unterricht, Prüfungen der alternativen Heiler, Klärung der Kostenübernahme durch die Sozialversicherung etc. Die entscheidende Frage, nämlich Nutzen und ggf. Schaden der verschiedenen alternativen Heilverfahren (von deren Beantwortung ja auch die Vergabe öffentlicher Mittel und die Kostenerstattung abhängt), hat die Kommission nur marginal berührt, aber der Antwort insoweit vorgegriffen, als sie ausdrücklich feststellt, daß sie die Methode des randomisierten kontrollierten Versuchs als nicht anwendbar bei alternativen Heilverfahren betrachtet. Zwei Mitglieder der Kommission, ein Militärarzt und ein Psychologe, haben abweichende Meinungen vertreten. Der letztere, Dr. van Dam sowie der frühere Herausgeber der „Nederlands Tijdschrift voor Geneeskunde", Professor Zwaleling, haben in 2 Artikeln [27; 120] den Bericht der Kommission u. a. mit den eben hier vorgebrachten Einwänden scharf kritisiert.

Die 8köpfige Arbeitsgruppe der British Medical Association (Internisten, Pharmakologen, Anästhesisten, Psychiater) unter Vorsitz von Professor Payne hat 1986 einen ausführlichen Bericht [23] vorgelegt, in dem die in England vorkommenden alternativen Therapieverfahren einer eingehenden Analyse unterzogen wurden. Bei der Akupunktur z. B. wird ein analgetischer Effekt bei einem kleinen Teil von Patienten als erwiesen angesehen, die homöopathische Therapie beruhe dagegen auf Placeboeffekten, die bei spontan heilenden Krankheiten insoweit von Nutzen seien, als eine überflüssige Medikation vermieden werde. Die Anwendung der Methoden der wissenschaftlichen Medizin zur Prüfung therapeutischer Effekte sei prinzipiell, wenn auch nicht in allen Fällen (z. B. bei der „Aromatherapie" oder wegen hochgradiger Individualisierung) möglich. Bekannte Biostatistiker haben hierzu in einem Anhang methodische Vorschläge gemacht, besonders für die Homoöpathie und die Akupunktur, aber auch für ganze Behandlungsregime. Nebenwirkungen und Schäden alternativer Verfahren werden diskutiert, wobei den Nebenwirkungen der Phytotherapie ein eigener Anhang gewidmet ist (Penn [84]). Die Arbeitsgruppe ist der Meinung, daß neben den erwähnten prinzipiellen Schwierigkeiten der Überprüfung einiger alternativer Verfahren mit dem bewährten Instrumentarium des kontrollierten Versuchs auch ein Grundkonsens über diagnostische und wissenschaftliche Methoden gegeben sein müsse, der bei den Anwendern alternativer Verfahren nicht vorausgesetzt werden kann. Die Beurteilung der Resultate werde zudem dadurch erschwert, daß die Krankheiten oder Beschwerden, deretwegen alternative Behandler aufgesucht würden, nicht genau definiert, chronisch oder spontanheilend seien. Sicher würden die Leiden mancher Patienten durch alternative Heiler gebessert oder gar

„geheilt", so daß vielleicht unter deren Methoden einige sein könnten, die über Placeboeffekte hinaus wirksam sind. Diese Möglichkeit sei zu prüfen, um solche vielleicht nutzbringenden Techniken den Sicherheitsvorkehrungen zu unterwerfen, die die offizielle Medizin bietet. Nicht kurzlebige Moden zu unterstützen sei die langfristige, traditionelle Aufgabe der Schulmedizin, sondern zu gewährleisten, daß ihre Patienten in den Genuß des wissenschaftlichen Fortschritts kommen und daß, ebenso wichtig, ihre Gesundheit erhalten und sie im Falle von Krankheit unter dem Schutz des offiziell anerkannten, verantwortlichen Ärztestandes stehen müßten.

Der niederländische und britische Bericht bestätigen die alte Erfahrung, daß das Beratungsergebnis einer Kommission bereits weitgehend durch ihre Zusammensetzung vorweggenommen wird.

Die Beurteilung der alternativen Heilverfahren hat eine **wissenschaftliche** und eine **(ordnungs)politische** Seite, wobei die politische Beurteilung die wissenschaftliche zumindest berücksichtigen sollte.

Der wissenschaftliche Aspekt – Nutzen und Schaden

Die **wissenschaftliche Frage** betrifft den medizinischen Nutzen und ggf. die Schäden alternativer Heilmethoden. Maßstab für den **Nutzen** sind die Leistungen der wissenschaftlichen Medizin in jetzt fast 200 Jahren in Prävention, Erkennung und Behandlung von bis dahin unheilbaren Krankheiten und Seuchen. Keines der heutigen alternativen Verfahren hat hieran Anteil gehabt. Das erkennen die seriösen Ärzte dieser Richtungen an, sie handeln dementsprechend mehrspurig. Der Anwendungsbereich alternativer Heilverfahren sind in erster Linie spontan heilende Krankheiten, Befindensstörungen, chronische Leiden, insbesondere Schmerzzustände sowie jene unheilbaren Krankheiten, bei denen auch die Schulmedizin zumindest kurativ nicht helfen kann. Sieht man von sehr seltenen Ausnahmen ab, so steht für die **substantiellen** Wirkungen der Alternativtherapie, d. h. die stofflichen Effekte ihrer Medikamente, ihrer Diäten und für die meisten manipulativen Verfahren etc. ein dem Standard der wissenschaftlichen Medizin entsprechender Wirkungsnachweis (s. S. 48; 85ff.) aus, von Geisterheilern, Gesundbetern und anderen Scharlatanen zu schweigen. Für die zusätzlich zu schulmedizinischer Behandlung angewandte alternative Therapie gilt das gleiche: Eine zusätzliche alternative Krebsbehandlung z. B. wäre nur zu rechtfertigen, wenn ihre eigenständige oder zusätzliche Wirkung erwiesen wäre – was bisher nicht der Fall ist.

Auf der anderen Seite stehen **Nebenwirkungen** oder sogar schwere **Schäden** bis hin zu Todesfällen durch Pharmaka oder sonstige Behandlungsverfahren der Alternativmedizin. Sie reichen von Allergien aller Art, gelegentlich mit schwerem Schock oder Larynxödem, chronisch-toxischen, karzinogenen oder teratogenen Effekten, Immunreaktionen, Magen-Darmerscheinungen, Wirbelsäulenschäden durch unsachgemäße oder kontraindizierte Manipulationen, Spritzenabszesse bis zur Übertragung von Hepatitis B oder anderen Infektionen. Es sind teils unvermeidliche (z. B. die meisten allergischen Reaktionen), teils fahrlässig oder aufgrund mangelnder Ausbildung hervorgerufene nachteilige Wirkungen, die sämtlich auch unter schulmedizinischer Behandlung vorkommen. Hier wie dort gilt aber, daß jede Nebenwirkung und jeder Schaden einer Therapie in Relation zum potentiellen Nutzen gesehen werden muß.

Über die tatsächliche Häufigkeit von Nebenwirkungen und Schäden herrscht in weiten Bereichen Unklarheit. Zwar sind alle Ärzte durch die Standesordnung verpflichtet, Arzneimittelnebenwirkungen zu melden, aber dieser Pflicht wird aus vielerlei Gründen nur unvollkommen genügt. Dennoch werden in Deutschland jährlich einige 1000 Nebenwirkungen bei schulmedizinischer Therapie gemeldet. Vor der Zulassung und danach müssen von den Herstellern systematisch Art und Häufigkeit der Nebenwirkungen ermittelt und der Behörde mitgeteilt werden – kein Wunder, daß ihre Liste oft so lang ist. Demgegenüber ist die Zahl der Meldungen über die Nebenwirkungen alternativer Therapien verschwindend gering. Das kann daran liegen, daß die absolute Zahl von Behandlungen kleiner ist als mit schulmedizinischen Mitteln, daß ein Teil dieser Behandlungen mit Homöopathika oder mit Phytotherapeutika erfolgt, die weder Wirkungen noch Nebenwirkungen haben, oder daß die Meldung (selbst von schweren oder tödlichen Zwischenfällen) unterbleibt, vor allem bei Nichtärzten, sei es aus Furcht vor Unannehmlichkeiten oder Strafe, sei es weil der Zusammenhang zwischen Therapie und Nebenwirkungen nicht gesehen wurde oder nicht gesehen werden wollte. Das gilt besonders für solche Nebenwirkungen, die mit zeitlichem Abstand von der Behandlung auftreten, etwa Immunvaskulitiden nach Frischzellen, oder carcinogene oder teratogene Effekte. Viele Nebenwirkungen, und die letztgenannten besonders, findet man nur, wenn man gezielt danach sucht. Da dies bei den Präparaten der „besonderen", sprich alternativen Heilweisen, für die auch der Wirksamkeitsnachweis nach den Regeln der Schulmedizin nicht erforderlich ist, fast nie geschieht, findet sich häufig die irreführende Angabe: „Keine Nebenwirkungen".

Daß die Welt der „biologischen" Medizin, der „natürlichen" Heilmittel, in bezug auf Nebenwirkungen derart heil ist, ist genauso unglaubhaft wie die 99%ige Zustimmung bei Wahlen in Diktaturen. Allergische Reaktionen z. B. treten nicht nur gegen fast alle Medikamente und die bei ihrer Konfektionierung verwendeten Begleitstoffe auf, sondern auch gegen nahezu alle biologischen und künstlichen Substanzen in unserer Umwelt; schon deshalb wäre es ein Wunder, wenn solche sich nicht auch gegen die unzähligen chemischen Substanzen entwickeln würden, die in den Heilmitteln der Phytotherapie, der Homöopathie oder der Anthroposophie enthalten sind. Schließlich haben selbst Placebos vielfältige „Nebenwirkungen" (s. S. 89).

Trotz der sicher erheblichen Dunkelziffer von Nebenwirkungen und Schäden alternativer Therapieverfahren, auch schwerer und tödlicher, die vor allem durch die aus den genannten Gründen unzureichende Erfassung bedingt sein dürfte, ist ihre Gesamtzahl vermutlich doch geringer als bei der Pharmakotherapie und bei den invasiven Therapieverfahren der wissenschaftlichen Medizin. Dabei ist freilich immer auch, wie erwähnt, das Verhältnis zum potentiellen Nutzen zu beachten. Dieses bei der Alternativmedizin sehr ungünstige Verhältnis wird etwas besser, wenn man ihr als „Nutzen" zurechnet, wie dies auch die britische Arbeitsgruppe getan hat, daß durch ihre Anwendung andere, eingreifendere Therapien vermieden werden – entsprechend dem demagogischen Slogan „sanfte" statt „aggressive" Medizin. Allerdings wäre schulmedizinische Therapie, speziell Pharmakotherapie, falsch angewandt, wenn sie nicht indiziert, überflüssig ist, und die statt dessen verordnete „sanfte" Alternativbehandlung ist dann meist Placebotherapie als zeitsparender Ersatz für ein ärztliches Gespräch.

Schaden können alternative Heiler, vor allem Nichtärzte, auch dadurch anrichten, daß falsche Diagnosen gestellt werden und daraufhin überflüssige und meist kostspielige Behandlungen eingeleitet werden, oder daß lebensnotwendige Behandlungen unterbleiben, verzögert werden, oder sogar abgebrochen werden. Gelegentlich wird beispielsweise insulinpflichtigen Diabetikern das Insulin oder dialysepflichtigen Nierenkranken die Dialyse ausgeredet – die sich schnell einstellenden verheerenden Folgen beenden allerdings umgehend den Ausflug dieser unglücklichen Kranken in die Alternativmedizin. Oder chronisch Nierenkranke fallen auf ignorante und gewissenlose Heilpraktiker herein, die ihnen Heilung versprechen und sie veranlassen, die ganze „Chemie" – in solchen Fällen eine differenzierte, individualisierte Pharmakotherapie – oder ihre Diät wegzulassen, mit, wie wiederholt erlebt, katastrophalem Ergebnis. Für die statt dessen oder zusätzlich verordneten Phytotherapeutika, Tees oder sonstigen alternativen Präparate gilt bei derart Kranken der Satz „sie schaden ja nicht, vielleicht helfen sie" in doppelter Hinsicht nicht, einmal weil sie nicht helfen, vor allem aber, weil keineswegs sicher ist, ob sie nicht doch schaden (z. B. durch nephrotoxisch wirkende ätherische Oele, zumal bei Ausscheidungsinsuffizienz der Nieren). Was hier für Nierenkranke gesagt wird, gilt zweifellos auch für andere schwere Erkrankungen.

Ein ganz trübes Kapitel ist die **alternative Diagnostik**. Für die zahlreichen Verfahren (Übersicht bei [22] und [108]), die verschiedenen Bluttests (u. a. zur Krebsfrüherkennung, wie z. B. der anthroposophische „kapillar-dynamische Bluttest"), Harntests, Speicheltests, die Haaranalyse, die Iris-, Zungen-, Ohr-, Fußreflexzonen-, Hand- und Nageldiagnostik, die chinesische Pulsdiagnostik, Hüters Naturell-Lehre, die Krankheitsvorfeld- und Gesundheitsdiagnostik nach Mayr, den Öltest zur Herdfindung, die Kirlian-Photographie, die Elektroakupunktur, die Wünschelruten- und Pendeldiagnostik usw. ist sämtlich der diagnostische Wert wissenschaftlich nicht erwiesen, von Daten über Spezifität und Sensitivität ganz zu schweigen; anderenfalls wären sie längst in die Schulmedizin integriert worden. Es ist z. T. eine **alternative Apparatemedizin**, und in den Industrieausstellungen, die im Zusammenhang mit Ärztekongressen stattfinden, wird immer häufiger „Biotechnik" oder „naturheilkundliche Technik" angeboten.

Da kann man „Biosoftlaser", „Biostimulation", „Bioresonanztherapie", „Biomagnetfeldexposition" und ähnliche wundersame Verfahren bestaunen, mit denen z. B. „der Hungerschrei des Gewebes nach fließender Energie gestillt" oder „Toxine ausgeleitet" werden sollen [83]. Mit der Elektroakupunktur nach Voll sollen „Störfelder" aufgefunden werden, und zwar mit Hilfe von Widerstandsmessungen, wobei jeder weiß, der sich einmal mit Widerstandsmessungen in vivo befaßt hat, vor allem wenn sie wie hier über die Haut erfolgen, daß wegen einer langen Liste von Variablen schon unter streng kontrollierten Bedingungen nur unter größten Schwierigkeiten reproduzierbare Werte erhalten werden, geschweige denn in der Praxis. Dementsprechend war es bei Nachprüfungen auch nicht möglich, die behaupteten Akupunkturpunkte auf diese und andere Weise zu verifizieren, und erst recht nicht, sie im Verlaufe eines Tages oder einer Woche zu reproduzieren. Hiernach hätte man ständig wechselnde Diagnosen stellen oder völlig gesunden Versuchspersonen zeitweise Krankheiten anhängen müssen. Das als Kern der Geräte verwendete Ohmmeter, ab DM 30, im Großhandel erhältlich, ist in (pseudo)wissenschaftlich gestylte Apparate mit vielen Knöpfen zum Preis zwischen DM 2.350, und DM 8.000, verpackt. Der Humbug wird auf die Spitze getrieben, wenn das richtige Medikament für einen Patienten dadurch gefunden werden soll, daß Ampullen mit Homöopathika in einen Metallzylinder gesteckt und durch Kabel mit Meßgerät und Patient verbunden werden (alle Angaben nach [83]).

Die Unverfrorenheit der Vertreiber solcherart Hokuspokus ist kaum zu überbieten, aber sie finden offenbar Abnehmer unter Heilpraktikern und sogar unter Ärzten. Wer so etwas anwendet, ist entweder wissenschaftlich völlig ahnungslos, oder, falls er den Schwindel durchschaut hat, ebenfalls ein – gewissenloser – Schwindler.

Die Gefahr der alternativen Diagnostik mit untauglichen Methoden besteht darin, daß einerseits vorhandene Krankheiten nicht erkannt, andererseits den Patienten Krankheiten angedichtet werden, die sie gar nicht haben, gelegentlich in vager Form („Krebsverdacht", „Vorstufe zu Krebs"), und die der Heiler dann „beseitigt". Zum Glück bezahlt die soziale Krankenversicherung diesen Schwindel nicht, aber das ändert nichts an der Irreführung und ökonomischen Ausbeutung der Patienten, unter denen auch wenig begüterte und schwer und hoffnungslos Kranke sind.

Nebenbei: Die weit überzogenen Honorare, die manche Ärzte, Institute oder Kliniken für ihre ganzheitliche, naturgemäße, sanfte und ach so humane Medizin liquidieren, muß jeder Arzt, der sich sachkompetent und engagiert um seine Patienten bemüht und dafür korrekt nach den Vorschriften des EBM oder der GOÄ abrechnet, als Ohrfeige empfinden [122].

Am besten läßt sich der objektive Nutzen der Alternativmedizin durch ein Gedankenexperiment deutlich machen: Wenn sie nicht existierte, hätte dies meßbare Auswirkungen auf den Gesundheitszustand oder die Lebenserwartung unserer Bevölkerung? Vermutlich nein. Aber gäbe es die wissenschaftliche Medizin nicht, würden Gesundheitszustand und Lebenserwartung dem Zustand vor 200 Jahren ähneln.

Der politische Aspekt

Objektiver und subjektiver Bedarf

Bei der politischen Beurteilung steht an erster Stelle die Frage, ob ein Bedürfnis nach alternativer Medizin besteht. **Objektiv** ist, unter Berücksichtigung des vorausgehenden Abschnitts, die Frage zu verneinen. Die alternativen Verfahren sollten nach den Kriterien der wissenschaftlichen Medizin auf ihre Wirksamkeit geprüft werden; bei positivem Ergebnis würden sie dann in die „offizielle" Medizin eingegliedert, ungeachtet vielleicht falscher oder fehlender theoretischer Vorstellungen. Bisher war das nur ausnahmsweise möglich. Die Beweispflicht für die Wirksamkeit einer Therapie liegt bei ihrem Erfinder; es würde die wissenschaftliche Medizin lahmlegen, wollte man ihr die Prüfung jedes neuen Außenseiterverfahrens und jeder Scharlatanerie auferlegen.

Freilich zeigt sich die auf diesem Gebiet vorherrschende irrationale Geisteshaltung darin, daß negative Resultate keinerlei Folgen bei den Anhängern und politischen Förderern alternativer Behandlungsverfahren zeitigen; die Studien werden diskriminiert oder ignoriert. Wir haben z. B. vor Jahren ein Phytotherapeutikum getestet [46], für das behauptet wurde, es senke bei Nierenkranken die harnpflichtigen Substanzen im Blut; tatsächlich hatte es diesen Effekt nicht. Später erfuhr ich, daß nach der Publikation dieser Ergebnisse die Umsätze des Präparates nicht nur nicht gesunken, sondern sogar noch zugenommen hätten. Die Irisdiagnostik wurde schon wiederholt als Unsinn erkannt und wird nach wie vor praktiziert.
Soeben erschien in der F.A.Z. ein Bericht von Altenmüller [2] über einen vom Bundesforschungsministerium beabsichtigten Förderschwerpunkt zu 5 aus 130 Bereichen der „Naturmedizin" (Phytotherapie, Homöopathie, anthroposophische Medizin, physikalische Medizin/ Physiotherapie/Balneologie, Akupunktur). Für den Bereich Physikalische Medizin/Physiotherapie/Balneologie ist das zu begrüßen; hierzu und zu den übrigen Gebieten, mit Ausnahme der Akupunktur, wurde oben (s. S. 40ff. und 64ff.) schon ausführlich Stellung bezogen. Die Akupunkteure verstehen ihre Methode als „integrierende medizinische Systemanalyse und -therapie" – ein weiteres Beispiel für das bekannte Argumentationsmuster „pseudowissenschaftlicher Wortschwulst" (s. S. 49). Die Anthroposophen fordern eine „nichtpositivistische Erkenntnislehre, auf der ein grundlegendes Verständnis und eine Erfolgsbeurteilung diagnostischer und therapeutischer Verfahren" aufgebaut werden könnten. Im Klartext: Ablehnung des wissenschaftlichen Wirksamkeitsnachweises, statt dessen, wie gehabt (vgl. S. 66f.), Vernebelung des eigentlichen Problems durch ablenkende Grundlagendiskussion. Die Chronobiologie, angeblich eine Brücke zur anthroposophischen Medizin, ist eine seriöse Wissenschaft, aber zwischen dieser und der anthroposophischen Arzneimittellehre liegen Welten (genauer: Es handelt sich um unvereinbare Paradigmen). Übrigens gibt es bereits seit geraumer Zeit das Forschungsgebiet der Chronopharmakologie. Was in diesem Zusammenhang der neue Begriff „therapeutische Physiologie" neben Chronobiologie, Pathophysiologie und (Chrono)pharmakologie bedeuten soll, bleibt unverständlich. Sowohl Homöopathen wie Anthroposophen und Akupunkteure fordern Mittel für mehr Grundlagenforschung. Bei den Homöopathen kann es sich dabei wohl nur um den Nachweis handeln, daß Hochpotenzen stoffliche Effekte haben (bisher versucht, aber nicht gelungen, s. S. 72f.), da die Arzneimittelfindung nach dem Simileprinzip von vielen schon aufgegeben wurde. Die falsche Behauptung wird wiederholt, die Homöopathie würde selbst bei nachgewiesener Wirksamkeit nicht akzeptiert, bis nicht ihre wissenschaftlichen Grundlagen erforscht seien. Genau das Gegenteil trifft zu, die Schulmedizin ist, wie viele Beispiele zeigen, bei der Akzeptanz nachweisbar wirksamer Verfahren völlig undogmatisch (s. S. 85ff.).
Lernprozesse der für die Forschungsförderung zuständigen Ministerien finden offenbar nicht statt. Man beauftragt einen Anthroposophen mit der Analyse der Situation der Alternativmedizin, mit voraussehbarem Ergebnis. Die wieder und wieder versuchten und mißlungenen Versuche des Wirkungsnachweises für Homöopathika (und Anthroposophika, einschließlich des Mistelextrakts gegen den Krebs) seit fast 60 Jahren bis in die jüngste Zeit, das Desaster der massiven Förderung der Homöopathie im Dritten Reich und die Schließung aller 22 in den USA bestehenden Forschungseinrichtungen für Homöopathie bis 1953 (s. S. 71ff. und S. 198) – all das wird ignoriert, und es werden unter dem Druck von Lobbies und einflußreichen Persönlichkeiten wie des Ehepaares Carstens Millionen von Steuergeldern für untaugliche Versuche am untauglichen Objekt vergeudet (s. hierzu auch den Leserbrief von Rummel in der F.A.Z. vom 18.04.1992).

Ist auch der objektive Nutzen, wenn überhaupt vorhanden, minimal und dazu noch beeinträchtigt durch (wenn vielleicht auch seltenere) Schäden, ist mithin objektiv ein Bedarf an alternativer Medizin nicht erkennbar, so steht dem offenbar ein **subjektives Bedürfnis** von Teilen der Bevölkerung gegenüber.

Die Größe dieses Anteils ist unbekannt. Das subjektive Urteil des alternativ tätigen Arztes hierüber ist ebenso unbrauchbar wie das des Schulmediziners – in der Sprechstunde des letzteren sitzen eben vorwiegend Patienten, die ausschließlich schulmedizinische Betreuung suchen oder nach einem einmaligen Ausflug zum Heilpraktiker oder Homöopathen enttäuscht zur wissenschaftlichen Medizin zurückkehren. Diese große Gruppe muß man trennen von solchen, die wiederholt, aber nicht ausschließlich oder nur zusätzlich alternative Heilverfahren verwenden, und schließlich von jenen, die die Schulmedizin grundsätzlich ablehnen. Ohne solche Differenzierung sind alle Behauptungen über die ständig wachsende Zahl von Anhängern der alternativen Medizin mit Vorsicht zu betrachten. In den Niederlanden hat eine Untersuchung über 10 Jahre ergeben, daß zwar die Zahl der alternativen Behandler, nicht aber die der solche Behandlung suchenden Patienten zugenommen hat [23]. Der Markt für alternative Produkte und Verfahren wächst jedenfalls stetig: 1989 betrugen die Umsätze in ganz Westeuropa 1,88 Milliarden Dollar (Spitzenreiter Bundesrepublik: 509 Millionen Dollar). Nach einer Mitteilung des Bundesverbandes der Arzneimittelhersteller (1992) wird allein der Markt für Phytopharmaka in Europa 2,2 Milliarden DM/Jahr betragen, davon entfallen 70%, d.h. 1,7 Milliarden DM auf Deutschland (s. auch [122]).

Die ganz verschiedenen Gründe, aus denen Ärzte, vielleicht zunehmend, alternative Heilverfahren anwenden, wurden an anderer Stelle dargelegt (s. S. 78ff.). Sicher ist aber auch, daß spätestens dann, wenn es ernst wird, wenn schwere Krankheit oder Lebensbedrohung eintritt, nicht nur die Ärzte, sondern auch nahezu alle Patienten auf die wissenschaftliche Medizin zurückkommen. Erst wenn diese auch nicht entscheidend helfen kann, wenden sich einige aus Verzweiflung wieder an die alternative Medizin. Objektiv kann die sie zwar ebenfalls nicht heilen, wohl aber manchmal vorübergehend subjektiv helfen, damit vielleicht auch zeitweise die Lebensqualität verbessern. Deutlich muß aber gesagt werden, und das sollte auch bei politischen Entscheidungen auf diesem Gebiet bekannt sein, daß der Preis, den unheilbar Kranke, insbesondere Krebskranke, für solche stets nur vorübergehenden subjektiven Besserungen, das Schöpfen neuer Hoffnung (mit anschließend um so tieferem Absturz) zu zahlen haben, hoch ist: Die meist selbst zu tragenden enormen Kosten für zweifelhafte apparative Verfahren, unwirksame „Spezialdiäten" und vor allem teure Medikamente, dazu für entsprechendes Ambiente, insgesamt also für eine aufwendige und gerade dadurch oft auch effektive Placebotherapie, zehren oft genug die gesamten Ersparnisse dieser verzweifelten Menschen (und manchmal noch die ihrer Familien) auf. Der Ausbeutung dieser bedauernswertesten unserer Mitmenschen sollte auch politisch ein Ende gesetzt werden.

Leider trägt zu diesem traurigen Geschäft mit der Krankheit auch ein Teil der Medien bei. Sendungsbewußte, aber medizinisch ahnungslose oder einfach geld- oder sensationsgierige Journalisten berichten über neue Wundermittel, erfunden von bis dahin unbekannten, von der Schulmedizin angeblich unterdrückten Außenseitern, wecken die Hoffnung vieler Kranker, und wenn die Zeitung, der Wunderdoktor und der Hersteller ihr Geschäft gemacht haben, ist alles vergessen. Selbst sich seriös gebende Zeitungen wie die „Welt am Sonntag" – um nur ein Beispiel zu nennen – publizierte unkommentiert am 27.05.1990 eine zweispaltige

Besprechung des Buches eines amerikanischen Autors, in dem die traurige Krankengeschichte eines (!) drogensüchtigen Aids-Kranken dargestellt und seine Heilung (!) durch eine bestimmte Diät (!) behauptet wurde. Die gleiche Zeitung bringt am 12.07.1992 einen Artikel des Heilpraktikers Köhnlechner, in dem dieser die zusätzliche Behandlung von Aids-Kranken mit Ozon (das einzige Antibiotikum [!], das auch Viren angreift [!]), Enzymen, Thymus, Sonnenhut, Symbioselenkung und Johanniskraut (zur Verbesserung „der Seelenlage") anpreist.
Lernprozesse scheinen auch hier nicht stattzufinden. Wenn schon nicht die jungen, so doch wenigstens die älteren, ihnen vorgesetzten Journalisten sollten doch erfahren haben, daß sich immer und immer wieder die sensationellen Wundermittel als Windeier erwiesen haben. Es gibt keine Informationspflicht der Medien über jedwede Scharlatanerie, schon gar nicht in einer Weise, durch die Kranke finanziell, seelisch und gelegentlich auch körperlich geschädigt werden.

Die große und teilweise geschickt gesteuerte Publizität, die die alternative Medizin in vielen Medien genießt, die mehr oder weniger offene Attacken gegen die wissenschaftliche Medizin, gegen die „Chemie", wozu unbeabsichtigt auch noch die unseligen Beipackzettel beitragen (s. S. 181 ff.) – all dies fördert erheblich die Akzeptanz alternativer Heilverfahren in der Bevölkerung. Die suggestive Beeinflussung kann soweit gehen, daß kürzlich in einer Illustrierten unter der Überschrift „Testen Sie Ihren Hausarzt" eine Frage lautete: „Gibt er Ihnen zuerst homöopathische Mittel, bevor er Antibiotika verschreibt?" – d. h. nur der ist ein guter Arzt, der auch und zuerst Homöopathika verordnet.

Aber es ist nicht zu verkennen, daß die Medien nur eine in der Bevölkerung vorhandene Tendenz aufgreifen und verstärken. Dreihundert Jahre Aufklärung haben hieran kaum etwas geändert. Wir leben doppelt so lange wie früher und so komfortabel wie nie zuvor, aber die Welt ist weder besser noch schöner geworden: Unwirtliche Städte, Verpestung von Luft, Meeren und Flüssen, Tiere und Wälder sterben und womöglich kommt noch eine Klimakatastrophe. Die echten Paradiese verschwinden und werden durch künstliche ersetzt, die ebenso als „kalt" empfunden werden wie die perfekt durchtechnisierte Umwelt. „Zurück zur Natur" ist, in vielen Variationen, die Devise seit über 200 Jahren, und sie gewinnt immer mehr Anhänger. All dies trifft auf Menschen, die seit jeher ihr Geworfensein in diese Welt entweder bewußt reflektieren oder, weit häufiger, dumpf spüren: Das Ausgeliefertsein an Schicksalsschläge, an Leid und Krankheit, ein Leben auf den unentrinnbaren Tod hin. Diesen Urängsten ist mit Rationalität nicht beizukommen. Die Religion, der Glaube an Gott, an einen Erlöser war und ist auch heute noch für viele Menschen eine unschätzbare Lebenshilfe in ihrer metaphysischen Not. Aber in den Wohlstandsgesellschaften ist die Bindung an die religiösen Institutionen, an die Kirchen, an ihre Dogmen und einengenden Lebensregeln immer lockerer geworden, die metaphysischen Nöte und Bedürfnisse sind geblieben. „Seit sie nicht mehr an Gott glauben, glauben sie an alles" – dieser Satz von Umberto Eco enthält mehr als ein Körnchen Wahrheit, wenn auch nicht die ganze.

Diese teilweise begründeten und gut verständlichen, teilweise unbewußten Ängste, Gefühle, Stimmungen bei gleichzeitigem Fehlen gefestigter religiöser Bindungen sind der Boden, auf dem Ersatz- oder Nebenreligionen gedeihen: Die Anthroposophie gehört hierher, aber auch der Zulauf zu anderen Sekten, östlichen Heilslehren, Gurus, Wahrsagern und Astrologen. Im Falle der Medizin entspricht dem die Akzeptanz von Heilpraktikern, Wunderheilern, Scharlatanen und die guten Geschäfte, die Schwindler aller Art mit unsinnigen Geräten oder nutzlosen Heilmitteln machen. Diese Stimmung, dazu das durchaus vernünftige Bestreben, möglichst „natürlich" zu leben, schließlich auch das Unbehagen an einer Schulmedizin, die hochtechnisiert ist (wobei gleichzeitig der Patient diese Technik verlangt), die mit „chemischen" Mitteln arbeitet – all dies trägt zum Zulauf (und dem Geschäft) all derer bei, die auf der Naturheilwoge oben schwimmen. Ihre Anhänger sind keineswegs nur ungebildete, unaufgeklärte Menschen, sondern rekrutieren sich aus allen Schichten der Bevölkerung bis hin zu Bankern oder Industriemanagern, die in ihrem beruflichen Bereich nüchtern kalkulieren und hier nichtrationale Entscheidungen weit von sich weisen würden. Die Neigung zum Mystizismus scheint bei den Deutschen besonders ausgeprägt zu sein, wie nicht nur unsere Geistes- und politische Geschichte, sondern auch die oben genannten anteiligen Umsatzzahlen für alternative Arzneimittel ausweisen.

Unverkennbar ist schließlich auch, daß die Alternativmedizin eine Lücke besetzt, die ein Defizit der Schulmedizin eröffnet hat: Deren Mangel an Behandlungskonzepten für leichte, „banale", spontan heilende Krankheiten und Befindensstörungen, Konzepte, die selbst wenn sie vereinzelt existieren, nicht systematisch gelehrt werden. Auf dem anderen Tummelplatz der Alternativmedizin, bei den schweren, chronischen und auch schulmedizinisch unheilbaren Krankheiten ist das Defizit der Alternativen freilich eher noch größer als das der Schulmedizin: Beide können hier nur noch symptomatisch helfen, die Alternativmedizin betreibt dabei überwiegend kostspielige Placebotherapie. Vor allem aber bewirkt das z.T. unberechtigt (weil absichtlich, aus Unkenntnis oder fahrlässig erzeugte), z.T. aber auch mit gutem Grund negative Bild der Praxis der Schulmedizin bei Teilen der Bevölkerung den Zulauf zur Alternativmedizin. Es sind die zahlreichen, in den vorangehenden Abschnitten vielfach benannten Mängel, Unzuträglichkeiten, Gedankenlosigkeiten in Praxen und Kliniken: Das fehlende Gespräch, Organisationsmängel, nichtindizierte Apparatemedizin oder Pharmakotherapie, flüchtige Untersuchung und vieles andere. Die Schulmedizin wäre im Rahmen ihres Paradigmas ohne weiteres in der Lage, das genannte Defizit zu beseitigen, und sie wäre ebenso in der Lage, die erwähnten Mängel und Unzuträglichkeiten in ihrer Praxis abzustellen – täte sie beides, würde der Alternativmedizin zum größten Teil die Grundlage entzogen. Man muß gerechterweise hinzufügen, daß einige der Mängel systemimmanent sind, mit dem System unserer sozialen Krankenversicherung, dem Kassenarztwesen zusammenhängen, und daß es andererseits selbst bei einer noch so gut praktizierten Schulmedizin immer Menschen geben wird, die eine angeblich „natürliche", mystische oder sonstwie irrationale Art der Medizin vorziehen, jedenfalls solange sie nicht ernsthaft krank werden.

Selbstverständlich kann und sollte die Alternativmedizin nicht einfach generell „verboten" werden. Aber es entstehen für die Politik und den Staat Pflichten, nämlich der Schutz der Bevölkerung vor gesundheitlichen und materiellen Schäden, und es stellen sich die Fragen der Kostenübernahme von alternativen Behandlungen durch die soziale Krankenversicherung und der Förderung der Alternativmedizin mit öffentlichen Mitteln.

Der Schutz der Bevölkerung

Der Schutz der Unversehrtheit der Person und damit auch der Schutz der Bevölkerung vor gesundheitlichen Schäden bei der Ausübung der Heilkunde ist Aufgabe des Staates. Zweifellos gibt es auch gewissenhafte Heilpraktiker, aber im Gegensatz zu dem nach jahrelangem Studium und Assistententätigkeit mit vielen Prüfungen approbierten Arzt bleibt ihre Ausbildung weit hinter der einer Vollschwester zurück. Die Ausbildung zum Heilpraktiker ist nicht geregelt, sie kann auch ganz unterbleiben oder in Abendkursen und im Selbststudium erfolgen [108]. Die Prüfung, meist durch den Amtsarzt, erstreckt sich lediglich darauf, wann und was der Heilpraktiker nicht behandeln darf, aber eben diese Unterscheidung setzt Kenntnisse in der gesamten Medizin voraus. Das zwangsläufig enorme Wissensdefizit ist auch nicht in jahrelanger praktischer Arbeit auszugleichen. Man fragt sich, was in den Köpfen der Politiker vorging, als sie diese überflüssige Berufsgruppe zugelassen (Einführung der allgemeinen Kurierfreiheit durch die Gewerbeordnung von 1869) und bis heute angesichts der reichlich vorhandenen Ärzte noch beibehalten haben.

Durch das Heilpraktikergesetz von 1939 sollten die damals 10000 Heilpraktiker auf ihr Mindestwissen überprüft werden, damit sie keinen Schaden anrichten könnten; Neuzulassungen sollten allenfalls noch in Ausnahmefällen erfolgen. Dieses als Übergangsregelung gedachte Gesetz wurde 1957 in sein Gegenteil verkehrt, die Zulassungsbeschränkung auf Ausnahmen fiel. Heute praktizieren wieder über 7300 Heilpraktiker [108].

Notwendig ist mindestens die Überwachung der Praxen der nichtärztlichen Heilbehandler in bezug auf den hygienischen Standard, durch die eine Übertragung von Krankheiten ausgeschlossen werden muß. Aber auch eine Meldepflicht für Nebenwirkungen, Schäden und erst recht Todesfälle, die im Zusammenhang mit der Behandlung auftreten, erscheint notwendig. Für Ärzte besteht zwar (leider!) auch keine gesetzliche Meldepflicht für schwere oder tödliche Arzneimittelnebenwirkungen, aber wenigstens ist in der Standesordnung festgelegt, daß der Arzt ihm bekannt werdende Nebenwirkungen der Arzneimittelkommission melden soll. Bei Heilpraktikern scheint nichts derartiges zu existieren. Mir ist mindestens ein Fall bekannt geworden, bei dem im Anschluß an eine Heilpraktikerbehandlung ein Todesfall aufgetreten ist, der nie näher untersucht wurde.

Ebenso bedarf die alternative Diagnostik (s. S. 190f.) dringend der Überprüfung. Jeder, der eine Dienstleistung für Geld anbietet, die er mit seinen Mitteln gar nicht erbringen kann, gilt als Betrüger, aber auf dem alternativen Gesundheitsmarkt ist offenbar alles erlaubt. Der betrügerische Versandhandel, oft mit Deckadressen im Ausland, mit Geräten und dubiösen Heilmitteln aller Art blüht. Sicher ist es jedermann unbenommen, sein Geld für jedweden Unsinn auszugeben, aber hier sind eben oft Kranke betroffen, die rücksichtslos ausgeplündert werden. Ähnliches gilt für gewisse Kliniken oder Sanatorien. Soweit sie als

Indikation Krebserkrankungen angeben, sollte dies nur zulässig sein, wenn ein voll ausgebildeter Fachonkologe als leitender Arzt die ärztliche Verantwortung trägt.

Ein besonderes Problem stellt der alternative Arzneimittelmarkt dar. Würde man hier in gleicher Weise wie bei der Zulassung pharmazeutischer Spezialitäten nach den Kriterien „Wirksamkeit" und „Sicherheit" verfahren, gäbe es ihn nicht. Für Homöopathika wurde der Ausweg der einfachen Registrierung statt des aufwendigen Zulassungsverfahrens gewählt; für Phytotherapeutika und Anthroposophika gilt ein erleichtertes Zulassungsverfahren. Wenn man in solcher Weise pragmatisch verfährt, um derartige Präparate „überleben" zu lassen, ohne mit dem Arzneimittelgesetz in Konflikt zu geraten, so ist das hinzunehmen, aber die Aufsichtsbehörde kann sich dennoch nicht der Pflicht entziehen, auch auf diesem Markt für Sicherheit zu sorgen. Die Erfassung von Nebenwirkungen muß erheblich verbessert bzw. überhaupt erst eingeführt werden. Zum anderen sollte angesichts der großen Zahl von Giften der verschiedensten Art in Pflanzen auch eine Toxizitätsprüfung für Phytopharmaka, ebenso für Schwermetalle oder Spurenelemente enthaltende Arzneistoffe verlangt werden. Weil nicht geprüft, ist in diesem Bereich über Toxizität, Karzinogenität oder Teratogenität nur ganz wenig bekannt. In einer Gesellschaft, in der nahezu alle Produkte auf Sicherheit und Umweltverträglichkeit geprüft werden, ist es absurd, ausgerechnet bei solchen Produkten wie Arzneimitteln, die der Mensch in seinen Körper einbringt, teilweise auf die Sicherheitsprüfung zu verzichten.

Kostenübernahme von alternativen Therapien

Zu dieser Frage wurde schon oben (s. S. 105ff.) Stellung bezogen. Nur soviel sei hier wiederholt: Die medizinische Grundversorgung einschließlich der aufwendigsten und langwierigsten Behandlungsverfahren erfolgt durch die wissenschaftliche Medizin; sie steht bei uns jedermann zur Verfügung und alle benötigen sie früher oder später. Der Sozialstaat hat damit seine Pflicht erfüllt. Was darüber hinausgeht, ist Privatsache, besonders heute in einer Zeit explodierender Gesundheitskosten durch medizinischen Fortschritt (den alle wollen) und durch die Altersstruktur der Bevölkerung. Die Alternativmedizin ist aus objektiven Gründen entbehrlich, weil sie nichts vermag, was die Schulmedizin nicht prinzipiell auch kann, und andererseits keine einzige der entscheidenden, insbesondere der lebensrettenden Leistungen der Schulmedizin anbieten kann. Wer glaubt, auf alternative Behandlungen, Medikamente, Kuren etc. nicht verzichten zu können, soll dies selbst finanzieren, wobei entsprechende Zusatztarife der sozialen wie der privaten Krankenversicherung hilfreich sein könnten. Es erscheint jedenfalls unzumutbar, daß die große Zahl von Versicherten, die alternative Methoden ablehnen (die Zahl wäre bei entsprechender Aufklärung der Bevölkerung noch größer), mit ihren Beiträgen die speziellen Wünsche einer Minderheit nach einer objektiv nicht unbedingt erforderlichen Behandlung mitfinanziert (s. S. 105f.).

Förderung mit öffentlichen Mitteln

Ein unverändert aktuelles Problem ist die Förderung der Alternativmedizin mit öffentlichen Mitteln. Selbstverständlich ist es Homöopathen, Anthroposophen oder Phytotherapeuten und ihren Vereinigungen und Förderern unbenommen, Weiterbildungskurse für approbierte Ärzte abzuhalten. Dagegen ist die **Einrichtung von Lehrstühlen und Instituten** für diese Richtungen, die von manchen Regierungen den widerstrebenden, manchmal verunsicherten medizinischen Fakultäten aufgedrückt werden möchten, nicht sinnvoll. In der Vergangenheit sind derartige Versuche immer wieder wissenschaftlich gescheitert, etwa die massive Förderung der Homöopathie im Dritten Reich; andere, z. T. von Mäzenen errichtete homöopathische Spezialkliniken sind inzwischen zur wissenschaftlichen Medizin zurückgekehrt, wie z. B. das Hahnemann Medical College in Philadelphia, oder wurden geschlossen. Aus dem anthroposophisch betriebenen akademischen Krankenhaus Herdecke ist trotz erheblicher finanzieller Förderung speziell auch der wissenschaftlichen Arbeit durch das Land Nordrhein-Westfalen in den fast 20 Jahren seines Bestehens nicht ein einziger wissenschaftlicher Fortschritt hervorgegangen, der auf das anthroposophische Paradigma der Medizin und die ihm eigene Art der Arzneimittelfindung und -anwendung zurückzuführen ist. Auf die seit Jahrzehnten angekündigte Entwicklung alternativer Methoden zur Arzneimittelprüfung, die den kontrollierten Versuch ersetzen sollen, wartet man noch heute, statt dessen wird wieder auf Wissenschaftstheorie ausgewichen (s. den neuen Förderschwerpunkt des BMFT S. 192).

Die Phytotherapie schließlich ist eine vorwissenschaftliche Therapieform (s. S. 48). Hier gibt es schon einige gebietsbezogene Lehrstühle. Man sollte einmal untersuchen, was sie an echtem Fortschritt in der Pharmakotherapie gebracht haben, wofür selbstverständlich die Zahl der publizierten Arbeiten kein Maßstab ist. Läßt man das ganze irrationale Beiwerk von der „Ganzheit der Heilpflanze", dem „natürlichen" Zusammenwirken ihrer Inhaltsstoffe, deren angebliche Unschädlichkeit im Vergleich zur „Chemie" weg, so reduziert sich das Problem auf das Paradigma (hier im engeren Wortsinn „Musterbeispiel"), das Withering 1785 für Digitalis geliefert hat (s. S. 44): Es kommt darauf an, aus der unbekannten großen Zahl unbekannter chemischer Substanzen, die in Pflanzen oder Pflanzengemischen enthalten sind, das oder die wirksamen Prinzipien zu identifizieren, zu isolieren und auf ihre heilsamen (oder giftigen) Wirkungen hin pharmakologisch und klinisch zu prüfen, um sie gezielt, richtig dosiert und möglichst sicher anwenden zu können. Dies ist einer der Forschungszweige, den die pharmazeutische Industrie (und zwar vor allem die Großfirmen, die keine Phytopharmakahersteller sind) seit Jahrzehnten intensiv und erfolgreich betreibt. Auf diese Weise verwandeln sich Phytotherapeutika in „Chemie", was sie natürlich immer schon waren. Lehrstühle oder Universitätsinstitute für Phytotherapie hätten hier eine Forschungsaufgabe, aber man muß klar sehen, daß sie auch bei bester Ausstattung nicht annähernd mit den aufwendigen Forschungsabteilungen der Pharmaindustrie konkurrieren können. Ähnliches gilt seit langem für die pharmakologischen Universitätsinstitute, denen aus den gleichen Gründen heute nur noch ganz ausnahmsweise die Entwicklung eines neuen Pharmakons gelingt und die sich deshalb überwiegend mit pharmakologischer Grundlagenforschung befassen. In analoger Weise sollte die universitäre Phytotherapieforschung ihre Schwerpunkte auf Gebieten außerhalb der Arzneimittelfindung suchen.

Selbst wenn man Institute oder Kliniken z. B. für homöopathische, anthroposophische oder „biologische" Medizin schaffen würde, die zwangsläufig immer wieder auf schulmedizinische Methoden zurückgreifen müßten, um dem gegenwärtigen wissenschaftlichen und ärztlichen Standard zu entsprechen, bleibt das schwierigste Problem die personelle Besetzung, z. B. der Lehrstühle. Wählt man überzeugte Anhänger dieser Richtungen, so wird man, sofern sich überhaupt eine wissenschaftlich ausreichend qualifizierte Person findet, kaum so viel unbefangene Kritikfähigkeit erwarten können, daß der Betreffende ggf. sein eigenes Gebiet infragestellen würde; dies käme der Selbstaufgabe gleich. Tut er das aber nicht, auch nicht teilweise, so bleibt alles beim Alten, es werden weiterhin Glaubensbekenntnisse verkündet. Besetzt man die Stellen mit Schulmedizinern, wird in gleicher Weise, aber mit anderen Vorzeichen der Vorwurf der Voreingenommenheit entstehen, selbst wenn sich der Betreffende redlich und neutral um seine Aufgabe bemüht. Ist er durch negative Ergebnisse enttäuscht worden, wird er bald seine Arbeitskraft anderen, aussichtsreicheren Themen widmen. Auf diese Weise werden die anstehenden Fragen jedenfalls nicht gelöst.

Falls Regierungen und Politiker glauben, trotz der objektiv – unter dem Aspekt der Volksgesundheit – nicht gegebenen Notwendigkeit, trotz der seit Jahrzehnten fehlgeschlagenen Versuche des Wirksamkeitsnachweises der Alternativmedizin öffentliche Gelder zu ihrer Förderung ausgeben zu müssen, dann jedenfalls nicht für Dauereinrichtungen und Lehrstühle. Allenfalls sollten die aus Steuermitteln gespeisten Forschungsförderungseinrichtungen des Bundes (z. B. DFG) oder der Länder veranlaßt werden, einen Teil dieser Mittel für genau umschriebene Projekte zur Evaluierung einzelner alternativer Behandlungsverfahren zu verwenden. Die Projekte könnten ausgeschrieben werden und unter verantwortlicher Mitwirkung von kooperationswilligen Alternativmedizinern der betreffenden Richtung, aber auch von klinischen Pharmakologen, Biostatistikern und wissenschaftlich ausgewiesenen Klinikern geplant und durchgeführt werden. Wenn es sich dabei als notwendig erweisen sollte, einige neue Abteilungen für klinische Pharmakologie zu schaffen, von denen es ohnehin zu wenig gibt, so wäre dies ein erwünschter Nebeneffekt. Die Ergebnisse solcher Studien sollten dann aber auch die Politiker binden: Zeigt sich ein über Placebo hinausgehender Effekt eines alternativen Medikaments oder Verfahrens, wird es mit allen Konsequenzen in die wissenschaftliche Medizin übernommen. Dann, aber auch erst dann, wären Untersuchungen zur Theorie oder zum Wirkungsmechanismus des betreffenden alternativen Verfahrens gerechtfertigt. Fehlt ein eindeutiger klinischer Effekt, ist jede Mark zur Erforschung der Grundlagen einer nichtvorhandenen Wirkung zum Fenster hinausgeworfen. Es bleibt der betreffenden alternativen Richtung unbenommen, dann mit selbst aufgebrachten privaten Mitteln weiter zu forschen, aber die Verwendung öffentlicher Gelder hierfür ist nicht vertretbar.

Zusammenfassende Schlußbemerkungen

Im ersten Teil dieses Buches wurde der Versuch unternommen, das Paradigmakonzept von T. S. Kuhn [64] auf die Medizin anzuwenden; ein etwas gewagter Versuch, weil im Gegensatz zu den Wissenschaften, an denen Kuhn seine Vorstellungen entwickelt hat, die Medizin eine praktische, eine Anwendungswissenschaft ist. Für diesen Versuch war es hilfreich, daß W. Stegmüller [105] die angeblichen „Rationalitätslücken" bei Kuhn durch Verwendung des strukturalistischen Theorienkonzepts von Sneed anstelle des in den Naturwissenschaften üblichen „Aussagenkonzepts" von Theorien (d. h. eines Systems von Sätzen) behoben hat. Bei einer so komplexen Materie wie der Medizin mit einer großen Zahl von Basis- und Hilfswissenschaften mit jeweils wieder eigenen Theorien und Gesetzen ist das strukturalistische Theorienkonzept weitaus leichter anwendbar als das Aussagenkonzept.

Kuhn hat seine Konzeption aus der historischen Analyse naturwissenschaftlichen Erkenntnisfortschritts abgeleitet. Das führte u. a. zur Einführung einer in der Wissenschaftstheorie bis dahin nicht üblichen soziologischen Kategorie, nämlich der „Gemeinschaft der Wissenschaftler", die einem „Paradigma" anhängen. Dieser Paradigmabegriff geht weit über die engere Wortbedeutung „Musterbeispiel" hinaus und darf auch nicht mit „Theorie" gleichgesetzt werden. Er bedeutet die gemeinsame Überzeugung einer Gruppe von Wissenschaftlern über die zu lösenden Probleme und die dabei anzuwendenden Theorien, Regeln, Normen, Methoden, wobei erfolgreiche paradigmatische Anwendungsbeispiele den Beginn der Herrschaft eines neuen Paradigmas markieren. Nach Regeln und Methoden des herrschenden Paradigmas wird „normale" Wissenschaft betrieben, d. h. neue Fragestellungen bearbeitet, „Rätsel" zu lösen, Hypothesen zu falsifizieren versucht, weitere Anwendungen gesucht etc. Gelingt all das nicht mehr befriedigend und sind weitere Bedingungen erfüllt, kann „außerordentliche" Wissenschaft in Erscheinung treten, wobei das herrschende Paradigma verdrängt und durch ein neues ersetzt wird, das sich allerdings nur dann durchsetzt, wenn es nicht nur die meisten erfolgreichen Lösungen und Anwendungen des alten einschließt, sondern vielversprechende neue Problemlösungen und neue Anwendungen anbietet („Erfolgsverheißung"). Die Falsifizierung einer Theorie führt allein nicht zum Wechsel des Paradigmas, da dieses sich auf mehrfache Weise immunisiert; außerdem muß ein neues, erfolgverheißendes vorhanden sein. Der Paradigmawechsel vollzieht sich daher in einem längeren Zeitraum, in dem eine zunehmende Zahl von Wissenschaftlern von dem neuen Paradigma „überzeugt" wird, daß sie dazu „überredet" werden und schließlich daran „glauben"; oft ist der Wechsel erst vollendet, wenn die Anhänger des alten Paradigmas ausgestorben sind.

„Überzeugung", „Überredung", „Glauben" sind Begriffe, die in der Wissenschaftstheorie sonst keinen Platz haben, wohl aber in der Praxis der Wissenschaft eine Rolle spielen. In ihnen kommt zum Ausdruck, daß Wissenschaftler eine allgemeine Grundüberzeugung, bestimmte „Werte" teilen, und daß bei einem Paradigmawechsel auch diese Grundüberzeugungen sich wenigstens teilweise verändern, allmählich, bis alle daran „glauben". Zu solchen Grundüberzeugungen gehören bestimmte Normen oder die Definition von „Wissenschaft", z. B. daß diese „rational" zu sein habe, oder aber auch, daß eine bestimmte Weltanschauung die Basis ihrer Wissenschaft sei. Wenn sogar im Strukturkern der Theorie, des „Paradigmas", wie es hier im Falle der wissenschaftlichen Medizin nötig erschien, die Bedingung „rational" enthalten ist, bedeutet dies, daß die Wissenschaftler in ihrer Forschung stets nach diesem Kriterium verfahren.

Zu den wesentlichsten Schlußfolgerungen Kuhns gehört die Erkenntnis, daß entgegen den historischen Einleitungen der Lehrbücher – und hier wären auch die üblichen medizinhistorischen Darstellungen zu nennen – der Wissenschaftsfortschritt nicht kumulativ, durch Anhäufung von immer mehr Wissen und Erkenntnis, sondern in qualitativen Sprüngen, „Revolutionen", erfolgt, die einem Paradigmawechsel entsprechen. Das verdrängte Paradigma hat zwar gute Dienste geleistet, es wurden manche Probleme gelöst, die Wissenschaftler haben innerhalb des vorgegebenen Rahmens konsequent gedacht und geforscht, aber das neue setzte sich durch, weil es bisher ungelöste Fragen beantwortete, neue Probleme definierte und neue Problemlösungen anbot.

Die hier gegebene Definition (S. 23f.) des Paradigmas der wissenschaftlichen Medizin geht von der untrennbaren Leib-Seele-Einheit des Menschen aus, der in Gesundheit und Krankheit immer zugleich körperlich und seelisch reagiert. Auf der Grundlage der entsprechenden Basiswissenschaften entwickelt die Medizin empirisch rationale Verfahren zur Erkennung, Behandlung und Vorbeugung von Krankheiten. Dieses Paradigma umfaßt die gesamte Medizin; die es teilende wissenschaftliche Gemeinschaft sind die Mediziner und Ärzte **aller** Teilgebiete, die der Schulmedizin anhängen. Bisherige Ansätze betrafen entweder nur einzelne Gebiete der Medizin oder, weit häufiger, es wurde der in Mode gekommene Paradigma-Begriff einfach mit „Theorie" gleichgesetzt und aufgrund oft nur scheinbar neuer Vorstellungen oder Hypothesen ein Paradigmawechsel gefordert. Das hat mit der Konzeption Kuhns nichts gemein.

Der letzte Paradigmawechsel in der Medizin hat im 19. Jahrhundert stattgefunden; Voraussetzung war die vorhergehende und gleichzeitige Weiterentwicklung einer größeren Zahl von Grundlagenwissenschaften, in denen teilweise ebenfalls Paradigmawechsel stattfanden. Das neue Paradigma einer rationalen, einer wissenschaftlichen Medizin, die sich von natur- und religionsphilosophischen, romantischen und sonstigen nichtrationalen Vorstellungen löste und nur noch auf eine kritische, methodisch mehr und mehr ausgeformte Empirie setzte, erwies sich als ungemein erfolgreich. Gemessen an der Zahl jahrtausendalter, jetzt erstmals gelöster Probleme, war es das weitaus erfolgreichste Paradigma in der Geschichte der Medizin – kein Wunder, daß es sich durchsetzte.

Dabei ist es bis heute geblieben. Die Meinung, die Sozialmedizin repräsentiere ein neues Paradigma, hält einer Analyse nicht stand. Ihre Methoden und

Zusammenfassende Schlußbemerkungen

Resultate sind zwar zum kleinen Teil neu- oder andersartig, aber nicht prinzipiell verschieden von denen der übrigen Medizin. Auch sind soziale, insbesondere sozialpsychologische Faktoren nur eine weitere Gruppe von (Teil)ursachen von Krankheiten, neben vielen anderen, und nicht einmal die wichtigste, genetische Ursachen sind vermutlich bedeutsamer. Die im Zeitgeist liegende Überbetonung der Sozialmedizin verkennt auch, daß der behandelnde Arzt **stets**, sei es präventiv oder kurativ, **Individualmedizin**, nicht Sozialmedizin betreibt. Sein Auftrag bezieht sich primär nur auf den einzelnen Patienten, nicht auf die Gesellschaft. Wie alle anderen Krankheiten manifestieren sich auch die sozial (mit)verursachten in somatischen und psychischen Störungen, die mit den üblichen individualmedizinischen Verfahren behandelt werden. Der Arzt benötigt lediglich zur Ursachenerkennung einige sozialmedizinische (z. B. arbeitsmedizinische und sozialpsychologische) Grundkenntnisse, aus dem gleichen Grunde also wie er über Grundkenntnisse in Seuchenhygiene oder Genetik verfügen sollte. Im übrigen ist die Sozialmedizin aber Sache der Sozialmediziner, nicht des behandelnden Arztes.

Besonders aus der deutschen Psychosomatik kommt die Forderung nach einem Paradigmawechsel in der Medizin. Die das fordern, haben wenigstens – im Gegensatz zu den anderen, deren Verlangen nach einem Paradigmawechsel eher modisches Gerede ist – das abzulösende Paradigma identifiziert, wenn auch falsch: Es sei das „Maschinenparadigma" der heutigen Medizin, wobei sie sich bis zu der absurden Behauptung versteigen, hier liege die tiefere Ursache der Ärzteverbrechen im Dritten Reich. Diese Autoren, die ihre Argumente aus dem obsoleten Vitalismusstreit der Physiologen im vorigen Jahrhundert beziehen, ignorieren, daß seit Jahrhunderten bis zum heutigen Tag alle bedeutenden Kliniker keinen Zweifel daran gelassen habe, daß Medizin zwar Wissenschaft sein müsse – wie es auch der meist falsch zitierte Naunyn tatsächlich gesagt hat [97] – daß aber der **natur**wissenschaftliche, der körperliche Aspekt nur eine Seite der Medizin sei und für den Arzt der Kranke als ganzer Mensch in seiner Individualität im Mittelpunkt stehen müsse. Das gilt auch für das vielgescholtene 19. Jahrhundert, in dem die Naturwissenschaften die Methoden der Medizin revolutionierten, in dem es aber auch bereits eine Psychosomatik gab, wenn auch nicht unter dieser Bezeichnung. Welcher Arzt, damals wie heute, betrachtet wohl seine Patienten als komplizierte Maschinen?

An die Stelle des „Maschinenparadigmas", des angeblichen „Leiche-Seele-Dualismus" der heutigen Medizin, setzen die genannten Psychosomatiker, ausgehend von einer medizinischen Anthropologie, ein „neues Bild vom Menschen", der als „Subjekt" (angeblich neu) in die Medizin eingeführt werden müsse, so daß diese „humaner" werde. Neue Ansätze, Vorstellungen, Hypothesen, Konzepte, Modelle, oft im Form von „Kreisen" werden präsentiert, in denen die Probleme mehr oder weniger deutlich dargestellt werden. Alle diese Versuche verdecken die Tatsache, daß es sich dabei nur um Problembeschreibungen handelt, die nützliche Ausgangspunkte für die Forschung sein könnten, daß es aber keine Problemlösungen sind. Das eigentliche Problem – es ist **das** zentrale Problem der Psychosomatik und der gesamten Medizin – ist das Leib-Seele-Problem, das Wesen, die Art, die Natur der Beziehungen zwischen Körper und

Seele; es ist bis heute ungelöst. Die Schwierigkeit dabei liegt im dualen methodischen Zugang: Wir untersuchen den Leib mit empirisch-analytischer, die Seele mit phänomenologisch-hermeneutischer Methodik. Die auf diese Weise gewonnenen Parameter sind kategorial verschieden, sie können nebeneinander gestellt, gemeinsam betrachtet, wie auch immer korreliert werden, aber sie lassen sich **nicht ineinander überführen** – das ist der Kern des ungelösten Leib-Seele-Problems. Hat man sich das erst einmal klargemacht, wird deutlich, daß die eindrucksvollen Vorstellungen der Psychosomatik, etwa die, daß der Körper seelische Vorgänge „erläutere" (v. Weizsäcker), oder daß eine „Übersetzung" der Zeichen von einer Ebene in eine andere stattfinde, lediglich mögliche Beschreibungen, aber keine Lösung des Problems sind.

Die unausbleibliche Konsequenz dieser Situation ist, daß die Psychosomatik nicht anders als die gesamte Medizin dem erwähnten methodischen Dualismus in Diagnostik und Therapie zwangsläufig verhaftet bleibt. Das schließt keineswegs aus, daß der Arzt in der Praxis versucht, notwendig immer unvollkommen, in einem synthetischen Akt die mit dualer Methodik gewonnenen, an sich inkommensurablen Parameter zu einem Gesamtbild der Leib-Seele-Einheit seines Kranken und zu einem „ganzheitlichen" Therapiekonzept zu vereinigen. Aber man muß auch sehen, daß der gewaltige Berg an Literatur über psychosomatische Konzepte, Vorstellungen, Ansätze etc. letztlich ein Mäuschen geboren hat, besser: wieder sichtbar werden ließ, denn es saß schon immer darunter: Der Psychosomatiker ist de facto ein Psychotherapeut, und er heißt auch jetzt offiziell so, nämlich „Facharzt für Psychotherapeutische Medizin". Die Handlungsanweisung für die Praxis lautet: Jeder Arzt sollte auch eine gewisse „psychosoziale Kompetenz" haben, reicht sie im Einzelfall nicht, soll eine Kooperation der Ärzte mit „biosomatischer Kompetenz" mit dem Facharzt für Psychotherapeutische Medizin stattfinden [117]; für die Kliniken werden verschiedene analoge Kooperationsmodelle vorgeschlagen.

Kommt einem das nicht bekannt vor? Ich kann mich nicht erinnern, in den letzten 40 Jahren anders verfahren zu haben oder anderes gesehen zu haben, angefangen von dem legendenumstrickten, aber gescheiterten Heidelberger Versuch Siebecks mit einer von v. Weizsäcker geleiteten Abteilung in seiner Klinik, bis auf den heutigen Tag. Der Versuch scheiterte nicht am Mangel an Ideen, davon gab es reichlich, sondern letztlich wieder an der Praxis des methodischen Dualismus, die auf Kooperation hinauslief – wie gehabt, denn Psychotherapie gab es schon seit 100 Jahren. Er scheiterte auch keinesfalls an mangelnder Kooperationsbereitschaft der „Somatiker", sondern eher an der enttäuschten Erfolgsverheißung; Erfolge und Mißerfolge entsprachen denen der Psychotherapie, und bei neuen Ansätzen wie den sog. psychosomatischen Krankheiten (Hochdruck, Ulkus, Asthma, Kolitis etc.) blieben die Erfolge auf Ausnahmen beschränkt; sie werden heute nach wie vor weit wirksamer medikamentös behandelt. Die große öffentliche Resonanz, die die Psychosomatik in den Nachkriegsjahrzehnten fand, hat bewirkt, daß psychosoziale Krankheitsursachen mehr beachtet wurden, daß psychologische und psychotherapeutische Verfahren häufiger angewendet wurden, daß neue Formen der Psychotherapie entstanden, daß, für die so wichtige psychosomatische Forschung unerläßlich, entsprechende Universitätskliniken eingerichtet worden sind – das ist alles zu begrüßen, aber nirgends sind auch nur Ansätze eines prinzipiell neuen, erfolgverheißenden Paradigmas mit grundsätzlich neuartigen Handlungsanweisungen erkennbar. Und vollends sollte der ehrgeizige, zugleich alle redlich sich mühenden Ärzte diffamierende Anspruch der (deutschen) Psychosomatik, durch sie werde die Medizin erst „menschlich", endlich aufgegeben werden. Die Anwendung von Psychologie macht die Medizin um nichts „menschlicher", Psychotherapie ist ebenso eine „Technik" – und zwar eine keineswegs ungefährliche – wie jede andere Technik, die der Arzt verwendet (s. auch Hartmann [50] und S. 99ff.). Die Humanität der Medizin ist keine Frage des wissenschaftlichen Paradigmas oder der verwendeten Techniken, sondern der Menschlichkeit der Ärzte.

Die Betrachtung der sog. **Alternativmedizin** zeigt, daß einige Verfahren der Naturheilkunde oder „biologischen Medizin" trotz einer noch unzureichend erforschten wissenschaftlichen Basis Teil der Schulmedizin sind, z. B. die physikalische Medizin, die Physiotherapie und Teile der Balneologie. Die **Phytopharmakologie** ist nichts anderes als ein Spezialfall der schulmedizinischen Pharmakologie, während die **Phytotherapie** ein vorwissenschaftliches Behandlungsverfahren ist, ein Frühstadium auf dem Weg zu einer rationalen, wirksamen und sicheren Behandlung mit der definierten Menge einer Reinsubstanz (s. S. 47f.). Wenn Phytotherapeuten den naturmystischen Vorstellungen der Klostermedizin anhängen, haben sie ein anderes Paradigma, sie stehen außerhalb der wissenschaftlichen Medizin, über „Glauben" läßt sich nicht wissenschaftlich diskutieren. Diejenigen aber, die die Vorwissenschaftlichkeit der Phytotherapie erkannt haben, müssen sich auf den steinigen Weg zur Wissenschaftlichkeit machen, d. h. Wirkstoffanalyse bis hin zur Reinsubstanz bei denjenigen Phytotherapeutika, bei denen sich in kontrollierten Studien eine klinische Wirkung überhaupt nachweisen läßt. Daß das möglich ist und erfolgreich sein kann, dafür gibt es genügend Beispiele (s. S. 44).

Das, was sich unter der Bezeichnung „**Erfahrungsmedizin**" abspielt, ist ein mehrfaches Mißverständnis. Einmal wird suggeriert, daß die Schulmedizin keine Erfahrungsmedizin sei – genau das Gegenteil ist richtig –, zum anderen ist das, was die alternativen Erfahrungsmediziner „Erfahrung" nennen, ungeprüfte, unkritische, „anekdotische" Erfahrung, die allenfalls zur Hypothesenbildung taugt, wissenschaftlich aber unbrauchbar ist (s. S. 34ff.). Ihre therapeutische Erfahrung – darauf beziehen sich die „Erfahrungsmediziner" hauptsächlich – stützt sich auf einen logischen Fehler: Es wird eine Ereignisfolge (Therapie → Heilung) mit einer Kausalkette gleichgesetzt, es ist der jahrtausendalte Fehlschluß des „Post hoc ergo propter hoc" in der ärztlichen Therapiebeurteilung. Die Erfahrungsmediziner ignorieren schlicht die enormen Anstrengungen, die die Schulmedizin in Erkenntnis ihrer eigenen Irrtümer seit vielen Jahrzehnten und mit Erfolg unternommen hat (s. S. 85f.), um zu „kontrollierter", „geregelter", d. h. wissenschaftlicher, therapeutischer Erfahrung zu gelangen. Sie weigern sich, diese Methoden zu verwenden, vermutlich weil sie ahnen, daß sich dann der größte Teil ihrer Erfahrung in Luft auflösen würde und sie sich damit selbst ihre Existenzgrundlage entziehen.

Die klassische **Homöopathie** stützt sich auf 2 Dogmen: Das Simileprinzip und die Lehre von den Potenzen (s. S. 67 ff.). Ersteres ist ein Verfahren zur individuellen Arzneimittelfindung, das nicht mehr durchgehend angewendet wird. Die Hypothese, daß die toxischen Symptome eines Arzneimittels gesetzmäßig den Schluß zulassen, daß damit eine Krankheit mit gleichen Symptomen geheilt werden kann, ist unbewiesen; für die Pharmaka der Schulmedizin trifft sie zweifellos nicht zu. Aber Homöopathika unterscheiden sich ja von diesen grundsätzlich dadurch, daß sie durch „Potenzieren", eine spezielle Art des Verdünnens mit angeblicher (noch nie identifizierter) „Energiezufuhr", immer wirksamer werden sollen, selbst wenn gar keine Wirkstoffmoleküle mehr vorhanden sein können. Alle bisherigen Versuche, Effekte von Hochpotenzen auf biologische In-vitro-Systeme nachzuweisen, sind gescheitert. Wichtiger ist aber, daß es trotz unzähliger Versuche seit den 30er Jahren bis heute nicht gelungen ist, die therapeutische Wirksamkeit von Homöopathika überzeugend nachzuweisen (s. S. 71 ff.). Die empirisch nicht zu belegenden Hypothesen in Verbindung mit irrationalen Annahmen machen deutlich, daß die Homöopathie ein Paradigma repräsentiert, das mit dem der wissenschaftlichen Medizin nicht vereinbar ist.

Ähnliches gilt für die **anthroposophische Medizin**, die sich auf die geistig-mystische, (para)religiöse Lehre des Philologen *Steiner* gründet. Diesem Ideensystem fehlt ebenfalls eine empirische Basis, und es enthält irrationale Elemente, sowohl was die Gesamtkonzeption als auch was die daraus abgeleiteten medizinischen Vorstellungen anlangt, z. B. über die Physiologie, die Krankheitsentstehung und die Auffindung und Zubereitung von Arzneimitteln. Hier herrscht wiederum ein eigenes Paradigma, das sich grundlegend von dem der Schulmedizin wie von dem der Homöopathie unterscheidet. Ähnlich wie bei den Homöopathen steht auch bis heute der Wirksamkeitsnachweis für Anthroposophika mit wissenschaftlicher Methodik aus. Diesem Einwand sind die Anthroposophen geschickt und auch erfolgreich – wenigstens was die Politik (Arzneimittelgesetz und öffentliche Förderung) angeht – entgegengetreten, indem sie mit gar nicht einschlägigen Argumenten eine methoden- und wissenschaftstheoretische Diskussion in die nicht sachkundige Öffentlichkeit getragen haben, wohlweislich ohne gleichzeitig die geist-religiösen, sektenähnlichen Grundlagen ihrer Lehre, die ihren medizinischen Anschauungen zugrunde liegen, ebenso öffentlich zu machen.

Sieht man von den Mystikern und Naturschwärmern unter den Phytotherapeuten ab, existieren zur Zeit drei „konkurrierende" Paradigmen: Das eine, die Homöopathie, entstand vor 200 Jahren unmittelbar vor und mit der wissenschaftlichen Revolution, in der sich das zweite, das der wissenschaftlichen Medizin durchsetzte; die Homöopathie hat, wenigstens in Mitteleuropa, bis heute überlebt. Das dritte, die anthroposophische Medizin, trat vor rund 100 Jahren auf, wollte allerdings nicht die Schulmedizin verdrängen, sondern nur „erweitern". Paradigmen sind jedoch inkommensurabel, sie ergänzen sich nicht, sondern schließen einander aus. Homöopathie und anthroposophische Medizin können eben nicht als „Strukturkernerweiterungen" der Theorie, des Paradigmas der Schulmedizin aufgefaßt werden, etwa als neue Spezialgesetze, weil sie schon der im Strukturkern enthaltenen Bedingung der Rationalität nicht genügen. Die gelegentlich sogar von universitären Schulmedizinern geäußerte Meinung, es handele sich bei diesen Richtungen um Erweiterungen oder Ergänzungen der wissenschaftlichen Medizin, ist dementsprechend unhaltbar. Der gute Wille, Bemühung um Toleranz und Harmonie, die in solchen Behauptungen zum Ausdruck kommen, verwischen eine wissenschaftstheoretisch klar gezogene, unüberschreitbare Grenze.

Die eben getroffene Feststellung, daß 1–2 Jahrhunderte lang 3 miteinander konkurrierende Paradigmen existieren, ist allerdings sehr zu relativieren. Homöopathie und Anthroposophie haben ihren Ursprung und ihren heutigen Schwerpunkt in den deutschsprachigen Ländern Mitteleuropas, und es gibt zahlreiche Länder, in denen beide Richtungen bedeutungslos sind oder überhaupt nicht existieren. Demgegenüber hat sich die wissenschaftliche Medizin überall durchgesetzt; sie wird in den „Medizinschulen" der ganzen Welt gelehrt und praktiziert, ungeachtet dessen, daß vielleicht noch traditionelle Volksmedizinen nebenbei betrieben werden, etwa die chinesische. Die letztere versuchen unsere unverbesserlichen Neomystiker zu importieren, während gleichzeitig die Chinesen ihre Leute an die medizinischen Fakultäten der Industrieländer schicken, um wissenschaftliche Medizin zu lernen. Auch bei uns bilden die wissenschaftliche Medizin, ihr Paradigma und ihre Erkenntnisse den Standard, an dem ärztlich und rechtlich alle „anderen" Medizinen gemessen werden. Jeder Arzt würde unethisch handeln und sich strafbar machen, der einem Patienten ein erwiesenermaßen effektives Verfahren der Schulmedizin vorenthält und statt dessen eine Alternativtherapie mit unbewiesener Wirkung anwendet. Das gilt immer bei ernsthafter Krankheit oder wo es um Leben oder Tod geht, während bei belanglosen Störungen oder da, wo Spontanheilung die Regel ist, solches Handeln zwar vorkommt, aber folgenlos bleibt. Das wissen auch die verantwortungsbewußten Ärzte aller alternativen Richtungen und handeln dementsprechend zwei- oder sogar dreigleisig: Ihr „theoriegeleitetes" ärztliches Handeln stützt sich dann jedoch auf unvereinbare Paradigmen, die sie je nach Patient oder Krankheit abwechselnd, gleichzeitig oder nacheinander anwenden, ohne sich darüber klar zu werden, daß sie dann – ähnlich einem Heilpraktiker – überhaupt nicht mehr „theoriegeleitet" handeln, weil nur **ein** Paradigma richtig sein kann und dann die anderen ausschließt. Sie teilen die Kranken oder die Krankheiten ein in solche, bei denen sie das eine, und solche, bei denen sie das andere Paradigma anwenden, und bei manchen beide gleichzeitig. Über einige Gründe hierfür s. S. 77ff.

Die Ursachen, warum sich das Paradigma der wissenschaftlichen Medizin auf der ganzen Welt durchgesetzt hat, warum es zum „Standard", zum „herrschenden" Paradigma wurde, das alle früheren ablöste und die beiden persistierenden auf Außenseiterpositionen verwies, sind sehr handfest: Es ist die nicht vollständig, aber in wesentlichen Teilen erfüllte „Erfolgsverheißung" dieses Paradigmas, das erstmals seit Jahrtausenden ermöglichte, was kein früheres Paradigma und keines der beiden anderen vermochte: Die Heilung vieler bis dahin tödlicher Krankheiten, die wirksame langfristige therapeutische Kontrolle chronischer Krankheiten, die oft einen Zustand herbeiführt, der einer „Heilung" nahekommt, hochwirksame symptomatische Therapien, Eindämmung und Prävention von Seuchen bis hin zu ihrer Ausrottung, eine wissenschaftliche Hygiene und Ernährungslehre usw. usw., mit dem Ergebnis einer Verdoppelung der Lebenserwartung der Menschen in den letzten 150 Jahren.

Wenn gerade bei einer Handlungswissenschaft wie der Medizin die tatsächlichen Erfolge den Ausschlag geben, daß sich ein Paradigma durchsetzt, muß man fragen, warum trotzdem Homöopathie und anthroposophische Medizin (und auch alle anderen alternativen Richtungen) daneben weiter existieren, wenn auch nicht überall. Außer dem verbreiteten Neomystizismus gibt es hierfür mehrere Gründe. Ein Hauptargument der Alternativen ist der Satz „Wer heilt, hat recht", wobei sie behaupten, ihre „Erfahrung" zeige, daß ihre Verfahren Heilung bewirken würden. Sie begreifen nicht oder bestreiten, daß ihre Erfahrung „ungeregelte", „unkontrollierte", nichtwissenschaftliche Erfahrung aufgrund des Denkfehlers „Post hoc ergo propter hoc" ist. Die Heilung einer Krankheit, besser: eines kranken Menschen, ist ein hochkomplexer Vorgang – das sollten gerade die sog. „Ganzheitsmediziner" wissen –, bei dem der therapeutische Eingriff des Arztes, das Medikament, die Operation, die Diät, die physikalische Anwendung nur **ein** Faktor ist, der manchmal entscheidend, manchmal belanglos ist, manchmal sogar negativ wirken kann. Andere Faktoren, die Spontanheilungstendenz, die psychologischen Effekte der therapeutischen Maßnahme als solcher (u. a. der Placeboeffekt) oder der Persönlichkeit des Arztes und weitere Nebenbedingungen können von größerer Bedeutung sein als die eigentliche Therapie oder sogar ausschließlich die Heilung bewirken. Der Satz „Wer heilt, hat recht" ist aber nur dann ein brauchbares Argument, wenn erwiesen ist, daß die Heilung durch eine ganz bestimmte therapeutische Maßnahme im Rahmen des gesamten, komplexen Behandlungsvorgangs mit allen seinen Nebenbedingungen bewirkt wurde, bei einem Medikament also nicht durch seine Verabreichung als solche, sondern durch seinen Wirkstoffgehalt. Näheres s. S. 85 ff.

Die Weigerung der Alternativen, die „kontrollierte Arzneimittelprüfung" zu akzeptieren, ist eines der Mittel, sich zu „immunisieren". Ein anderes, das zeitweise die Homöopathen benutzten und heute noch die Anthroposophen verwenden, besteht in der Infragestellung der wissenschaftlichen Methodik zum Nachweis therapeutischer Wirkungen mit prinzipiellen, teilweise sogar richtigen methodologisch-wissenschafts-theoretischen Argumenten, die aber für eine Handlungswissenschaft wie die Medizin teils irrelevant, teils weil unvermeidlich, hingenommen und berücksichtigt werden müssen. Da ist von „Wissenschafts"- und „Methodenpluralismus" die Rede, aber wenn man Wissenschaft nicht als „die rationale, nachvollziehbare Untersuchung (oder Erkenntnis) von Tatbeständen, Zusammenhängen, Abläufen und Gesetzmäßigkeiten der natürlichen Welt" betreiben will, dann sollte solch andere Art von Wissenschaft klar definiert werden. Und Methodenpluralismus setzt weitere, andere Methoden voraus, die zwar angekündigt, aber bis heute nicht entwickelt wurden. Schließlich wird in der gesamten Alternativmedizin ein Argumentationsmuster verwendet, das einerseits auf „Bewährung" abstellt und sich andererseits eines Wissenschaftlichkeit vorspiegelnden, den Laien beeindruckenden pseudowissenschaftlichen Wortschwulstes aus Leerformeln und Worthülsen bedient (s. S. 49 ff.). Auch wird die durch zahlreiche Gegenbeispiele längst widerlegte Behauptung, die Schulmedizin akzeptiere nur Medikamente mit bekanntem Wirkungsmechanismus bei Krankheiten, deren Ursachen aufgeklärt sind, durch ständige Wiederholung nicht richtiger. Um noch einmal v. Krehl zu zitieren: „Wir nehmen Hilfe, woher sie auch kommen mag" – es ist die Formulierung der strikt antidogmatischen Grundhaltung der Schulmedizin bei ihrer Therapie. Welch Unterschied zur dogmatischen Erstarrung der Epigonen Hahnemanns! Würde dieser kluge Mann heute noch leben, wäre er vermutlich längst kein Homöopath mehr.

Nicht verkannt werden kann aber auch, daß die fortdauernde Existenz alternativer Richtungen begünstigt wird durch Defizite der Schulmedizin. Die wissenschaftliche Bearbeitung der am häufigsten in der Praxis vorkommenden leichten, „banalen", funktionellen, psychosomatischen, selbstheilenden Krankheiten und Befindensstörungen, die Entwicklung entsprechender diagnostischer und therapeutischer Strategien und erst recht die Lehre von alledem im Studium und in der Weiterbildung sind unzureichend. Die Lücke füllt die Alternativmedizin, von manchen Schulmedizinern bewußt als Placebo eingesetzt, von anderen und den Heilpraktikern als echte und „sanfte" Therapie angeboten. Andere, aber nicht behebbare Defizite der Schulmedizin, die heute noch unheilbaren Krankheiten, sind ebenfalls ein Tummelplatz der Alternativmedizin. Sie verkauft hier ihre vorübergehend subjektive Besserungen erzielende teure Placebotherapie als alleinige oder zusätzliche, „ergänzende", „unterstützende" Behandlung – tatsächlich ist es entweder kritiklose Gutgläubigkeit oder schlicht ein Geschäft mit der Krankheit.

Das größte Defizit der Schulmedizin, das den Zulauf zu den Alternativen fördert, liegt in ihrer Praxis. Hier gibt es systemimmanente Mißstände, die mit unserer Sozialversicherung und dem Kassenarztwesen zusammenhängen (s. S. 101 ff.), von denen sich die meisten vermutlich durch eine grundlegende Reform, etwa durch Übergang zum Kostenerstattungssystem, beseitigen ließen. Hierfür fehlt aber derzeit der politische Wille, und es haben sich alle Beteiligten arrangiert.

Aber viele andere Mißstände sind vermeidbar. Manche betreffen sowohl die freie Praxis wie das Krankenhaus; hierzu gehört in erster Linie der Mangel an Zeit oder Bereitschaft für das ärztliche Gespräch. Daß die Verhältnisse auf diesem Gebiet in der Privatpraxis besser sind als in der Kassenpraxis, wäre ein weiteres Argument für das Kostenerstattungssystem. In den Kliniken und Krankenhäusern, die im Bewußtsein der Bevölkerung die Schulmedizin repräsentieren, tritt eine Fülle weiterer Mißhelligkeiten hinzu, von denen viele in den vorausgehenden Kapiteln genannt wurden (S. 109 ff.). Es sind Organisationsmängel der verschiedensten Art, Gedankenlosigkeiten und Defizite im Pflegebereich, Lärm, Hektik, fehlende Sauberkeit, manche scheinbaren Äußerlichkeiten; das ganze „Klima" des Betriebs ist es, das letztlich auch den Umgang untereinander und mit den Kranken bestimmt. Alle Ärzte, in erster Linie die Chefärzte, haben bei der Humanisierung unseres Krankenhauswesens eine Schlüsselfunktion, zum einen durch ihr Vorbild, zum anderen durch Wahrnehmung ihrer persönlichen ärztlichen Verantwortung gegenüber den Kranken wie ihrer Organisationsverantwortung gegenüber der Verwaltung. Viele müssen lernen, die Mißstände überhaupt erst einmal zu sehen, und sie dann nicht hinzunehmen, sondern abzustellen versuchen. In den seltensten Fällen ist das eine ins Gewicht fallende Kostenfrage. Auch aus dieser Sicht ist es ein müßiges Unterfangen, mit einer medizinischen Anthropologie, einer neuen „Theorie von Menschen" die Medizin „humanisieren" zu wollen, solange an der Basis die Banalitäten des „Allzumenschlichen" Menschlichkeit verhindern.

Ganz besonders sind hier die medizinischen Fakultäten, und hier wieder vor allem die Universitätskliniken, gefordert. Bewußt wurde in den vorangehenden Abschnitten einiges aus ihrem „Innenleben" geschildert. Sie befinden sich in Bedrängnis, eingekeilt zwischen eine zeitvergeudende, aufgeblähte und durchbürokratisierte akademische Selbstverwaltung und eine Studentenlawine, die auch bei einer besseren Approbationsordnung eine nur einigermaßen ausreichende Ausbildung zum Arzt für die meisten nicht erlauben würde. Dazwischen werden die Patienten versorgt, bemüht, aber eben auch mit allen den Mißständen, die oben für die anderen Krankenhäuser beschrieben wurden, manche davon eher noch ausgeprägter. Es wird Hochleistungsmedizin betrieben und es wird geforscht, unter dem Druck, immer an der Spitze des Fortschritts marschieren zu müssen. Vor all diesen Bäumen wird oft der Wald nicht mehr gesehen: Die Schlüsselstellung der Fakultäten bei der Heranbildung nicht nur von Medizinern, sondern von Ärzten. Das, was die Studenten hier sehen und erleben, wie mit Kranken umgegangen wird, wie Klinik „betrieben" wird – und die Studenten sehen vieles, was die Routiniers des Betriebs längst als unabänderlich ignorieren –, das geht bewußt oder unbewußt in ihre spätere ärztliche Praxis ein, das Positive wie das Negative. Kein Wunder, daß sich einzelne später von der Schulmedizin abwenden. Ebenso wichtig ist, daß hier auch „Multiplikatoren" ausgebildet werden, die künftigen Chefärzte von Krankenhäusern oder Krankenhausabteilungen, die ihrerseits verantwortlich sind für die Weiterbildung der sich später niederlassenden Fachärzte, und zwar auch für deren Bildung zu Ärzten. Jeder Fehler in der Universitätsklinik multipliziert sich um ein Vielfaches und erreicht letztlich die abgelegenste Landpraxis.

Eine besondere Stellung hat hier die Innere Medizin, die den Anspruch erhebt, das Kernfach der gesamten Medizin zu sein. Ihr eigenes Problem liegt in der Schwierigkeit, sich einerseits subspezialisieren zu **müssen** – sie käme sonst zum Stillstand und würde auch den Bedürfnissen der Patienten nicht gerecht – und andererseits das Fach als Ganzes zusammenzuhalten, eben wegen ihres Anspruchs Kernfach zu sein, das noch den ganzen Menschen, nicht nur Organe oder Funktionssysteme, in den Mittelpunkt stellt. Wege zur Lösung dieses Problems sind notwendig mit Kompromissen gepflastert; einer wurde oben (S. 133ff.) näher beschrieben. Die Medizinische Klinik sollte unbedingt als organisatorische Einheit erhalten werden, aber mit subspezialisierten Abteilungen, die durch institutionalisierte Vorgaben zu intensiver Zusammenarbeit gezwungen werden. Diese Vorgaben müssen zugleich sicherstellen, daß alle Ärzte einschließlich der Abteilungsleiter durch Einbindung in die ärztlichen Dienste der Gesamtklinik Allgemeininternisten werden und bleiben. Ein solches System erzieht zur unbefangenen Kooperation (und ist damit auch Multiplikator dieser wichtigen ärztlichen Eigenschaft), denn es führt jedem durch den engen Kontakt mit den Subspezialitäten ständig die Unvollständigkeit eigenen Wissens vor Augen. Der „Allgemeininternist", der von allem etwas weiß, aber das in den Subspezialitäten angehäufte Wissen und die dort für seinen Patienten vielleicht vorhandenen Chancen nie kennengelernt hat, schätzt die Grenzen seiner eigenen Fähigkeiten leicht falsch ein und holt dann kollegialen Rat überhaupt nicht oder zu spät ein.

Diese internen Probleme der Internisten haben auch Auswirkungen auf die Erfüllung ihrer wichtigsten Aufgabe an der Universität: Der Ort im Curriculum des angehenden Arztes zu sein, an dem noch der kranke Mensch in seiner leibseelischen Ganzheit gesehen und behandelt wird, an dem „Ganzheitsmedizin" im wahren, nicht im heute modischen Sinn praktiziert und gelehrt wird. Nicht nur das Vorbild der klinischen Wirklichkeit in den internen Universitätskliniken gehört dazu, sondern auch eine entsprechende Lehre. Sie muß die Grundlagen für das „theoriegeleitete" Handeln des späteren Arztes schaffen, das ihn u. a. vom Heilpraktiker unterscheidet. Es ist die Theorie, das Paradigma der wissenschaftlichen Medizin, das von der Leib-Seele-Einheit des Menschen ausgeht, aber auch klarstellt, daß die wissenschaftliche Medizin eine empirische, rationale Medizin ist. Solches erfährt der Student heute allenfalls beiläufig, und der Mangel an Kriterien zur Unterscheidung von richtig und falsch, zur Beurteilung von neuen Entwicklungen, erklärt zu einem guten Teil die spätere Anfälligkeit gegenüber alternativen Richtungen bis hin zur Scharlatanerie. Es ist nicht nur, aber überwiegend die Aufgabe der Universitäts-Internisten, diese theoretische Basis der Medizin zu vermitteln; wer von ihnen glaubt, seine Aufgabe sei allein mit perfektionierter Spitzenmedizin erfüllt, ist fehl an seinem Platz. Eigentlich müßte es ein ständig heftig schmerzender Stachel im Fleische der medizinischen Fakultäten und besonders der Internisten sein, daß ein nicht unbeträchtlicher Teil ihrer Schüler später eine ganz andere Art von Medizin betreibt als die, die sie gelehrt haben. Und es ist beschämend, daß die wissenschaftliche Auseinandersetzung mit der Alternativmedizin, mit der man sich ja nicht gerade Freunde schafft, innerhalb der Fakultäten kaum stattfindet und in der Öffentlichkeit vor allem von den Gerichtsmedizinern Prokop und Frau Oepen geführt wird, die sich hier größte Verdienste erworben haben. Sie müssen sich dann von ihren Kontrahenten gelegentlich vorhalten lassen, daß sie nichts davon verstünden, weil sie keine praktizierenden Ärzte seien. Aber die, denen man solchen Vorwurf nicht machen kann und die für diese Auseinandersetzung eigentlich zuständig sind, die Universitätskliniker, und hier wieder die Internisten, hüllen sich in Schweigen.

Wieder steht eine Reform des Medizinstudiums an, aber man kann nur hoffen, daß das, was bisher von den Vorschlägen des Wissenschaftsrates an die Öffentlichkeit gedrungen ist, nicht das einzig Neue oder gar das Wesentliche ist. Da soll der „Blockunterricht" an die Stelle der bisherigen Zweiteilung Vorklinik/Klinik treten, aber das ist ein nachrangiges didaktisches Problem (s. S. 152). Wieder wird mehr „Praxisnähe" gefordert, was vernünftig ist, wenn man darunter „Praxisbezogenheit" der Lehre versteht, aber ein offenbar unausrottbarer Irrtum, wenn man glaubt, das Studium einschließlich eines anschließenden praktischen Jahres könnte soviel an praktischen Fertigkeiten und Übung im Umgang mit Kranken vermitteln, daß ein dann approbierter Arzt eigenverantwortlich eine heutigen Ansprüchen genügende Praxis führen kann. Der Irrtum liegt in der Verkennung der Aufgabe des Universitätsstudiums, vor allem aber in der völligen Überschätzung der Möglichkeiten der Universitätskliniken, ausreichende praktische Fertigkeiten zu lehren und „ärztliche Praxis" zu üben. Letzteres war noch nie möglich, und ist es bei der heutigen Studentenflut erst recht nicht. Unsere Anforderungen an den niedergelassenen Arzt verlangen, Studium und Weiterbildung als **ein** zusammenhängendes Ausbildungssystem zu betrachten: Nach 5jährigem Studium, in dem die Grundlagen der Medizin und ihre Theorie patientenbezogen gelehrt und eine kleine, sorgfältige Auswahl praktischer Fertigkeiten, die die meisten Ärzte brauchen, vermittelt werden, wird das medizinische Staatsexamen abgelegt; diejenigen Mediziner, die Arzt werden, d. h. „die Heilkunde **ausüben**" wollen – und das wollen ja keineswegs alle – müssen sich einer Weiterbildung unterziehen, sei es zum Arzt für Allgemeinmedizin, sei es zum Facharzt, und erhalten dann erst die definitive Approbation zum Arzt. Erst in der Weiterbildung wird handwerklich-technisches und theoriegeleitetes ärztliches Handeln wirklich eingeübt, und es werden erste ärztliche Erfahrungen gesammelt. Daneben muß eine neue Approbationsordnung nicht nur das Ausbildungsziel des Medizinstudiums – der weiter- und fortbildungsfähige Arzt – definieren, sondern vor allem sicherstellen, daß die zur Erlangung dieses Ziels benötigten Kenntnisse und Fertigkeiten auch tatsächlich erworben werden. Da die Mehrzahl der Studenten nur das lernt, was auch geprüft wird, muß das gesamte Prüfungssystem unter diesem Gesichtspunkt neu konzipiert werden (s. S. 144ff.).

All das hat, so hoffe ich, deutlich gemacht, daß eine Ablösung des Paradigmas der wissenschaftlichen Medizin nicht in Sicht ist – leider, denn es wäre ja höchst erwünscht, wenn ein neues Paradigma geboren würde, das nicht nur alle Problemlösungen des heute herrschenden einschließt, sondern auch Lösungen für die Fragen und Rätsel anböte, die dieses bis jetzt offen gelassen hat. Die konkurrierenden oder neu angebotenen Paradigmen sind in Wirklichkeit keine Alternativen, denn sie können nicht eine einzige der vielen großartigen Problemlösungen der wissenschaftlichen Medizin reproduzieren, und sie sind auch keine „Ergänzung", weil Paradigmen inkommensurabel sind. Läßt man aus Toleranz die Alternativmedizin weiter existieren, indem man für sie die für die Schulmedizin geltenden Gesetze und Vorschriften außer Kraft setzt oder modifiziert, so ist das eine zu akzeptierende politische Entscheidung. Aber es ist auch Pflicht der Politiker, die Bürger vor Schaden und vor Ausbeutung zu bewahren. Hier besteht großer ordnungspolitischer Nachholbedarf. Auch sollten es sich die Regierenden gut überlegen, ob sie es verantworten können, Steuergelder zur Erforschung und Förderung alternativer Richtungen auszugeben, die bis heute noch keinerlei Beweis für die Wirksamkeit ihrer Verfahren erbringen konnten.

Die Kritik an der Schulmedizin ist z. T. unberechtigt, weil unreflektiert, ihr Bild in der Öffentlichkeit durch den Zerrspiegel mancher Medien und auch durch die geschickte Publizität und die „Marketing"aktivitäten gewisser alternativer Richtungen verfälscht. Aber diese Kritik ist auch zu einem guten Teil berechtigt, dafür wurden hier eine große Zahl von Gründen und Beispielen angeführt.

Zusammenfassende Schlußbemerkungen

Untersucht man sie, so zeigt sich, daß sie das Paradigma der wissenschaftlichen Medizin nicht berühren. Die berechtigte Kritik betrifft vielmehr die Art, wie dieses Paradigma in ärztliche Praxis umgesetzt wird. Einige der Mängel sind dem System unseres Gesundheitswesens inhärent, die meisten sind aber selbstverschuldet. Es ist das Problem, mit Wissenschaft und Technik vernünftig und verantwortungsbewußt umzugehen. Beide haben unser Leben in einzigartiger Weise erleichtert und verlängert, aber wir zerstören auch mit ihrer Anwendung die Natur, unsere Umwelt. Das zu verhindern, gelingt nicht mit Naturschwärmerei, sondern nur mit rationalem Denken und Handeln, mit einem intellektuellen und finanziellen Aufwand, der dem ebenbürtig sein muß, der Wissenschaft und Technik hervorgebracht hat. Nichts anderes gilt für die Medizin. Bei ihr kommen noch eine Fülle von äußeren, oft unsäglich banalen Mißhelligkeiten des Klinik- und Praxisalltags hinzu. Das zu erkennen und dann zu verändern, ist eine Forderung an alle Ärzte, ganz besonders an diejenigen von uns, die in den Medizinischen Fakultäten die Verantwortung für die Lehre und für die Ausbildung zum Arzt tragen und damit auch dafür, wie wissenschaftliche Medizin in humanes ärztliches Handeln umgesetzt wird.

Das Grundprinzip unserer Sozialversicherung ist hervorragend: Kein Bürger bleibt im Falle von Krankheit unversorgt oder gerät in existentielle Not, auch die aufwendigsten Maßnahmen und der neueste Fortschritt stehen jedermann zur Verfügung. Das ist fast einmalig und alles andere als selbstverständlich. Das zeigt nicht nur der Blick auf die Dritte Welt, sondern auch auf die Verhältnisse in vielen anderen Ländern Europas. Es genügt ja nicht, daß jedermann jederzeit zum Arzt gehen oder ihn rufen kann, wenn er ihn braucht, wie das z. B. auch in den früheren sozialistischen Ländern möglich war, sondern es muß auch genügend Geld für Medikamente, Instrumente, Geräte und entsprechend ausgerüstete Praxen und Kliniken vorhanden sein, um die heute mögliche Qualität medizinischer Versorgung sicherzustellen. Entscheidend hierfür ist die Ertragskraft der jeweiligen Volkswirtschaft und der hiervon abgezweigte Anteil für das Gesundheitswesen. Eindrucksvoll zeigen dies u. a. die jährlichen Statistiken der European Dialysis and Transplant Association (EDTA) über die Verfügbarkeit der lebensrettenden Langzeitdialyse für chronisch Nierenkranke: Es besteht ein deutliches Gefälle des Versorgungsangebots von Mittel- und Nordeuropa nach den östlichen, auch nach vielen südlichen Ländern Europas, und von den 33 Mitgliedsländern der EDTA ist nur in 4 sichergestellt (in Belgien, der Bundesrepublik, Israel und der Schweiz), daß **alle** darauf angewiesenen Nierenkranken langzeitdialysiert werden können.

Die Kosten explodieren jedoch überall, und wenn Gesundheit finanzierbar bleiben soll, führt kein Weg daran vorbei, die zahlreichen im Laufe der Jahrzehnte einbezogenen Zusatz- und Luxusleistungen aus der Krankenversicherung wieder herauszunehmen (s. S. 106 f.) und diese auf eine Basisversorgung mit allen notwendigen, auch aufwendigen Verfahren zu beschränken. Während die Politiker das zur Zeit versuchen, ohne allerdings die vorhandene Manövriermasse zur Kostenersparnis bei weitem noch nicht ausgeschöpft zu haben, ist eine grundlegende Systemänderung mit Übergang zum Kostenerstattungsprinzip nicht in Sicht, obwohl sie vermutlich zu einer qualitativen Verbesserung des Gesundheitswesens durch Wiederherstellung der ursprünglichen Arzt-Patienten-Beziehung und durch größere Transparenz auch zu Kostenersparnissen führen könnte. Man muß aber klar sehen, daß auch nach vollständigem „Abspecken" und Rückführung der Leistungen auf eine Basisversorgung, die den Kostenanstieg zunächst bremsen würde, die Kosten des Gesundheitswesens wieder steigen werden: Zum einen durch den Fortschritt in Diagnostik und Therapie, der stets teuer ist und an dem alle teilhaben wollen, zum anderen durch den immer größer werdenden Anteil älterer Menschen, deren ärztliche Versorgung besonders kostenintensiv ist. Hinzu kommen noch die erheblichen medizinischen, sozialen und gesamtwirtschaftlichen Kosten durch die sich ungehemmt ausbreitende Aids-Pandemie, die in den USA schon Milliardenhöhe erreicht haben. Die Unterlassung wirksamer Seuchenbekämpfungsmaßnahmen, deren Effektivität auch bei Aids ausgerechnet die ehemalige DDR klar demonstriert hat, die auch keineswegs „repressiv" sein müssen, sondern im Gegenteil höchst human sind, weil sie unendliches menschliches Elend verhindern –, diese Unterlassung wird noch unsere Kinder teuer zu stehen kommen.

Selbst bei Ausschöpfung aller Einsparmöglichkeiten wird sich daher in 5–10 Jahren die Frage stellen: Ist der Bürger bereit, einen immer größeren Teil seines Einkommens für seine Krankenversicherung zu verwenden? Will er das nicht, auf welche Teile der Basisversorgung wollen er oder die Allgemeinheit verzichten?

Daß Prävention (und auch manche Früherkennungsmaßnahme) zur Erhaltung der Gesundheit und auch des Lebens unserer Patienten notwendig und auch höchst wirksam sein können, haben u. a. die Seuchenhygiene und die Arbeitsmedizin bewiesen. Vermutlich ist hier auch die Kostenbilanz positiv. Auf vielen anderen Gebieten, auf denen heute Prävention betrieben wird, ist das keineswegs sicher: Je wirksamer die Prävention, um so älter und für andere Krankheiten anfälliger werden die Menschen. Daß Prävention die Kosten auch in die Höhe treiben kann, wäre kein Grund, sie zu unterlassen. Aber wenn Prävention darin besteht, daß in die Ernährungs- und Lebensgewohnheiten der Menschen tief eingegriffen wird, ihre Lebensfreude beeinträchtigt wird – was jeder nur für sich, nicht aber sendungsbewußte Weltverbesserer für andere entscheiden können – wenn gar Sanktionen für gesundheitliches Fehlverhalten gefordert werden, dann muß für jede einzelne solcher Maßnahmen vorgerechnet werden, und zwar nicht nach Milchmädchenart, daß durch das Fehlverhalten des einzelnen die Allgemeinheit geschädigt wird. Ist das nicht der Fall, steht es jedem aufgeklärten(!) Bürger frei, sich gesundheitlich wohl- oder fehlzuverhalten – jeder soll nach seiner Facon selig werden.

Utopisten fordern gelegentlich auf Akademietagungen, daß sich die Medizin grundsätzlich umorientieren müsse, weg von der kurativen Medizin, hin zu einer gesundheitsorientierten, gesundheitserhaltenden Medizin. Die Krankenkassen sollen nicht mehr Krankenkassen, sondern Gesundheitskassen sein. Es wird übersehen, daß Gesundheit und Krankheit nur zwei Seiten der gleichen Medaille sind, daß Gesundheitserhaltung nichts anderes als die Fernhaltung von Krankheit, mit anderen Worten: Prävention ist. Um diese wirksam zu machen, muß man aber die Krankheiten und ihre Entstehungsbedingungen kennen – nichts neues also: andere Bezeichnungen ändern an den Sachverhalten nichts. Eine derartige Umorientierung ist aber auch deshalb illusionär, weil selbst die breite und intensive Prävention niemals verhindern kann, daß die Menschen trotzdem krank werden, Unfälle erleiden, daß in höherem Alter sogenannte „Verschleißerkrankungen" auftreten und daß schließlich alle an irgendeiner Krankheit sterben. Trotz aller Bemühungen um Prävention wird die Medizin immer und zuerst kurative Medizin sein. Und sie wird und muß immer auch vor allem Individualmedizin sein, denn hier entsteht und erfüllt sich der Behandlungsauftrag des Arztes.

Literatur

1. Ackerknecht EH (1970) Therapie – von den Primitiven bis zum 20. Jahrhundert. Enke, Stuttgart
2. Altenmüller GH (1992) Heilen – aber mit welchen Mitteln? Frankf Allg Zeitg vom 08.04.1992, p N 3
3. Ames BN, Gold LS (1990) Falsche Annahmen über die Zusammenhänge zwischen der Umweltverschmutzung und der Entstehung von Krebs. Angew. Chemie 102:1233–1246
4. Anlauf M, Bock KD (1986) Milde Hypertonie und leichte Fettstoffwechselstörungen. Nutzen, Schaden und Kosten der Intervention. Steinkopff, Darmstadt
5. Arnold OH (1966) Formen der kollegialen Zusammenarbeit in der klinischen Medizin. Mitt Hochschulverband 14:119
6. Arnold OH, Bock KD (1953) Neuere Ergebnisse über die medikamentöse Behandlung der arteriellen Hypertonie. Dtsch med Wschr 78:565–568 und 879–883
7. Aschoff L, Diepgen P (1945) Kurze Übersichtstabelle zur Geschichte der Medizin, 6. Aufl. Springer, Berlin
8. Bayerische Landesärztekammer, München (1989) Schriftenreihe Band 77:95–131
9. Beecher HK (1955) The powerful placebo. J Amer Med Assoc 159:1602–1606
10. Beecher HK (1984) Die Placebowirkung als unspezifischer Wirkungsfaktor im Bereich der Krankheit und der Krankenbehandlung. In: Paul-Martini-Stiftung (Hrsg) Placebo – das universelle Medikament? Paul-Martini-Stiftung, Mainz, p 25–35
11. Bleuler E (1975) Das autistisch-undisziplinierte Denken in der Medizin und seine Überwindung, 5. Aufl. (1. Aufl. 1919). Springer, Berlin Heidelberg New York
12. Bocheński IM (1980) Die zeitgenössischen Denkmethoden, 8. Aufl. Francke, München
13. Bock KD (1972) Schaffung der Teilgebietsbezeichnung „Nephrologie". Mitt Arbeitsgem Klin Nephrologie Nr. 3/4/I, p 143
14. Bock KD (1979) Die universitäre Ausbildung zum Arzt – mehr Praxisnähe oder mehr Theorie? Dtsch Ärzteblatt 76:1182–1186
15. Bock KD (Hrsg) (1980) Arzneimittelprüfung am Menschen. Vieweg, Braunschweig
16. Bock KD (1984) Einige Anmerkungen zur Novellierung des Hochschulrahmengesetzes. Mitt Hochschulverband 32:13–15
17. Bock KD (1985) Vorschlag zu einer Gruppeneinteilung des Arzneimittelangebots. In: GKV-Arzneimittelindex. Arzneitherapie in der kassen- und vertragsärztlichen Versorgung. 1. Aufl. Wiss Instit d Ortskrankenkassen, Bonn, S 54–60
18. Bock KD (1986) Einführung. In: Anlauf M, Bock KD (Hrsg) Milde Hypertonie und leichte Fettstoffwechselstörungen. Nutzen, Schaden und Kosten der Intervention. Steinkopff, Darmstadt, p 1
19. Bock KD (1987) Changing prescription patterns: Impact on costs. In: Robertson JIS, Bock KD, Davies HC (eds) Hypertension: Patterns for the future. J Hypertension 5 [Suppl. 3]:S83
20. Bock KD, Arnold OH (1969) Verwirklichung des „Department-Systems" in einer Medizinischen Klinik. Mitt Hochschulverband 17:39
21. Bock KD, Overkamp F (1986) Vorgetäuschte Krankheit. Klin Wschr 64:149–164
22. Brand A (1983) Diagnostische Außenseitermethoden. Dtsch med Wschr 108:870–876
23. British Medical Association (1986) Alternative Therapie. London
24. Buchborn E (1986) Spezialisierung und Integration in der Medizin. Internist 27:216–221
25. Burkhardt R, Kienle G (1981) Controlled Trials – A Social Challenge. Europ J Clin Pharmacol 20:311–319

26. Christian P (1989) Anthropologische Medizin. Springer, Berlin Heidelberg
27. Dam FSAM van (1981) Alternative Systems of Medicine: Critical Notes to the Muntendam Commission Report. Ned T Geneesk 125:387. Engl Version in [23]
28. Davenas E, Beauvais F, Amara I, Oberbaum M, Robinzon B, Miadonnat A, Tedeschi A, Pomeranz B, Fortner P, Belon B, Sainte-Landy I, Poitevin B, Beneviste I (1988) Human basophil degranulation triggered by very dilute antiserum against IgE. Nature 333:816–818
29. Dieckhöfer K (1987) Schwerpunkte der Entwicklung der Naturheilkunde in Deutschland in der ersten Hälfte des 20. Jahrhunderts. Med Klin 82:289–296
30. Diehm C, Rechtsteiner H-J (1989) Wer heilt, hat recht? 2. Aufl. W Zuckschwerdt, München Bern Wien San Francisco
31. Donner F (1966) Bemerkungen zu der Überprüfung der Homöopathie durch das Reichsgesundheitsamt 1936 bis 1939. Privatdruck (Zit. nach [80])
32. Eberlein GL (1989) Schulwissenschaft – Parawissenschaft – Pseudowissenschaft. Universitas 44:321–329
33. Ernst E (1992) Physikalische Medizin – Kunst oder Wissenschaft des Heilens? Münch med Wschr 134:125
34. Fahrländer H, Truog P (1990) Placebowirkung und Alternativmedizin. Schweiz med Wschr 120:581–588
35. Federlin K, Fleischer K, Lasch HG, Pia HW, Voßschulte K (1982) Braucht die Medizin ein neues Bild vom Menschen? Dtsch Ärzteblatt 79:75–83
36. Fincke M (1977) Arzneimittelprüfung. Strafbare Versuchsmethoden. Müller, Juristischer Verlag
37. Frankfurter Allgemeine Zeitung vom 08.01.1992: R. F.: Agitprop
38. Frankl VE (1990) Der Mensch vor der Frage nach dem Sinn, 8. Aufl. Piper & Co Verlag, München
39. Frerichs T v (1982) In: Lasch HG, Schlegel B (Hrsg) Hundert Jahre Deutsche Gesellschaft für innere Medizin. Die Kongreß-Eröffnungsreden der Vorsitzenden 1882–1982. Bergmann, München
40. Freud S (1969) Vorlesungen zur Einführung in die Psychoanalyse. Und Neue Folge, 3. Aufl. S Fischer, Frankfurt
41. Friese KH (1991) Otitis media. Therapeutikon 5:57–60. Zit. nach Erbach M (1991) Ärztliche Praxis 25:10
42. Gaisbauer M: Naturstoffe in der Immuntherapie. In: [8], p 120–125
43. Gavarret I (1840) Principes généraux de statistique médicale. Paris, deutsch: Erlangen 1844
44. Gebhardt KH (1981) Homöopathie – Stellungnahme „Pro". Dtsch Ärzteblatt 78:1519–1524
45. Gebhardt KH (Hrsg) (1986) Beweisbare Homöopathie, 2. Aufl. Haug, Heidelberg
46. Graben N, Bock KD (1973) Die Wirkung von Lespenephryl® bei chronischer Niereninsuffizienz. Verh dtsch Ges inn Medizin 79:681–683; Nieren- und Hochdruckkrankheiten 2:283–288
47. Griesinger W (1861) Die Pathologie und Therapie der psychischen Krankheiten, 2. Aufl. Krabbe, Stuttgart
48. Gross F (1984) Placebo – das universelle Medikament? In: Paul-Martini-Stiftung (Hrsg) Placebo – das universelle Medikament? Paul-Martini-Stiftung, Mainz, p 9–23
49. Hahn P (1988) Ärztliche Propädeutik. Springer, Berlin Heidelberg
50. Hartmann F (1988) Der Arzt im Spannungsfeld zwischen Heilkunst und Technik. Med Klin 83:456–460
51. Hartmann F (1989) Empirie in der klinischen Medizin. Med Klin 84:219–223
52. Hartmann F (1990) Das ärztliche Gespräch – Aufgaben und Entwicklung. Med Klinik 85:729–733
53. Heilmann K (1985) Technologischer Fortschritt und Risiko. Knaur Nachf, München
54. Hippius H, Überla K, Laakmann G, Hasford I (Hrsg) (1986) Das Placebo-Problem. Gustav Fischer, Stuttgart New York
55. Hoerster N (1991) Um Leben und Tod. Frankf Allg Zeitg vom 25.10., p 12

56. Homöopathie (1985) Schriftenreihe der Nordrheinischen Akademie für ärztliche Fort- und Weiterbildung, Band 3. Düsseldorf
57. Jesdinsky HJ (1981) Editorial: Randomized Controlled Trials and Society. Europ J Clin Pharmacol 20:235–236
58. Kessler DA (1991) Drug Promotion and Scientific Exchange. The Role of the Clinical Investigator. N Eng J Med 325:201–203
59. Kleijnen J, Knipschild P, ter Riet G (1991) Clinical trials of homoeopathy. Br Med J 302:316–323
60. Kleinsorge H (Hrsg) (1986) Kontrollierte Arzneimittelstudien und ihre Alternativen. Fischer, Stuttgart New York
61a. Kliemt H (1986) Grundzüge der Wissenschaftstheorie. Fischer, Stuttgart New York
61b. Kliemt H (1992) Zur Methodologie der praktischen Wissenschaften. In: Deppert W, Kliemt H, Lohff B, Schaefer I (Hrsg) Wissenschaftstheorien in der Medizin. Walter de Gruyter, Berlin New York, p 97–114
62. Kochsiek K (1991) Gibt es heute noch eine Innere Medizin? Verh Dtsch Ges f Innere Medizin. Springer, Berlin Heidelberg, p XXIII–XXXI
63. Koelbing HM (1983) Lehren aus der Therapiegeschichte – der therapeutische Optimismus und seine Tücken. Schweiz med Wschr 113:1378–1384
64. Kuhn TS (1979) Die Struktur wissenschaftlicher Revolutionen, 4. Aufl. Suhrkamp, Frankfurt/Main
65. Küppers H (Hrsg) (1988) Leitfaden der Arzneimittelprüfung am Menschen. Fischer, Stuttgart New York
66. Kurthen M, Linke DB, Reuter BM (1989) Wissenschaftstheorie und Unbewußtes. Med Welt 40:7–13
67. Lasch HG, Schlegel B (Hrsg) (1982) Hundert Jahre Deutsche Gesellschaft für innere Medizin. Die Kongreß-Eröffnungsreden der Vorsitzenden 1882–1982. Bergmann, München
68. Liek E (1927) Der Arzt und seine Sendung, 5. Aufl. J F Lehmann, München
69. Louis PChA: Zit. nach [104]
70. Maiwald L: Phytotherapie als Teil allopathischer und homöopathischer Behandlung. In: [8], p 112–119
71. Marburger Bund (1989) Der Arzt im Praktikum, 3. Aufl.
72. Martini P (1959) Homöopathie und Wissenschaft. Dtsch med Wschr 84:883
73. Martini P (1932) Methodenlehre der therapeutischen Untersuchung, 1. Aufl. 4. Aufl. (zusammen mit Oberhoffer G, Welte E) (1968) Methodenlehre der therapeutisch-klinischen Forschung. Springer, Berlin Heidelberg New York
74. Maxmen JS (1976) The post-physician era. John Wiley & Sons Inc, New York London Sidney Toronto
75. May P: Additive Therapie durch Pflanzenstoffe in der Urologie. In: [8], p 126–131
76. McKeown TH (1979) Die Bedeutung der Medizin. Traum, Trugbild oder Nemesis? Suhrkamp, Frankfurt/Main
77. Neuhaus GA (Hrsg) (1980) Pluralität in der Medizin – der geistige und methodische Hintergrund. Schriftenreihe der Medizinisch-Pharmazeutischen Studiengesellschaft e. V. Umschau-Verlag, Frankfurt/M
78. NN (1980) The Scientific and Ethical Basis of the Clinical Evaluation of Medicines. Report on an Internat. Conference. Eur J Clin Pharmacol 18:129–134
79. NN (1988) Die Abhängigkeit medizinischer Zeitschriften von der Werbung. Arzneimittelbrief 22:33–35 sowie Arzneimittelbrief 23:75 (1989)
80. Oepen I (1981) Homöopathie: Stellungnahme „Contra". Dtsch Ärzteblatt 78:1525–1530
81. Oepen I (1981) Brauchen wir eine alternative Medizin? Fortschr Med 99:1759–1762
82. Oepen I (1992) Zur rechtlichen Beurteilung paramedizinischer Heilverfahren. Versicherungsmedizin 44:22–29
83. Paramedizin (1991) In: Technik für die Praxis (Beilage zu Medical Tribune). Red.: C Schwing, A Kretschmer

84. Penn RG (1983) Adverse Reactions to Herbal Medicines. Adverse Drug Reaction Bulletin, Oct, No 102
85. Pirtkien R (1976) Zehn Jahre Forschung auf dem Gebiet der Homöotherapie. Z Allg Med 52:1203
86. Pletscher A (1990) Alternativmedizin: Glaube oder Wissenschaft? Schweiz med Wschr 120:571–580
87. Popper KR (1982) Logik der Forschung, 7., verb u dch 6 Anhänge verm Aufl. Mohr, Tübingen
88. Popper KR, Eccles IC (1977) The Self and it's Brain. Springer, Berlin Heidelberg London New York
89. Prokop O (1977) Medizinischer Okkultismus. Fischer, Stuttgart
90. Prokop O (1988) Die alternative „Ganzheitsmedizin". Intern praxis 28:747–751
91. Prokop O, Prokop L (1957) Homöopathie und Wissenschaft. Enke, Stuttgart
92. Report of the Commission for Alternative Systems of Medicine (Summary) (1981) The Hague. In: [23]. Siehe dort auch engl. Version von Muntendam P (1981) Ned T Geneesk 125:383
93. Reuter HD (1991) Phytotherapie. Erläuterungen zu einem oft falsch verwendeten Begriff. Münch med Wschr 133:43–44. Dazu Beilage 126 zu Heft 41
94. Samson E (1986) Risiko-Nutzen-Abwägung bei der arzneimittelrechtlichen Zulassung von Pharmaka für den Indikationsbereich Hypertonie und Hyperlipidämie. In: Anlauf M, Bock KD (Hrsg) Milde Hypertonie und leichte Fettstoffwechselstörungen. Nutzen, Schaden und Kosten der Intervention. Steinkopff, Darmstadt, p 139 ff
95. Schadewaldt H (1986) Geschichte der Therapie – ein medizinhistorischer Überblick. In: Paul-Martini-Stiftung (Hrsg) 20 Jahre Paul-Martini-Stiftung. Paul-Martini-Stiftung, Mainz, p 13–21
96. Schaefer H (1983) Medizinische Ethik. Verlag für Medizin Dr. Ewald Fischer, Heidelberg
97. Schipperges H (1987) Johannes Müller im Lichte der modernen Wissenschaftsgeschichte. Z Kardiologie 76 [Suppl. 4]:4–7
98. Schmidbauer W (1977) Die hilflosen Helfer. Rowohlt, Reinbek
99. Schmidramsl H (1989) Ab- und ausleitende Methoden. In: [8], p 109–111
100. Seiffert H (1983/1985) Einführung in die Wissenschaftstheorie, Band 1–3. Beck, München
101. Siebeck R (1949) Medizin in Bewegung. Georg Thieme, Stuttgart
102. Siebeck R (1954) Die Wirklichkeit im ärztlichen Denken. Dtsch med Wschr 79:316–318
103. Spaemann R (1991) Die Herausforderung des ärztlichen Berufsethos durch die medizinische Wissenschaft. Med Klin 86:595–600
104. Starobinski I (1964) Geschichte der Medizin. Ed Renconte and Erik Nitsche Internat
105. Stegmüller W (1986) Hauptströmungen der Gegenwarts-Philosophie, Band III. Kröner, Stuttgart
106. Stein R (1992) Der Sprung vom Elend in die Armut. Denkschrift zur Lage der Psychosomatik und Psychotherapie. Frankf Allg Zeitg vom 25.03., p N 3
107. Steiner R, Wegman I (1925) Grundlegendes für eine Erweiterung der Heilkunst nach geisteswissenschaftlichen Erkenntnissen. Rudolf-Steiner-Gesamtausgabe. Verlag der Rudolf-Steiner-Nachlaßverwaltung, Dornach/Schweiz
108. Stiftung Warentest (in Zusammenarbeit mit Federspiel K und Herbst V) (1991) Die andere Medizin. Stiftung Warentest, Berlin
109. Tröhler U (1991) Was ist therapeutische Erfahrung? Dtsch Ärztebl 88:A3218–3222
110. Uexküll Th v, Wesiack W (1988) Theorie der Humanmedizin. Urban & Schwarzenberg, München Wien Baltimore
111. Ullrich H (1988) Zwischen Heilkunst und Heilslehre. Einige kritische Anmerkungen zu den philosophischen Grundlagen der anthroposophischen Medizin – am Beispiel der Tumorbehandlung. Dtsch Ärzteblatt 88:C1127–1132
112. van de Loo J, Wörmann B (1992) Ärztliche Aufklärung über die Krankheit zum Tode. Dtsch Ärzteblatt 89:1415–1421
113. Weizsäcker V von (1946) Studien zur Pathogenese, 2. Aufl. Thieme, Wiesbaden

114. Weizsäcker V von (1947) Körpergeschehen und Neurose. Ernst Klett Verlag, Stuttgart
115. Weizsäcker V von (1950) Der Gestaltkreis, 4. Aufl. Thieme, Stuttgart
116. Weleda (1974) Heilmittel-Liste für Ärzte, 20. Auflage. Weleda Heilmittelbetriebe, Schwäbisch Gmünd
117. Wirsching M, Uexküll Th v (1992) Medizin für den ganzen Menschen? Frankf Allg Zeitg vom 13.05., p N4
118. World Health Organization (1988) The use of essential drugs. WHO Technical Report Series 770, Geneva
119. Zimmermann W: Die Arzneipflanze als Therapie. In: [8], p 95–108
120. Zwaveling A (1981) Charlatans in various Guises. Ned T Geneesk 125:392. Engl Version in [23]

Während der Drucklegung erschienen:

121. Köbberling J (1992) (Hrsg) Die Wissenschaft in der Medizin. Selbstverständnis und Stellenwert in der Gesellschaft. Schattauer, Stuttgart New York
122. Burkhard B (1993) Kostenentwicklung im Gesundheitswesen unter besonderer Berücksichtigung unkonventioneller Verfahren. Versicherungsmedizin 45:47–50

Sachverzeichnis

Abtreibung 126
Ähnlichkeitsregel 67f., 206
Akademische Selbstverwaltung 159ff.
Allgemeininternist 136, 210f.
Allgemeinmedizin 82, 212
- Forschung 168f.
- Institut für 169
alternative Medizin 48f., 187ff., 205
- Apparatemedizin 190f.
- Argumentationsmuster 49, 208
- Arzneimittelmarkt 188ff., 197
- Bewährung 48f.
- Diagnostik 190f., 196
- Förderung mit öffentlichen Mitteln 198f.
- Kostenübernahme 197
- Lehrstühle und Institute 198f.
- Nebenwirkungen 188ff.
- Nutzen und Schaden 188ff.
- objektiver Bedarf 191ff.
- politische Aspekte 191ff.
- Schutz der Bevölkerung 196f.
- subjektiver Bedarf 192ff.
- wissenschaftlicher Aspekt 188ff.
Anatomie 153
Anhiebsdiagnosen 11
Anthropologie, medizinische 4f.
Anthroposophie, Ideensystem 65
Anthroposophische Medizin 64ff., 82f., 206
Anwendungsbeispiele, paradigmatische 24f.
Apparatemedizin, psychotherapeutische 62
- alternative 190f.
Approbationsordnung (AO) 144
Arbeitsmedizin 32
Arzeimittelangebot, Einteilung 106
Arzneimittelbild 67f.
Arzneimittelgesetz 37, 66, 95, 206
Arzt für Allgemeinmedizin 148
Arzt im Praktikum 144
Arzt und Mediziner 19f., 148f., 212
Arzt-Patienten-Beziehung 17
Ärzte als Patienten 183
Arztkittel 183
Arztwahl, freie 104

ärztliche Erfahrung, persönliche 16
ärztliche Verantwortung 117ff.
ärztliches Handeln, erfahrungsgeleitetes 16
- handwerklich-technisches 15f.
- Komponenten 15ff.
- spezifisch-ärztliche Komponente 16
- theoriegeleitetes 16, 207, 211
Aufklärung über ein unheilbares Leiden 184ff.
Ausbildungsqualität 101
Ausbildungszeiten 149
Ausbildungsziel 144, 146ff.
„Aussagenkonzept" von Theorien 22
außerordentliche Wissenschaft 21

Balneologie 40
Basisversorgung, ärztliche 101ff.
- schulmedizinische 107
Behandlung 14
Beipackzettel 181ff.
Belegärzte 120
Berufungsverfahren 162
Bettengigantomanie 118
Bettenzahl 119f.
Beurteilung, ärztliche 10
Bilanzselbstmord 128f.
biologische Medizin 40ff.
Blindversuch, einfacher, doppelter 87ff.
Blockunterricht 152
„Burn-out-Syndrom" 124

Dekan 161
Denkkollektiv 22
Diagnoseprogramme, computergestützte 12
Diagnosis ex invantibus 37
Diagnostik 7ff.
- alternative 190f., 196
Diätetik 40, 86
Didaktik 151
Digitalistherapie, Geschichte 44
Dilutionen 67
Dualismus, methodischer 54ff., 204

Empirie 34
Erfahrung, ärztliche 34ff.

Sachverzeichnis

Erfahrung, ärztliche, persönliche 34
– – wissenschaftliche 34, 36f.
– kontrollierte 36f., 85ff.
– therapeutische 37f.
Erfahrungsheillehre 36
Erfahrungsmedizin 34ff., 205
Erfolgsverheißung 207
Essener Modell 139ff.
essentielle Medikamente 99, 106
Ethik, ärztliche 3, 28, 63
Ethikkommission 94
Ethische Grundsätze 28, 93
Euthanasie 126, 130
Expertenurteil 11f.

Facharzt für Psychotherapeutische Medizin 59
Facharztbezeichnungen 20
Fehlurteile 10ff.
Forschung 165ff.
Fortbildungsfähigkeit 149
Fremderfahrung 34
Fundamentalgesetz 22, 24

Ganzheitsmedizin 38ff., 211
Gebührenordnungen 103f.
Gespräch mit dem Patienten 177ff.
Gestaltkreis 51
Gesundheit, Definition 13f
Gesundheitsdienste, staatliche 104
Gesundheitswesen, Kostensteigerungen 105ff.
Geübtsein 16, 35
Gruppenuniversität 160

Hausarzt 147
Heilkunde, s. Medizin
Heilkunde, Terminologie 19
Heilkunst 17f.
Heilpraktiker 196
Heilung 14
Helfersyndrom 124
hermeneutisches Verfahren 56
Hochpotenzen 67, 206
– biologische Wirkungen 72f.
Homöopathie 67ff., 206f.
– Arzneimittelfindung 68
– klinische Arzneimittelprüfungen 71ff.
– Lehrstühle 75, 198f.
– „Post-hoc-ergo-propter-hoc"-Methode 75
– praktisches Vorgehen 70
Honorierung 103, 105, 120ff.
Hydrotherapie 40
Hypothesenfalsifizierung 22

Immunstimulation 42
Immuntherapie 42
Individualmedizin 203
Infektionskrankenheiten 32
Informationsübermittlung auf Intensiv-, Wachstationen 113ff., 130f.
Intensivmedizin 124ff.
– ärztliche Verantwortung 124
Intensivtherapie, Abbruch 125ff.
Intuition 11f.

klinische Pharmakologie 154
klinische Prüfungen, Vergütung 170, 173
Komplexmittel 68
kontrollierte Arzneimittelprüfung 85ff., 208
Konzentrationslager 63
Kostenerstattungssystem 102, 105, 107
Krankenernährung 112
Krankengymnastik 40
Krankenhaus, ärztlicher Dienst 115ff.
– Aufnahmeprozedur 111
– äußerer Eindruck 109ff.
– Belegungsquote 123
– Medikamentenkosten 123
– Verwaltung 115ff.
– Verwaltungschef 122
– Verweildauer 120, 122
– Wirtschaftlichkeit 115ff., 122f.
Krankenpflege 111ff.
Krankenpflegemodelle 113
Krankenversicherung 102ff., 213
Krankheit, Definition 13f.
Krankheitsbegriff 13
Krankheitssystematik 8
Krebstherapie, ganzheitliche 39
Kunsthandwerk 18
Kurwesen 106

Laboratoriumsdiagnostik, ungezielte 100
Lebenserfahrung, allgemeine 16, 35
lebensunwertes Leben 130
Lehrbücher der inneren Medizin 157
Leib-Seele-Einheit 23, 38, 211
Leib-Seele-Problem 51, 58, 203
Liquidationsrecht der Chefärzte 138f.
Lügendetektor 56

Marketing 171
Maschinenparadigma 29, 62f., 203
Medikamente, essentielle 99, 106
Medikamentenwirkungen auf die Psyche 88
Medizin, alternative, s. alternative Medizin
– anthroposophische 64ff.
– Definition 7, 18f.

- psychosomatische 50ff.
- Technisierung 99ff.
- Terminologie 19
- wissenschaftliche 7, 18f.
- Ziel 7
Medizinen, andere 19
medizinische Anthropologie 4f.
- Ethik 3, 63
- Staatsexamen 146
- Wissenschaft, Definition 16, 18
Medizinstudium, Reform 151ff., 211
Methode, empirisch-analytische 55ff., 204
- phänomenologisch-hermeneutische 56ff., 204
Methodenpluralismus 66, 208
methodischer Dualismus 54ff., 204
Modediäten 86
Mutterkornalkaloide, Analyse 44

Naturheilkunde 40ff.
Naturheilverfahren 40ff.
Nebenwirkungen, subjektive 58
normale Wissenschaft 21
nosologisches System 8
Nutzen-Risikoabwägung 181

Objektivität 54
ökologisches Stoffgebiet 154
Organisationsverantwortung 115ff.

Paradigma der wissenschaftlichen Medizin 21ff., 154f.
- Definition 23f.
Paradigma, Definition 21ff.
- Immunisierung 81
Paradigmakonzept von T.S.Kuhn 21ff., 201f.
Paradigmatische Anwendungsbeispiele 24f.
Paradigmawechsel 25ff., 31, 81ff., 202
Paradigmen und Religionsgemeinschaften 77
- andere 31ff.
Paradigmenpluralismus 77ff.
Parallelkliniken 135f.
Pathophysiologie 153f.
Patientenaufklärung 178ff.
Patiententestament 128f.
Personalvermehrung im Krankenhaus 133
Pflanzen, Karzinogene in 45
- natürliche Pestizide in 45
- Teratogene in 45
Pflanzenextrakte 44ff.
Pflegesatz 122
pharmazeutische Industrie 169ff.
physikalische Medizin 40ff.
Phytopharmaka, Standardisierung 47
Phytopharmakologie 205

Phytotherapeutika in der Urologie 46
Phytotherapie 43ff., 198, 205
Placebo 87ff.
- Wirkungen 89f.
Platzhirschmentalität 118
„Post-hoc-ergo-propter-hoc"-Fehlschluß 38, 85ff., 97, 169, 205
potenzieren 67
praktische Fertigkeiten 149ff.
Prävention 15, 214
- Kosten 105, 214
Praxisschock 148
Primärprävention 15
Privatpraxis 104, 121
Prüfungsverfahren 145f., 150
Psyche, Untersuchung 55ff.
Psychiatrie 56
Psychoanalyse 61f.
Psychogenese 53
Psychoonkologie 185f.
Psychosomatik 28f., 203
Psychosomatische Klinik 59
- Klientel 58
- Therapieverfahren 58
Psychosomatische Medizin 50ff.
- Erfolge 61
- Paradigma 50ff.
psychosoziale Faktoren, praktische Bedeutung 59ff.
psychosoziale Störungen 32
psychotherapeutische Apparatemedizin 62
Psychotherapie 59, 204
- „techne" 61
Publikationen 173f.

Radiologie 154
Randomisierung 92
Regelanwendung 9ff.
Regeln 9ff.
Reiztherapie, unspezifische 42
Reparaturbetrieb 28
Risiken, Aufklärung 179f.
- Einschätzung 180f.
Risikofaktorenkonzept 33

Schaden 61
Schulmedizin 19
- Definition 1
Schwerpunktklinik 135
Sekundärprävention 15
Selbstbeteiligungsmodelle 103
Selbstergänzung des Lehrkörpers 162f.
Selbstmordversuch 128
Serendipity 96
Simile-Prinzip 67f., 206
Simulation 57

Sinndeutung von Krankheit 52f.
Sinnesfunktionen, Prüfung 57
Sonderforschungsbereiche 175
Sozialmedizin 31ff., 202f.
Sozialversicherung 103, 213
Soziopathogenese 32
Sparmaßnahmen 106f.
Spezialabteilung 135, 137
Spezialgesetze 24
Spezialisierung 119ff.
Standardtherapie 92
strukturalistisches Theorienkonzept 22
Strukturkern 22, 24, 77f.
Studienreform 151ff., 211
Subjekt in der Medizin 51f., 203
subjektive Symptome 57f.
Suizid-Versuch 128
Synthetika 44

Technik, naturheilkundliche 108
Technisierung der Medizin 99ff.
Test-Psychologie 56
Theorie der wissenschaftlichen
 Medizin 154f., s. a. Paradigma
theoriegeleitetes Handeln 16, 79, 207, 211
Therapiestudien, ethische und rechtliche
 Grundsätze 91, 93f.
Tier, Psychologie 55
Tierversuche 90f., 167
Tötung durch Unterlassen 125ff.
Tötung, gesellschaftliche Akzeptanz 126

Universitätskliniken 131ff., 210f.
– Spezialisierung und Struktur 133ff.
Unterricht 144ff.

Verbeamtung der Hochschullehrer 163f.
Verbundforschung 175
Vergütung ärztlicher Leitungen 120ff.
Versuch, kontrollierter 91ff.
– ethische und rechtliche Grundsätze 91, 93f.
– Reduktionismus 94
Vistendauer 124
Vorbeugung, Prävention 15
Vorgetäuschte Krankheit 57

Wachstationen 113ff., 130
Wahlbeteiligung 159
Weisungsrecht 117
Weiterbildung 144ff., 212
Werbeträger 172
Werbung 171
Wirksamkeit 85ff.
Wirksamkeitsnachweis 46f., 85ff.
Wirkung 85
Wissenschaft, außerordentliche 21
– normale 21
wissenschaftliche Medizin 18, 19
– Definition 1
– Paradigma 21ff.
Wissenschaftsbetrieb 165ff.
Wissenschaftspluralismus 67
Wissenschaftstourismus 170

Zufallsentdeckungen 96
Zulassung zum Studium 102
Zusatztarife 107, 197
Zwei-Klassen-Medizin 107

Springer-Verlag und Umwelt

Als internationaler wissenschaftlicher Verlag sind wir uns unserer besonderen Verpflichtung der Umwelt gegenüber bewußt und beziehen umweltorientierte Grundsätze in Unternehmensentscheidungen mit ein.

Von unseren Geschäftspartnern (Druckereien, Papierfabriken, Verpackungsherstellern usw.) verlangen wir, daß sie sowohl beim Herstellungsprozeß selbst als auch beim Einsatz der zur Verwendung kommenden Materialien ökologische Gesichtspunkte berücksichtigen.

Das für dieses Buch verwendete Papier ist aus chlorfrei bzw. chlorarm hergestelltem Zellstoff gefertigt und im ph-Wert neutral.

Druck: Druckhaus Beltz, Hemsbach
Verarbeitung: Buchbinderei Kränkl, Heppenheim

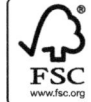

MIX
Papier aus verantwortungsvollen Quellen
Paper from responsible sources
FSC® C105338

If you have any concerns about our products,
you can contact us on
ProductSafety@springernature.com

In case Publisher is established outside the EU,
the EU authorized representative is:
**Springer Nature Customer Service Center GmbH
Europaplatz 3, 69115 Heidelberg, Germany**

Printed by Libri Plureos GmbH
in Hamburg, Germany